MENTE AFIADA

MENTE AFIADA

Desenvolva um cérebro ativo e saudável em qualquer idade

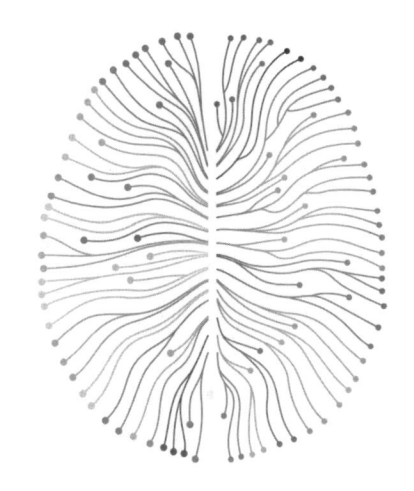

SANJAY GUPTA

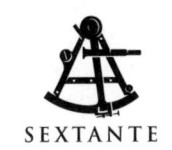

SEXTANTE

Título original: *Keep Sharp*

Copyright © 2021 por Sanjay Gupta, MD
Copyright da tradução © 2022 por GMT Editores Ltda.

Esta edição foi publicada mediante acordo com Simon & Schuster, Inc.

Todos os direitos reservados. Nenhuma parte deste livro pode ser utilizada ou reproduzida sob quaisquer meios existentes sem autorização por escrito dos editores.

coordenação editorial: Alice Dias
produção editorial: Livia Cabrini
tradução: Beatriz Medina
preparo de originais: BR75 | Silvia Rebello
revisão: Hermínia Totti e Luis Américo Costa
diagramação: Valéria Teixeira
capa: Natali Nabekura
imagem de capa: Anita Ponne | Shutterstock
impressão e acabamento: Bartira Gráfica

CIP-BRASIL. CATALOGAÇÃO NA PUBLICAÇÃO
SINDICATO NACIONAL DOS EDITORES DE LIVROS, RJ

G985m
    Gupta, Sanjay
        Mente afiada / Sanjay Gupta ; tradução Beatriz Medina. - 1. ed. - Rio de Janeiro : Sextante, 2022.
        320 p. : il. ; 23 cm.

    Tradução de: Keep sharp
    ISBN 978-65-5564-334-3

        1. Saúde mental. 2. Cognição - Fatores etários. 3. Cérebro - Envelhecimento. 4. Envelhecimento - Prevenção. I. Medina, Beatriz. II. Título.

22-76199
                              CDD: 153.6
                              CDU: 613.9

Gabriela Faray Ferreira Lopes - Bibliotecária - CRB-7/6643

Todos os direitos reservados, no Brasil, por
GMT Editores Ltda.
Rua Voluntários da Pátria, 45 – 14.º andar – Botafogo
22270-000 – Rio de Janeiro – RJ
Tel.: (21) 2538-4100
E-mail: atendimento@sextante.com.br
www.sextante.com.br

Para minhas três meninas, Sage, Sky e Soleil, em ordem de idade para prevenir qualquer disputa futura sobre a dedicatória. Amo muito vocês e as vi crescer mais depressa do que este livro. Sempre dediquem seu tempo a estar plenamente presentes, porque essa talvez seja a melhor e mais alegre maneira de manter a mente afiada e a vida animada. Vocês ainda são muito novas, mas me deram uma vida de lembranças que espero nunca esquecer.

Para minha Rebecca, que nunca titubeou no entusiasmo. Se, no fim, nossa vida for apenas uma coletânea de lembranças, a minha estará cheia de imagens de seu lindo sorriso e de seu apoio constante.

Para quem sonhou que seu cérebro poderia ser melhor. Não só livre de doenças e traumas, mas otimizado de uma forma que lhe permita construir e recordar sua narrativa de vida e equipar-se para ser resiliente diante dos desafios. Para quem sempre acreditou que seu cérebro não era uma caixa-preta impenetrável e intocável, mas que poderia ser nutrido e cultivado até virar algo maior do que imaginava.

A recordação das coisas passadas não é necessariamente a recordação das coisas como eram.

MARCEL PROUST

SUMÁRIO

INTRODUÇÃO Nada cerebral a respeito — 9

AUTOAVALIAÇÃO Você corre risco de declínio cerebral? — 28

PARTE 1 O CÉREBRO: CONHEÇA SUA CAIXA-PRETA INTERIOR — 33

    CAPÍTULO 1 O que faz com que você seja *você* — 37

    CAPÍTULO 2 O declínio cognitivo redefinido — 57

    CAPÍTULO 3 Doze mitos destrutivos e os cinco pilares que construirão você — 87

PARTE 2 OS ASSESSORES DO CÉREBRO: COMO NÃO PERDER A CABEÇA — 105

    CAPÍTULO 4 O milagre do movimento — 109

    CAPÍTULO 5 O poder do propósito, do aprendizado e da descoberta — 129

    CAPÍTULO 6 A necessidade de sono e relaxamento — 146

    CAPÍTULO 7 Alimento para o cérebro — 173

    CAPÍTULO 8 Conectar-se para se proteger — 206

    CAPÍTULO 9 Como juntar tudo: Doze semanas para a mente *mais afiada* — 217

PARTE 3 O DIAGNÓSTICO: O QUE FAZER, COMO PROGREDIR 233

    CAPÍTULO 10 Diagnosticar e tratar um cérebro doente 237

    CAPÍTULO 11 Orientar-se financeira e emocionalmente, com uma nota especial para os cuidadores 270

CONCLUSÃO O futuro melhor 293

AGRADECIMENTO 296

NOTAS 298

SOBRE O AUTOR 318

INTRODUÇÃO

Nada cerebral a respeito

*O cérebro é mais largo que o céu,
mais profundo que o mar.*

EMILY DICKINSON

Ao contrário da maioria de meus colegas, não cresci com o desejo profundo de ser médico, muito menos neurocirurgião. Ser escritor foi minha primeira aspiração, provavelmente motivada pela paixão infantil que tive por uma professora de inglês no ensino fundamental. Quando escolhi medicina, eu tinha 13 anos e meu avô acabara de sofrer um AVC. Éramos muito próximos, e ver o funcionamento de seu cérebro mudar tão depressa foi um choque. De repente ele não conseguia mais falar nem escrever, mas parecia entender o que os outros diziam e lia sem dificuldade. Em termos simples, conseguia assimilar comunicação verbal e escrita, mas não era capaz de responder do mesmo modo. Foi a primeira vez que fiquei fascinado pelo intricado e misterioso funcionamento do cérebro. Passei muito tempo no hospital e fui aquele menino chato que enchia os médicos de perguntas. Eu me sentia muito adulto quando eles explicavam com paciência o que tinha acontecido. Observei aqueles homens de branco conseguirem devolver a boa saúde a meu avô depois de desobstruir sua artéria carótida para restaurar o fluxo sanguíneo no cérebro e impedir futuros AVCs. Até então eu nunca tinha passado muito tempo com cirurgiões; fiquei fascinado. Comecei a ler tudo que podia sobre medicina e o corpo humano. Não demorou para fixar meu interesse no cérebro e, especificamente, na memória. Ainda me espanta que nossa memória – o próprio tecido de quem somos – possa se reduzir a sinais neuroquímicos invisíveis entre áreas minúsculas do cérebro. Para mim, essa primeira exploração do mundo da biologia cerebral foi, ao mesmo tempo, mágica e desmistificadora.

Quando eu estava na faculdade de Medicina, no início da década de 1990, prevalecia o entendimento de que as células do cérebro, como os neurônios, não podiam se regenerar. Nascíamos com um conjunto fixo e pronto; no decorrer da vida, gastaríamos aos poucos essa reserva (e essa destruição celular seria acelerada pelos maus hábitos, como beber demais e fumar maconha – a verdade sobre isso será abordada mais adiante). Talvez por conta do meu eterno otimismo, nunca acreditei que as células do cérebro simplesmente paravam de crescer e se regenerar. Afinal de contas, continuamos a ter novas ideias, experiências profundas, lembranças vívidas e aprendizados novos a vida inteira. A mim, parecia que o cérebro não murcharia simplesmente, a menos que não fosse mais usado. Quando terminei os estudos de neurocirurgia em 2000, havia muitos indícios de que poderíamos estimular o nascimento de novas células cerebrais (processo conhecido por neurogênese) e até aumentar o tamanho do cérebro. Foi uma mudança animadora no modo como vemos o sistema de controle central do corpo. Na verdade, a cada dia você pode tornar seu cérebro melhor, mais rápido, mais em forma e, sim, *mais afiado*. Estou convencido disso. (Tratarei dos maus hábitos depois; eles necessariamente não matam os neurônios, mas, quando exagerados, podem alterar o cérebro, sobretudo a capacidade da memória.)

Vou logo dizendo que sou entusiasta da educação de qualidade, mas não é disso que trata este livro. *Mente afiada* não é sobre melhorar a inteligência ou o QI, e sim sobre estimular o crescimento de novas células cerebrais e fazer as que você já tem trabalharem com mais eficiência. Portanto, não se trata tanto de lembrar uma lista de itens, tirar boas notas na escola ou executar tarefas com competência (embora todas essas metas sejam mais fáceis de atingir com um cérebro mais preparado). Aqui você aprenderá a construir um cérebro que conecta padrões que os outros talvez não percebam e que o ajuda a se orientar melhor na vida. Você desenvolverá um cérebro capaz de ligar e desligar a visão de mundo de curto e longo prazos e, talvez mais importante, um cérebro resiliente diante de experiências que poderiam impactar negativamente outras pessoas. Você saberá o que, de fato, é resiliência e como cultivar essa qualidade que tem sido um ingrediente fundamental do meu crescimento pessoal.

O contexto é importante quando se fala de algo tão necessário quanto a função ou a disfunção do cérebro, e nossa visão do declínio cognitivo mudou drasticamente com o tempo. A história documentada da demência data, pelo menos, de 1550 a.C., quando médicos egípcios descreveram essa condição pela primeira vez no chamado Papiro Ebers, um manuscrito de 110 páginas que contém o registro da antiga medicina egípcia. Mas só em 1797 o fenômeno recebeu o nome *dementia*, cuja tradução literal do latim seria "fora da mente". O nome foi cunhado pelo psiquiatra francês Philippe Pinel, reverenciado como o pai da psiquiatria moderna pela tentativa de adotar uma abordagem mais humana do tratamento de pacientes psiquiátricos. No entanto, quando começou a ser usada, a palavra *dementia* se referia às pessoas com déficit intelectual (também chamado de "abolição do pensamento") em qualquer idade. Só no fim do século XIX a palavra foi confinada às pessoas com uma perda específica da capacidade cognitiva. Naquele século, o médico britânico James Cowles Prichard também criou a expressão *senile dementia* (demência senil) no livro *A Treatise on Insanity* (Tratado sobre a loucura). A palavra *senil*, que significa velho, se referia a qualquer tipo de insanidade que ocorresse em pessoas idosas. Como a perda de memória é um dos sintomas mais evidentes da demência, a palavra ficou muito associada à idade avançada.

Durante muito tempo acreditou-se que os idosos com demência eram amaldiçoados ou tinham uma infecção como a sífilis (porque os sintomas da sífilis podem ser semelhantes). Assim, a palavra *dementia* era considerada pejorativa e usada como insulto. Na verdade, quando contei às minhas filhas que estava escrevendo este livro, elas perguntaram se era sobre *dementadores*, as sombrias criaturas sugadoras de alma dos livros de Harry Potter. Não era, mas o fato de a demência – que não é uma doença específica, mas um conjunto de sintomas associados a perda de memória e fraco discernimento – ser às vezes vista de maneira tão negativa merece ser abordada aqui.

É verdade que médicos e cientistas usam a palavra do ponto de vista clínico e que pacientes e familiares nem sempre sabem como entendê-la, sobretudo no momento em que recebem o diagnóstico. Para começar, trata-se de algo impreciso demais. A demência pode ser um espectro que vai de leve a grave, e algumas de suas causas são totalmente reversíveis. A doença de Alzheimer, que responde por mais da metade dos casos, recebe quase toda a atenção e, em consequência, as palavras *demência* e *Alzheimer* são frequentemente usadas de forma intercambiável. Não deveriam. No entanto a palavra *demência* está entranhada no vocabulário comum, assim como sua associação com a doença de Alzheimer. Neste livro uso os dois termos com a esperança de que o debate e as palavras que usamos para descrever o estado abrangente do declínio cognitivo mudem no futuro.

Acredito que tenha havido excesso de ênfase na doença de Alzheimer como modo de falar desse estado abrangente, o que alimentou ainda mais o medo de que a perda de memória relacionada à idade seja inevitável. Pessoas perfeitamente saudáveis, de 30, 40 e poucos anos, ficam alarmadas com as consequências de lapsos de memória comuns, como não saber onde estão as chaves ou esquecer o nome de alguém. Esse é um medo infundado e, como você aprenderá, a perda de memória não é uma parte inevitável do envelhecimento.

Quando comecei a viajar pelo mundo conversando sobre este livro, percebi algo extraordinário. De acordo com uma pesquisa da AARP (Associação Americana de Aposentados, na sigla em inglês) com americanos de 34 a 75 anos, quase todos (93%) entendem a vital importância da saúde cerebral, mas essas mesmas pessoas não fazem ideia de como tornar o cérebro mais saudável nem de que é possível atingir essa meta. Muitos acreditam que esse misterioso órgão envolto em osso é um tipo de caixa-preta, intocável e impossível de melhorar. Não é verdade. O cérebro pode ser aprimorado de forma constante e contínua durante a vida, independentemente da idade e do acesso a recursos. Eu abri a caixa-preta e toquei o cérebro humano, e neste livro vou lhe contar tudo sobre essa experiência extraordinária. Em consequência desse treinamento e de décadas de estudo, estou cada vez mais convencido de que o cérebro pode ser alterado de forma construtiva – aprimorado e ajustado. Pense só: você talvez consiga imaginar seus músculos, até mesmo o coração, respondendo a estímulos. Se está lendo este livro, você é alguém que, provavelmente, já é proativo em relação à saúde física. Está na hora de perceber que isso também pode ocorrer com seu cérebro. Você pode alterar sua memória e seu pensamento muito mais do que imagina, e a imensa maioria das pessoas nem sequer tenta. *Mente afiada* vai ajudá-lo a montar um programa de "aprimoramento do cérebro" e incorporá-lo com facilidade à sua vida cotidiana. Eu mesmo já fiz isso e estou empolgado para lhe ensinar como se faz.

Como repórter e neurocirurgião acadêmico, grande parte de meu trabalho é instruir e explicar. Aprendi que, para minhas mensagens serem retidas, esclarecer o porquê das coisas é tão importante quanto saber o que são e como elas acontecem. Desse modo, ao longo do livro procuro explicar *por que* seu cérebro trabalha do jeito que trabalha e *por que* às vezes deixa de fazer o que você esperava que ele fizesse. Assim que entender esse funcionamento interno, os hábitos específicos que incentivo você a adotar começarão a fazer sentido e vão se tornar uma parte tranquila de sua rotina.

A verdade é que, mesmo quando se trata da saúde física em geral, as informações de que dispomos não explicam satisfatoriamente como nosso corpo funciona e o que o faz funcionar melhor. Pior, não há consenso entre os profissionais de saúde sobre quais alimentos devemos comer, que tipo de atividade devemos praticar ou quantas horas de sono realmente precisamos. Isso explica em parte por que há tantas mensagens conflitantes por aí. Num dia, o café é considerado um superalimento; em outro, um possível carcinógeno. O glúten é debatido acaloradamente o tempo todo. A curcumina encontrada na cúrcuma é louvada como alimento cerebral milagroso, mas o que isso de fato significa? As estatinas parecem ter dupla personalidade, pelo menos

nos círculos de pesquisadores: alguns estudos propõem que reduzem o risco de demência e melhoram a função cognitiva, outros indicam o oposto. A suplementação com vitamina D também está constantemente sob ataque: alguns põem a mão no fogo por ela, mas vários estudos sugerem não haver benefício algum.

Como pessoas comuns entendem essas mensagens conflitantes? Quase todo mundo concorda que as toxinas e os patógenos, do mercúrio ao mofo, fazem mal à saúde, mas e os ingredientes artificiais ou mesmo a água da torneira? Um estudo canadense recente mostrou que o flúor adicionado à água, quando consumido por mulheres grávidas, pode causar mais tarde uma pequena queda no QI dos filhos.[1] Mas a água fluoretada também traz benefícios claros para a saúde bucal e é recomendada pela maioria das associações médicas. Isso pode confundir. Além do mais, quase toda consulta médica termina com a recomendação genérica de "descansar bastante, comer bem e se exercitar". Isso parece familiar? Claro, é um bom conselho, mas o problema é que praticamente não há consenso sobre o que isso significa do ponto de vista prático e cotidiano. Qual é a alimentação ideal e como ela muda de pessoa para pessoa? E a atividade? Alta intensidade ou leve e constante? Todo mundo realmente precisa de sete a oito horas de sono todas as noites ou algumas pessoas vivem bem com menos? Por quê? Que medicamentos e suplementos é preciso tomar, dados os fatores de risco individuais? Especificamente quanto à saúde cerebral, há uma falta ainda maior de compreensão básica, tanto dos pacientes quanto da comunidade médica. Algum médico já lhe disse que cuidasse bem de seu cérebro, além de lembrá-lo da importância de usar capacete quando andar de bicicleta? Provavelmente não.

Bom, então eu vou lhe dizer o que você precisa saber e lhe mostrar o que fazer. Se acha que parece complicado, não se preocupe. Vou orientá-lo passo a passo. Você entenderá como nunca o funcionamento do seu cérebro, e o modo de mantê-lo saudável fará todo o sentido quando você terminar a leitura. Pense nisso como um curso avançado para construir um cérebro mais funcional que lhe possibilite conseguir o que quiser obter na vida – inclusive ser um pai, uma mãe, uma filha ou um filho melhor. Você pode ser mais produtivo e alegre, e também mais presente na vida de quem o cerca. Além disso, desenvolverá a resiliência, para que a otimização do cérebro não seja atrapalhada pelas dificuldades cotidianas. Essas metas estão muito mais interligadas do que você pensa.

Acreditar que é possível melhorar a cada dia é um modo audacioso de ver o mundo, mas que ajudou a configurar minha vida. Desde adolescente, sempre fiz muito pela minha saúde física – para tornar meu corpo mais forte, mais ágil e mais resistente a doenças e lesões. Acho que cada pessoa tem motivações diferentes para cuidar da própria saúde. Muitos fazem isso para se tornarem mais produtivos e mais dispostos para lidar com os filhos. Outros, para melhorar a aparência física. Quando envelhecemos, a inspiração vem muitas vezes de um vislumbre da mortalidade que nos faz perceber a fragilidade da vida. Esse foi meu caso. Quando tinha apenas 47 anos, meu pai sentiu uma dor no peito esmagadora enquanto caminhava. Eu me lembro do telefonema que recebi de minha mãe em pânico e da voz do atendente da emergência com quem falei segundos depois. Dali a poucas horas, ele passou por uma cirurgia de urgência para colocação de quatro pontes no coração. Foi uma provação assustadora para nossa família e tivemos medo de que ele não sobrevivesse à operação. Na época eu era um jovem estudante de medicina e me convenci de que falhara com ele. Afinal de contas, eu devia ter percebido os sinais de alerta, conversado com ele sobre a saúde e o ajudado a evitar a doença cardíaca. Por sorte, ele sobreviveu e o quase desastre mudou completamente sua vida. Meu pai perdeu mais de 10 quilos, passou a prestar muita atenção no que comia e a praticar atividade física regularmente.

Agora que já passei daquela idade e tenho minhas filhas, estabeleci como prioridade prevenir doenças e me avaliar continuamente para me assegurar de ter o melhor desempenho possível. Nas últimas décadas, tenho explorado a profunda conexão entre o coração e o cérebro. É verdade que o que é bom para um também é bom para o outro, mas hoje acredito que tudo começa com o cérebro. Como você está prestes a aprender, quando seu cérebro funciona de forma limpa e suave, tudo mais vai atrás. Você tomará decisões melhores, terá mais resiliência e uma atitude mais otimista. Além disso, a parte física também irá melhorar. Há estudos que mostram que a tolerância à dor aumenta, a necessidade de remédios diminui e a capacidade de cura se acelera. Quase todos os médicos com quem conversei acreditam que, para cuidar melhor do corpo, primeiro é preciso cuidar da mente. É verdade, e o melhor é que não é tão difícil assim. Pense nisso como alguns pequenos ajustes e acertos específicos – e não como grandes mudanças na vida.

Antes de explicar o que são esses ajustes e como funcionam, vou falar um pouco da minha experiência pessoal. Eu já atuei nas mais diversas áreas: neurocirurgia no meio acadêmico; serviço público na Casa Branca; jornalista de empresas de mídia; marido e pai de três meninas fortes, lindas e inteligentes. O tempo todo segui um princípio que aprendi ainda bem jovem: não tente motivar as pessoas a partir do medo. Não funciona bem e não dura muito. Quando assusta uma pessoa, você ativa nela uma estrutura chamada amígdala, que é o centro emocional do cérebro. A reação é rápida e enérgica, como aconteceria diante de uma ameaça. O problema é que uma ação que começa no centro emocional do cérebro também se desvia das áreas cerebrais de avaliação e função executiva. Em consequência, a reação costuma ser intensa e imediata, mas descoordenada e transitória. É por isso que dizer às pessoas que, se não emagrecerem, provavelmente terão um enfarte pode resultar em uma única e intensa semana de dieta e exercícios seguida pelo retorno abrupto aos velhos maus hábitos. As mensagens baseadas no medo nunca levarão a uma estratégia eficaz a longo prazo porque não é assim que somos construídos. Isso é mais importante ainda quando dizemos à pessoa que é possível que ela desenvolva a doença de Alzheimer.

Muitas pesquisas mostram, com coerência, que o que as pessoas mais temem é perder a mente, mais até do que morrer. Muitos consideram que esse é o bicho-papão da velhice. Em certo momento da vida também me preocupei muito com o declínio cognitivo e com a demência ao observar meu avô avançar pelos estágios da doença de Alzheimer. No começo, ele fazia comentários meio sem sentido nas conversas. Por ser um sujeito divertido, de riso fácil, achamos que talvez estivesse fazendo piadas que ainda não éramos capazes de entender. O que finalmente o denunciou foi o olhar vazio que se transformava em perplexidade e, depois, em pânico quando ele percebia que não conseguia recordar como executar as tarefas mais básicas. Nunca esquecerei aquele olhar – pelo menos, espero nunca esquecê-lo.

Mas, novamente, o medo da demência não deve ser a razão para você ler este livro. Na verdade, sua motivação deve ser a ideia de que pode construir um cérebro melhor em qualquer idade. Eu lhe ensinarei a fazer isso e explicarei por que essas estratégias dão certo. Enquanto lê este livro, não quero que você corra para *fugir* de algo. Quero que corra *rumo* a alguma coisa – rumo a um cérebro em plena forma, capaz de suportar a prova do seu tempo neste planeta.

Quando comecei meu trabalho como neurocirurgião há mais de vinte anos, a ideia de "melhorar" meu cérebro parecia uma missão equivocada. Afinal de contas, fui treinado para remover tumores, fazer clipagem em aneurismas, aliviar a pressão dos acúmulos de sangue e fluido, etc. Até hoje não é possível, para nenhum neurocirurgião, entrar no cérebro humano e ajustar os cerca de 100 bilhões de neurônios para tornar o órgão mais inteligente e menos vulnerável ao declínio. Embora os cirurgiões cardíacos consigam desentupir as placas do coração, não posso desentupir os emaranhados cerebrais geralmente associados à doença de Alzheimer. Não há cirurgia nem medicamento que cure a demência ou torne alguém mais brilhante, criativo, equipado com uma memória extraordinária ou em condições de inventar a próxima grande coisa de que o mundo precisa.

O cérebro é diferente de todos os outros órgãos. Não se pode transplantar um cérebro como se transplanta um coração (ou fígado, rim ou rosto). Nosso conhecimento do cérebro ainda está no estágio inicial e continua a se desenvolver e se expandir. Tive recentemente uma percepção espantosa disso quando moderava uma mesa-redonda da Academia Americana de Cirurgia Neurológica com especialistas em concussão de todo o mundo. Eles vinham da medicina, do mundo tecnológico e do Departamento de Defesa americano. Embora todos falassem dos grandes passos que temos dado em termos de conscientização, era espantoso não haver um consenso sobre a melhor maneira de tratar a concussão, lesão diagnosticada milhões de vezes por ano nos Estados Unidos. Praticamente também não havia nenhum dado publicado e apresentado à Academia sobre tratamentos eficazes. Muitas recomendações atuais só se baseiam em evidências empíricas.[2] Até tópicos como o repouso – quanto e por quanto tempo descansar um cérebro que sofreu uma concussão – foram debatidos. Por exemplo: minimizamos as atividades que exigem concentração e atenção enquanto o paciente se recupera da concussão ou aumentamos essas atividades? Quando exercícios leves, como a caminhada acelerada na esteira, ajudam em vez de prejudicar o processo de recuperação? Ouvi opiniões de todo tipo, mas pouquíssimas se baseavam em evidências. E lembre-se: aquela mesa-redonda era formada por especialistas mundiais em lesões do cérebro.

Claro que avançamos muito desde os antigos dias de Aristóteles – que achava que o coração era a sede da inteligência e que o cérebro era um tipo de geladeira que resfriava o coração exaltado e o sangue quente –, mas ainda há mais perguntas do que respostas a respeito do cérebro. Hoje sabemos como se criam as ações e se formam os pensamentos e podemos até identificar o hipocampo – estruturas minúsculas em forma de cavalo-marinho situadas em cada lado do cérebro e essenciais para o funcionamento da memória. Mas ainda não fizemos muito progresso para conter a onda de pessoas com demência e declínio cognitivo. Embora tenhamos taxas mais baixas de doença cardiovascular e de certos tipos de câncer do que tínhamos há uma década, o número vai no sentido oposto quando se trata de deficiências ligadas ao cérebro. De acordo com um estudo de 2017 da Universidade da Califórnia em Los Angeles (UCLA), 47 milhões de americanos têm algum indício de doença de Alzheimer pré-clínica, ou seja, seu cérebro mostra sinais de mudanças prejudiciais, mas os sintomas ainda não se desenvolveram. Com frequência, ainda pode levar anos para que a memória, o pensamento e o comportamento sejam afetados de forma evidente.[3] O problema é que não sabemos necessariamente quem são esses 47 milhões de pessoas e quais delas desenvolverão plenamente a doença.

No entanto, sabemos que, em 2060, o número de americanos com deficiência cognitiva ou doença de Alzheimer deve subir de 6 milhões para 15 milhões.[4] Um novo caso de demência será diagnosticado a cada quatro segundos e ela será a doença neurodegenerativa mais comum de nosso tempo. Em termos globais, o número de pessoas que vivem com Alzheimer aumentará para 152 milhões até 2050, o que significa um aumento de 200% desde 2018. Mesmo com todo o empenho da ciência em fazer isso recuar, ainda não surgiu um único tratamento novo desde 2002, apesar de haver mais de 400 novos estudos clínicos sobre a doença.[5] É por isso que a lacuna entre a ciência cerebral e a boa terapêutica na descoberta de medicamentos para transtornos cerebrais foi chamada de "vale da morte".[6] Essa é a má notícia.

A boa notícia é que, mesmo sem nenhuma grande descoberta da medicina, podemos otimizar significativamente nosso cérebro de várias maneiras para aumentar sua funcionalidade, melhorar as redes neurais, estimular o crescimento de novos neurônios e adiar as doenças cerebrais relacionadas à idade. Enquanto lê este livro, lembre-se sempre disto: *o declínio cognitivo não é inevitável*. Como analogia, pense num prédio histórico que ainda está de pé. Talvez tenha mais de um século. Se ele não tivesse sido cuidado durante décadas, o desgaste do tempo e do uso constante com certeza teria causado sua deterioração e dilapidação. Mas, com manutenção de rotina e reformas ocasionais, não só suportou a prova do tempo como, provavelmente, é louvado hoje por sua beleza, sua representatividade e sua importância. O mesmo acontece com seu cérebro, que é apenas outra estrutura com componentes diferentes e necessidades de manutenção e conservação gerais. Algumas das estratégias apontadas aqui o ajudarão a montar os andaimes do cérebro – a criar uma estrutura de apoio que seja mais forte e estável do que a que você tem agora e que o ajude a realizar algumas "reformas" iniciais, como o reforço dos "alicerces" do cérebro. Outras estratégias agirão para oferecer a matéria-prima necessária para a manutenção constante, além de construir a chamada "reserva cognitiva" ou o que os cientistas chamam de "resiliência cerebral". Com mais reserva cognitiva, você reduz o risco de desenvolver demência. Finalmente, você conhecerá estratégias que servem como retoques diários de acabamento, comparáveis ao hábito de tirar o pó e abrir as janelas para manter o cérebro "arejado". Como mencionei, o pensamento antes predominante ditava que o cérebro era praticamente fixo e permanente depois do desenvolvimento na infância. Hoje, quando visualizamos o cérebro com novas tecnologias de imagem e estudamos seu funcionamento sempre mutável, sabemos a verdade.

Quando pensa no coração, provavelmente você tem uma boa ideia das coisas que podem prejudicá-lo: alguns tipos de alimento, falta de atividade, colesterol alto. E seu cérebro? Embora muitas dessas coisas se apliquem a ele, o cérebro também é uma antena extremamente sensível que capta milhões de estímulos por dia, e o modo como processamos essas informações pode fazer uma enorme diferença quando se trata de um cérebro mais afiado. Por exemplo, conheço pessoas que ficam arrasadas com eventos do noticiário, enquanto outras se mostram animadas e destemidas. O cérebro pode ser fortalecido pelas suas experiências, ou pode ser surrado e derrotado. O que separa esses dois tipos de pessoa? A resposta é a resiliência. O cérebro resiliente suporta traumas, pensa de um modo diferente, rechaça doenças ligadas a ele, como a depressão, e mantém o bom desempenho da memória cognitiva.

Além disso, é o cérebro resiliente que separa os pensadores visionários e estratégicos dos medianos. Não é necessariamente o QI, nem mesmo o nível educacional. É a capacidade de melhorar o cérebro com as experiências desafiadoras em vez de encolhê-lo. Essa capacidade sozinha deveria ser suficiente para motivar você a construir um cérebro melhor. Se quiser atingir seu pleno potencial, este livro é para você. Se espera ideias para prevenir o declínio cognitivo ou a demência que afetou alguém de sua família, este livro é para você. (Sabemos hoje que doenças como a de Alzheimer começam vinte a trinta anos antes do surgimento de qualquer sintoma, portanto os jovens precisam dar atenção a essas lições.) E, se você apenas procura estratégias para maximizar a saúde cerebral, apreciar a vida ao máximo e ser mais produtivo não importa a idade, este livro também é para você. Se estiver lidando com uma doença crônica ou se for um atleta de elite, o amanhã pode ser melhor. A verdade é que a maioria de nós – eu, inclusive – não faz nem metade do suficiente para evoluir. Enquanto escrevia este livro, experimentei tudo que recomendo aqui, e meu cérebro nunca esteve tão afiado. Quero o mesmo para você e vou convencê-lo de que até mudanças pequenas trazem um resultado imenso.

Em 2017 comecei a colaborar com a AARP (American Association of Retired Person, que acabou trocando o nome completo pela sigla porque hoje fala a um público bem mais amplo e muita gente nunca "se aposenta"). Como eu, a AARP percebe uma sensação de urgência em torno deste livro. Ela sabe que as pessoas têm medo do envelhecimento do cérebro e de perder tanto a cognição quanto a liberdade de viver com independência. A AARP criou o Conselho Global de Saúde do Cérebro (GCBH, na sigla em inglês), que reúne cientistas, profissionais de saúde, estudiosos e especialistas em políticas públicas do mundo inteiro. A meta é coletar os melhores conselhos possíveis sobre o que fazer para manter e melhorar a saúde cerebral. O conselho é presidido pela Dra. Marilyn Albert, professora de Neurologia da Escola de Medicina da Universidade Johns Hopkins e diretora da Divisão de Neurociência Cognitiva.

Desde 2016 o Conselho Global reuniu 94 especialistas de 33 países e 80 universidades e organizações para chegar a um consenso sobre o estado da ciência. Com 50 contatos com o governo e com organizações sem fins lucrativos, o Conselho Global produziu uma biblioteca de relatórios que contém indícios de como o estilo de vida e fatores de risco modificáveis afetam a saúde cerebral. Assim, como parte de nossa colaboração, decidi pôr todo esse conhecimento – e muito mais – nestas páginas. Também falei com pessoas diretamente afetadas pela demência e outras que passaram a vida tentando entendê-la e tratá-la. Em tudo isso, usei meu conhecimento do cérebro e o fascínio que sinto por ele desde muito cedo para filtrar a quantidade imensa de informações que há por aí e condensá-las em um único livro com as ideias e estratégias de que você precisa para manter sua mente afiada. Parte disso vai surpreendê-lo. Refutarei muitos mitos que provavelmente você engoliu e lhe mostrarei o que é possível fazer neste minuto para pensar e ser mais afiado amanhã. (Uma prévia: esqueça a multitarefa. Socialize mais. Escolha a atividade específica que a ciência comprovou há muito tempo que melhora sensivelmente a saúde cerebral – veja o capítulo 4.) Quando sugerir algo controvertido (pode haver muitas ideias conflitantes na área da saúde cerebral), direi o porquê. O problema é que, quando faltam à ciência provas universalmente aceitas com dados de longo prazo, o que fica, para o bem ou para o mal, são teorias, opiniões e pontos de vista.

Você verá repetidas vezes neste livro a expressão *estilo de vida*. Se é que existe um único fato cada vez mais presente nos círculos científicos, é o de que não fomos condenados pelas cartas genéticas que recebemos ao nascer. Caso haja uma determinada doença na família, você ainda consegue virar o jogo a seu favor e evitar esse destino. Nossas experiências cotidianas – o que comemos, quanto nos exercitamos, com quem socializamos, que desafios enfrentamos, de que modo dormimos e o que fazemos para reduzir o estresse e aprender – são fatores muito mais importantes para a saúde cerebral e para o bem-estar geral do que imaginamos. Eis um exemplo ilustrativo e fascinante. Um novo estudo de 2018, publicado na revista *Genetics*, revelou que a pessoa com quem nos casamos tem mais influência sobre nossa longevidade do que a herança genética.[7] E a diferença é grande! Por quê? Porque os hábitos ligados ao estilo de vida têm um grande peso em nossas decisões a respeito do casamento – muito mais do que a maioria das outras decisões na vida. Os pesquisadores também analisaram a data de nascimento e morte de quase 55 milhões de árvores genealógicas com 406 milhões de pessoas nascidas entre o século XIX e meados do século XX e constataram que os genes explicavam bem menos de 7% da duração da vida das pessoas, contra os 20% a 30% indicados em estimativas anteriores. Isso significa que mais de 90% da nossa saúde e da nossa longevidade estão em nossas mãos.

Quando reuni todos os destaques de meus colegas de pesquisa na Conferência Internacional da Associação de Alzheimer de 2019, um fato se destacou: uma vida saudável, pautada por boas escolhas, pode reduzir drasticamente o risco de desenvolver uma doença grave que destrua a mente, inclusive a doença de Alzheimer, mesmo quando há fatores de risco genéticos. Não importa o que diga seu DNA, alimentar-se bem, fazer exercícios regulares, não fumar, limitar a ingestão de álcool e algumas outras decisões relativas ao estilo de vida podem mudar seu destino. Alguns anos atrás, testemunhei em primeira mão que a vida saudável ajuda a superar o risco genético de doença cardíaca. Hoje sabemos que o mesmo acontece com a demência. Portanto, preocupe-se menos com seus genes e pare de usá-los como desculpa. Em vez disso, concentre-se nas coisas que você pode escolher, grandes e pequenas, dia após dia.

Acredito que o modo como abordamos até hoje o cuidado do corpo e do cérebro é passivo demais. Durante boa parte da história da medicina, os médicos não fizeram nada além de esperar que a doença ou a disfunção ocorresse para então entrar com antídotos aos sintomas, mas não à patologia subjacente. Quando evoluímos e acumulamos mais conhecimento, descobrimos que podíamos perceber e diagnosticar as doenças antes que chegassem a estágios mais avançados. Ainda assim, quase nada foi feito para prever a doença antes de ela aparecer. Nas últimas décadas, passamos a nos concentrar mais na intervenção precoce nas doenças e, mais recentemente, na prevenção. Mas na área da saúde cerebral a atenção a essas duas áreas ainda é fraca e, com muita frequência, ausente. Vamos mudar isso. Acredito sinceramente – e não sou o único que pensa assim – que a abordagem do declínio cerebral virá dessas duas áreas: a prevenção e a intervenção precoce. E trarei mais um elemento: a otimização ou a construção contínua de um cérebro melhor e mais resiliente.

Numerosos livros foram escritos sobre o aprimoramento da função cerebral e da saúde do cérebro a longo prazo, mas muitos deles tendem a uma filosofia específica, não trazem dados reais e são limitados em seus conselhos. O mais preocupante, porém, são aqueles livros sobre o cérebro que constituem plataformas para vender produtos. A única coisa que estou vendendo (além deste livro) é um modo de entender seu cérebro e melhorá-lo. Minha meta é apresentar uma revisão abrangente da ciência com lições objetivas que qualquer um possa pôr em prática a partir de agora. Não estou ligado a nenhuma abordagem única do "faça isso, não aquilo", embora ofereça algumas regras rígidas. Como você, busco o melhor que a ciência tem a oferecer, mas a orientação também precisa ser realmente pragmática.

Quero que você tenha em mente uma ressalva enquanto lê este livro: o caminho que ajudará a evitar seu declínio cognitivo pode não ser igual ao de outra pessoa. Se aprendi algo nesses anos todos de estudo, operando cérebros e trabalhando com os melhores cientistas, é que cada um de nós tem um perfil único. Portanto, qualquer programa para otimizar a saúde cerebral precisa ser abrangente, inclusivo e baseado em provas irrefutáveis. É isso que ofereço neste livro. E, embora não haja uma resposta única ou uma solução de caráter universal (não acredite em quem disser outra coisa), há intervenções simples que todos podemos fazer agora mesmo que terão impacto significativo sobre seu funcionamento cognitivo e sobre a saúde do cérebro a longo prazo.

Estou empolgado por compartilhar as pesquisas mais recentes e lhe dar um mapa personalizado para chegar a um cérebro mais afiado para a vida inteira. É um destino espetacular.

NESTE LIVRO

Para a maioria de nós, o cérebro funciona com cerca de 50% de sua capacidade. Mas esse é um número chutado. Não sei exatamente qual é esse percentual (ninguém sabe), mas sabemos que, com algumas intervenções no comportamento, como treinamento em meditação ou sono profundo regular, nosso cérebro pode entrar em estado de superaceleração (e não, não usamos só 10% dele; veja o capítulo 3). Sabemos que o cérebro pode produzir muito acima da sua média usual. Então nosso cérebro é como a mãe cujo filho está preso debaixo de um carro e exerce uma força sobre-humana para salvá-lo? Ou será como uma Ferrari de alto desempenho engasgando em uma rua esburacada sem nunca conseguir alcançar sua velocidade máxima? Acho que é o segundo caso. Não pegamos boas estradas com frequência, portanto, com o tempo, esquecemos do que nosso cérebro tão lindamente projetado é capaz de conseguir.

Você lerá algumas referências a carros neste livro porque refletem o modo como fui criado. Meus pais trabalhavam no setor automotivo; minha mãe foi a primeira mulher a ser contratada como engenheira pela Ford Motor Company. Assim, em meus fins de semana na infância, em geral a família inteira ia mexer no nosso carro. A garagem era cheia de caixas de ferramentas e comentários constantes de que o corpo humano na verdade não era tão diferente assim do Ford LTD que estávamos reconstruindo. Ambos tinham motores, bombas e combustível para sustentar a vida. Acho que essas conversas contribuíram para meu interesse pelo cérebro, porque havia uma área do corpo que não era possível comparar mecanicamente com um carro. Afinal, não há sede da consciência no carro, não importa quão macio seja o estofamento. Ainda assim, é quase impossível que eu olhe para o cérebro e não pense em ajustes e manutenção. É preciso trocar o óleo? É o combustível certo? O motor está acelerado demais ou roda sem descanso? Há rachaduras no para-brisa ou no chassi? Os pneus estão calibrados? O carro se aquece e esfria adequadamente? O motor responde bem a uma exigência súbita de velocidade? Com que rapidez pode ser levado a parar?

A Parte 1 deste livro começa com alguns fatos básicos. O que exatamente é o cérebro? Como é operar um cérebro? Como ele realmente é? Por que é tão misterioso e difícil de entender? Como a memória funciona? Qual é a diferença entre o envelhecimento normal do cérebro e os lapsos ocasionais, o envelhecimento anormal e os sintomas de declínio grave? Depois daremos um mergulho profundo nos mitos sobre idade e declínio cognitivo e em por que sabemos que o cérebro pode se remodelar, se renovar e crescer.

A Parte 2 aborda as cinco principais categorias que englobam todas as estratégias práticas de que você precisa para proteger e intensificar o funcionamento de seu cérebro: 1) exercício e movimento; 2) noção de propósito, aprendizado e descoberta; 3) sono e relaxamento; 4) nutrição; e 5) conexão social. Essa parte também traz a análise de algumas pesquisas em andamento para explorar o cérebro e encontrar maneiras melhores de mantê-lo ativo e tratá-lo. Você conhecerá os principais cientistas que dedicaram a vida a decodificar os mistérios do cérebro. Cada capítulo oferece ideias baseadas na ciência que você pode adaptar às suas preferências e ao seu estilo de vida. A Parte 2 termina com um programa de doze semanas, simples e fácil de seguir, para executar os passos que sugiro.

A Parte 3 examina o desafio de diagnosticar e tratar as doenças cerebrais. O que fazer quando se notam os sinais precoces? Há sintomas de outras doenças que imitam a demência? Por que os estudos clínicos e de pesquisa falharam tão redondamente em obter tratamentos e remédios para tratar as enfermidades neurodegenerativas? Que tratamentos *estão disponíveis* em todos os níveis de gravidade? Como o cônjuge se mantém saudável enquanto cuida do parceiro com demência (os cuidadores têm risco muito mais alto de desenvolver a doença)? A demência é um alvo em movimento; cuidar de quem tem a doença pode ser uma das tarefas mais difíceis que já houve. Ninguém aprende, na escola formal, a lidar com uma pessoa amada cujo cérebro está em declínio irreversível. Para alguns, as mudanças cerebrais são lentas e sutis, e os sintomas levam anos e até mais de uma década para se acentuar; para outros, é tudo súbito e rápido. As duas circunstâncias podem ser difíceis e imprevisíveis. Além de apresentar tratamentos baseados em evidências que melhoram a qualidade de vida e tornam administrável a prestação dos cuidados necessários, também abordo outras doenças que são muitas vezes confundidas com Alzheimer.

Finalmente, olharei para o futuro, pois este livro termina de forma positiva. Há uma tremenda esperança para as doenças neurológicas que ainda enfrentamos hoje (como Alzheimer, Parkinson, depressão, ansiedade, transtorno do pânico). Não tenho dúvida de que, nos próximos dez a vinte anos, estaremos muito mais avançados no tratamento dos transtornos cerebrais. Podemos até ter uma terapia bem-sucedida ou uma vacina preventiva da doença de Alzheimer. Muitos desses avanços podem vir da terapia genética e de células-tronco, além da estimulação cerebral profunda, já usada na depressão e no transtorno obsessivo-compulsivo. Também avançaremos mais em termos técnicos, permitindo uma abordagem minimamente invasiva do cérebro. Explicarei o que isso tudo significa para você e darei ideias de como se preparar para esse futuro. Muitas mensagens deste livro também são dirigidas às gerações mais jovens para que cuidem da sua saúde cerebral, já que as doenças ligadas ao cérebro geralmente começam décadas antes de os sintomas aparecerem. Se eu soubesse quando jovem o que sei agora, há muitas coisas que faria de forma diferente para cuidar de meu cérebro. Você não cometerá os mesmos erros que cometi.

Gosto de um ditado que ouvi em Okinawa: "Quero levar a vida como uma lâmpada incandescente. Queimar com brilho a vida inteira e então, certo dia, apagar de repente." Queremos o mesmo para nosso cérebro, não o tremular das lâmpadas fluorescentes que assinala seu falecimento iminente. Quando pensamos na velhice, pensamos em leitos de hospital e lembranças esquecidas. Nada disso precisa acontecer, e seu cérebro é o único órgão que pode ficar mais forte com a idade. Não há nada complicado nisso; qualquer um pode construir um cérebro melhor em qualquer idade.

De certo modo, escrever este livro foi uma experiência egoísta. Tive o privilégio de procurar especialistas do mundo inteiro e receber suas ideias e seus planos de ação para manter meu cérebro afiado e fazer tudo que posso para prevenir seu declínio. Pelo caminho, recolhi estratégias para também ser mais produtivo, me sentir menos sobrecarregado e me orientar na vida com facilidade e alegria. Tenho dividido esse conhecimento com todos por quem tenho apreço. Agora quero o mesmo para você. Bem-vindo à comunidade!

Vamos começar com uma autoavaliação.

AUTOAVALIAÇÃO

Você corre risco de declínio cerebral?

Nos últimos anos, passei um bom tempo transformando em orientações práticas as melhores pesquisas sobre o cérebro baseadas em evidências. Utilizei conversas formais e informais com colegas e outros especialistas do mundo da neurociência e do desempenho humano. Para ser mais útil, criei uma lista de perguntas extremamente relevantes para o potencial e para a saúde de seu cérebro. Não importa o que esteja tentando melhorar na sua vida, a autoconsciência sincera é essencial, e responder a essas perguntas ajudará você a conquistá-la.

A lista de 24 perguntas a seguir permite avaliar seus fatores de risco de declínio cerebral. Quase todos eles são modificáveis, portanto não entre em pânico se responder "sim" a alguma pergunta. A meta não é assustá-lo. (Lembre-se: não acredito que a tática do medo funcione.) Algumas perguntas estão relacionadas a sintomas extremamente reversíveis de declínio cognitivo. A privação crônica de sono, por exemplo, pode causar um volume estonteante de perda de memória que até parece o início da demência. Dormir bem é um dos modos mais fáceis e eficazes de melhorar todas as funções cerebrais, como a capacidade de aprender e de recordar novos conhecimentos (além de melhorar todos os sistemas do organismo). Subestimei o valor do sono por tempo demais e me orgulhava muito da capacidade de funcionar sem ele. Acreditem em mim: foi um erro. Por sorte, isso pode ser remediado com o diagnóstico adequado, indo dormir mais cedo e deixando de lado os aparelhos eletrônicos e a lista de afazeres. Algumas questões podem parecer deslocadas, como o nível de instrução. Por razões que explicarei mais adiante, hoje vários estudos mostram que a educação superior pode ter efeito protetor no declínio cognitivo, mas não retarda necessariamente esse declínio depois que a perda de memória tem início. Em outras palavras, as pessoas com mais anos de educação formal (ou seja, na universidade e na pós-graduação) ou com nível cultural mais elevado têm menor risco de demência do que quem tem menos anos de educação formal, mas isso não importa tanto quando a demência começa a se desenvolver.

No entanto, mais do que tudo, quero que você entenda que tipo de comportamento influencia em sua saúde mental, agora e no futuro. Isso é importante. Como neurocirurgião, conheço a satisfação que podemos ter com soluções instantâneas, mas você verá que algumas dessas mudanças comportamentais são eficazes e precisas em termos de melhora rápida. Conhecer e entender seus hábitos cotidianos lhe dará dados pessoais que podem ajudá-lo a perceber onde investir mais esforço para reconstruir e afiar seu cérebro. As questões são baseadas em dados, refletem os achados científicos até hoje.

Se responder *sim* a qualquer uma das perguntas a seguir, isso não significa que você receberá um diagnóstico calamitoso agora ou no futuro. Vários fatores, alguns dos quais não foram incluídos aqui porque quis simplificar, entram em jogo no terreno da cognição. Assim como há quem fume por toda a vida e nunca desenvolva câncer de pulmão, haverá pessoas que convivem com muitos fatores de risco acentuado de declínio cerebral e nunca o apresentam. Alguns desses fatores de risco são discutíveis e serei transparente a esse respeito – inclusive quanto às recomendações também discutíveis. Ainda assim, é útil conhecer todos os possíveis fatores de risco para os quais há bons indícios, além daqueles que os pesquisadores vêm examinando e que devem se comprovar no futuro. Quero lhe oferecer tanto o conhecimento quanto o pensamento que ajudou a criar esse conhecimento.

1. Você sofre de alguma doença ligada ao cérebro hoje ou já recebeu diagnóstico de perda cognitiva leve?
2. Você evita exercício intenso?
3. Passa a maior parte do dia sentado?
4. Está acima do peso ou obeso?
5. Você é mulher?
6. Tem diagnóstico de doença cardiovascular?
7. Tem algum transtorno metabólico, como pressão alta, resistência a insulina, diabetes ou colesterol alto?
8. Já recebeu diagnóstico de alguma infecção capaz de provocar inflamação crônica com efeito neurológico (como doença de Lyme, herpes, sífilis)?
9. Toma remédios com efeito cerebral possível e conhecido, como antidepressivos, ansiolíticos, medicamentos para baixar a pressão, estatinas, inibidores da bomba de prótons ou anti-histamínicos?
10. Já sofreu traumatismo craniano em acidentes ou esportes de impacto? Recebeu diagnóstico de concussão?
11. Você fuma ou já fumou?
12. Tem histórico de depressão?
13. Tem pouco envolvimento social com os outros?
14. Seus anos de educação formal terminaram no ensino médio ou antes?
15. Sua alimentação é rica em produtos industrializados, adoçados, gordurosos e pobre em cereais integrais, peixe, nozes, amêndoas e castanhas, azeite e frutas, legumes e verduras frescos?
16. Você convive com estresse crônico constante? (Todo mundo tem estresse. Falo do estresse que parece constante ou presente na maior parte do tempo e com o qual é difícil lidar.)
17. Tem histórico de beber em excesso?
18. Tem algum transtorno do sono (como insônia e apneia do sono) ou dorme mal regularmente?
19. Tem perda auditiva?
20. Faltam ao seu dia desafios cognitivos, sob a forma de aprender coisas novas ou praticar jogos que exijam muita reflexão?
21. Falta ao seu emprego trabalho complexo com pessoas, sob a forma de persuasão, mentoria, instrução ou supervisão?

22. Você tem mais de 65 anos?
23. A doença de Alzheimer está presente em sua família ou você recebeu o diagnóstico de ter uma "variante genética de Alzheimer", $ApoE_3$ ou $ApoE_4$, ou ambas?
24. Você cuida de alguém que sofre de alguma forma de demência, inclusive a doença de Alzheimer?

Se respondeu sim a cinco ou mais perguntas, seu cérebro talvez esteja em declínio ou entre em declínio em breve e você pode se beneficiar tremendamente das informações deste livro. Mesmo que só tenha respondido sim a uma ou duas perguntas, você pode otimizar a saúde e o desempenho de seu cérebro. Curioso para saber como essas perguntas (e as respostas) se relacionam com o órgão mais misterioso do corpo? Continue lendo para aprender tudo que quiser – e precisar – para se tornar mais inteligente, mais arguto e ter melhor raciocínio. Um lembrete: este livro não trata só de evitar doenças. Ele trata de deixar seu cérebro o mais afiado possível em qualquer idade.

Minha esperança é que você fique como o casal que me inspirou vários anos atrás e me mostrou a que aspirar quando se fala de "velhice". Todos envelhecemos e um dia viveremos com um cérebro velho, mas isso não significa que ele tenha que perder sua argúcia. As aparências enganam.

Quanto ao casal mencionado, o marido tinha 93 anos e foi levado ao pronto-socorro quando eu estava de plantão. Quando o chefe da residência me falou do paciente em grave declínio neurológico, sua idade avançada me preocupou. Francamente, achei que ele era velho demais para passar por uma cirurgia, caso precisasse. Logo a tomografia revelou uma hemorragia cerebral significativa, que explicava os sintomas.

Procurei a família na sala de espera, achando realmente que me diriam que não fizesse uma cirurgia invasiva e arriscada. Uma mulher animada, que aparentava estar na casa dos 60 anos, andava nervosa de um lado para outro, com vários familiares sentados muito sérios nas cadeiras. Fiquei chocado ao saber que aquela era a esposa do paciente e que tinham acabado de comemorar o septuagésimo aniversário de casamento. "Na verdade, sou mais velha do que ele", disse ela. "Sou papa-anjo." Ela estava com 94 anos, tinha saúde perfeita, não tomava remédios e levara os bisnetos à escola mais cedo. Disse que meu paciente ainda era um corredor inveterado e que trabalhava em meio expediente como contador. O filho de 63 anos explicou que o mantinham na empresa porque "ele faz mágica com os números". A hemorragia cerebral ocorreu quando caiu do telhado, onde subira para retirar folhas caídas. Aqueles nonagenários eram mais saudáveis do que a maioria de meus pacientes.

Desde que comecei a faculdade de Medicina, este sempre foi um pensamento recorrente: consideramos mais a idade "fisiológica" do que a cronológica. A pedido da família, levei o cavalheiro à sala de cirurgia para uma craniotomia que resolveria o sangramento. Antes de fechar a dura-máter, a camada externa do cérebro, levei alguns instantes inspecionando atentamente o cérebro e o que vi me surpreendeu. Como ele era inteligente, ativo e cognitivamente intacto, eu esperava ver um cérebro grande, pulsante, robusto, com aparência saudável. Mas aquele era um cérebro de 93 anos. Mais encolhido, com sulcos profundos indicadores da idade. Se isso lhe parece desanimador, não devia. Na verdade, é o contrário.

Outra máxima da medicina é a seguinte: trate sempre o paciente, não o resultado dos exames. Sim, é claro que o cérebro envelhecera; ele tinha 93 anos. Mas o cérebro, talvez mais do que todos os outros órgãos do corpo, pode ficar mais forte no decorrer da vida e se tornar mais robusto do que no passado. Nunca esquecerei essa experiência. Parecia haver total desconexão entre o cérebro que eu fitava e o homem que portava o crânio em que ele habitava.

Meu paciente se recobrou rapidamente. Quando o visitei mais tarde, recuperando-se na UTI, perguntei-lhe como o evento todo o afetara. Ele sorriu e respondeu: "A maior lição que tiro disso é não tentar mais retirar as folhas do telhado."

Repito: este livro não trata só de evitar doenças. Ele trata de deixar seu cérebro o mais afiado possível em qualquer idade.

PARTE

1

O CÉREBRO

CONHEÇA SUA CAIXA-PRETA INTERIOR

Nos segundos necessários para você ler esta frase, seu cérebro irá disparar um número milagroso de sinais elétricos para mantê-lo vivo, respirando, se mexendo, sentindo, piscando e pensando. São informações que zunem por seus bilhões de neurônios e viajam mais depressa que um carro de corrida. O cérebro humano é um órgão extraordinário, uma maravilha evolutiva. É possível que abrigue um número de conexões superior ao número de estrelas nas galáxias conhecidas.[1] Cientistas disseram que o cérebro é a coisa mais complexa já encontrada; um dos descobridores do DNA chegou ao ponto de chamá-lo de "a última e mais grandiosa fronteira biológica", afirmando que ele "desnorteia a mente".[2]

Nosso cérebro esculpe quem somos e o mundo que vivenciamos. Ele cria nossas experiências cotidianas – das que nos trazem alegria, assombro e conexão com outros seres humanos até aquelas complexas em que temos que tomar boas decisões, planejar e nos preparar para o futuro. Ele até mesmo conta histórias enquanto dormimos, sob a forma de sonhos, e sabe se adaptar aos ambientes, indicar a hora e formar lembranças. Ele é, provavelmente, o reservatório da nossa consciência, embora não tenhamos certeza disso. (Falaremos mais sobre isso adiante.) Os neurocientistas têm um trabalho dificílimo, porque o cérebro segue envolto em mistério, como se fosse um planeta distante anos-luz daqui. Talvez se trate da mais enigmática parte do nosso corpo. Recentemente, pesquisadores identificaram um novo tipo de neurônio, o cinórrodo, e ainda não sabem o que ele faz. Parece que só existe no cérebro humano, não sendo encontrado no de roedores, e talvez isso explique por que tantos estudos cerebrais em camundongos jamais se confirmem em seres humanos. Nosso cérebro também pode ser extraordinariamente egoísta e exigente. Do total de sangue e oxigênio circulando no organismo, o cérebro fica com 20%, apesar de só representar cerca de 2,5% do peso total do nosso corpo. Não pode haver vida sem cérebro.

É hora de conhecer sua caixa-preta interior.

CAPÍTULO 1

O que faz com que você seja *você*

> Imagine o cérebro, esse monte brilhante de existência,
> esse parlamento cinza-camundongo de células, essa
> fábrica de sonhos, esse pequeno tirano dentro de
> uma bola de osso, esse amontoado de neurônios
> dominando todas as jogadas, essa pequena onipresença,
> essa caprichosa abóbada do prazer, esse guarda-roupa
> amassado de eus enfiados no crânio como roupas
> demais numa sacola de academia.
>
> DIANE ACKERMAN
> (EM *AN ALCHEMY OF MIND* – UMA ALQUIMIA DA MENTE)

Era 1992 quando vi pela primeira vez um cérebro humano, uma experiência extraordinária que mudou minha vida. Para mim, era, e ainda é, difícil acreditar que tanto do que somos, de quem nos tornaremos e de como interpretamos o mundo resida nesse embrulho de tecido intricadamente tramado. Quando descrevo um procedimento neurocirúrgico, a maioria das pessoas que me ouvem tenta visualizar como é o cérebro humano, e em geral erra. Para começar, por fora ele não parece uma massa cinzenta fosca e sem graça, apesar de ser chamado de massa cinzenta. É mais rosado, com manchas branco-amareladas e grandes vasos sanguíneos passando por sua superfície e através dele. O cérebro tem fendas profundas, chamadas de *sulcos*, e picos montanhosos, os *giros*. Fissuras pronunciadas separam o cérebro em vários lobos de um modo surpreendentemente uniforme.

Durante uma operação, o cérebro pulsa suavemente fora das fronteiras do crânio e parece muito vivo. Em termos de consistência, é mais macio do que borrachudo, mais como uma gelatina. Sempre me espantou como esse órgão é frágil, apesar de incrivelmente funcional e versátil. Depois de ver o cérebro, a gente praticamente quer protegê-lo e cuidar dele.

Para mim, o cérebro sempre foi um pouco místico. Com peso de quase 1,5 quilo, contém todos os circuitos de que precisamos para fazer praticamente tudo. Pense nisto por um momento: ele pesa menos do que a maioria dos notebooks, mas tem um desempenho que nenhum computador consegue nem jamais conseguirá igualar. Na verdade, a tão citada metáfora do cérebro como um computador falha de muitíssimas maneiras. Podemos falar em termos da velocidade de processamento do cérebro, de sua capacidade de armazenamento, de seus circuitos, de sua codificação e de sua criptografia. Mas o cérebro não tem uma capacidade fixa de memória aguardando para ser preenchida e não calcula como um computador. Até mesmo o modo como cada um de nós vê e percebe o mundo é uma interpretação ativa, resultado daquilo em que prestamos atenção e daquilo que antevemos, não uma recepção passiva de dados. É verdade que nossos olhos veem o mundo de cabeça para baixo. O cérebro então pega as informações e as converte numa imagem coerente. Além disso, o fundo do olho, a retina, fornece ao cérebro imagens bidimensionais captadas por cada olho, que então o cérebro converte em lindas imagens texturizadas e tridimensionais, permitindo a percepção de profundidade. E todos temos pontos cegos em nossa visão, que o cérebro preenche a todo instante usando dados que provavelmente você nem percebeu que estava coletando. Por mais sofisticada que se torne a inteligência artificial, sempre haverá algumas coisas que o cérebro humano faz e nenhum computador fará.

Comparado ao de outros mamíferos, o tamanho de nosso cérebro em relação ao resto do corpo é espantosamente grande. Vejamos o cérebro do elefante: ele corresponde a 1/550 do peso total do animal. O nosso, por outro lado, tem cerca de 1/40 de nosso peso corporal. Mas a característica que mais nos destaca de todas as outras espécies é a capacidade espantosa que temos de pensar de maneiras que vão muito além da mera sobrevivência. Supõe-se que peixes, anfíbios, répteis e aves, por exemplo, não "pensem" muito, pelo menos não do modo que concebemos. Mas todos os animais se preocupam com as questões cotidianas de comer, dormir, reproduzir-se e sobreviver – processos instintivos automáticos sob o controle do chamado "cérebro reptiliano". Temos nosso cérebro reptiliano primitivo interior que desempenha as mesmas funções para nós, e na verdade ele comanda boa parte de nosso comportamento (talvez mais do que gostaríamos de admitir). A complexidade e o tamanho avantajado de nosso córtex cerebral são responsáveis por nos permitir realizar tarefas mais sofisticadas do que, por exemplo, as desempenhadas por cães e gatos. Podemos usar a linguagem com mais sucesso, adquirir habilidades complexas, criar ferramentas e viver em grupos sociais graças a essa camada do cérebro parecida com uma casca de árvore. *Córtex* significa casca em latim e, nesse caso, é a camada externa do cérebro, cheia de dobras, cristas e vales. Como o cérebro se dobra várias vezes sobre si mesmo, sua área é muito maior do que parece – um pouco mais de 1.800 centímetros quadrados, em média, embora os cálculos exatos variem (ou seja, ele se espalharia sobre uma página ou duas de um jornal de tamanho padrão).[1] Provavelmente, em algum ponto no fundo dessas fendas fica a sede da consciência. Que papo cabeça!

Estima-se que o cérebro humano contenha algo em torno de 100 bilhões de neurônios, ou células cerebrais, e bilhões de fibras nervosas (embora ninguém conheça esses números ao certo, porque os cálculos exatos ainda são impossíveis).[2] Esses neurônios estão ligados por trilhões de conexões chamadas *sinapses*. É por meio dessas conexões que conseguimos pensar de forma abstrata, sentir raiva ou fome, lembrar, racionalizar, tomar decisões, ter criatividade, formar linguagem, recordar o passado, planejar o futuro, manter convicções morais, transmitir nossas intenções, analisar histórias complexas, opinar, reagir a dicas sociais sutis, coordenar movimentos de dança, saber o que é para cima e para baixo, resolver problemas complexos, contar mentiras ou piadas, andar na ponta dos pés, perceber um aroma no ar, respirar, ter medo ou pressentir o perigo, adotar um comportamento passivo-agressivo, aprender a construir espaçonaves, dormir bem e sonhar à noite, exprimir e vivenciar profundamente emoções como o amor, analisar informações e estímulos com alto grau de sofisticação e assim por diante. Além disso, somos capazes de executar muitas dessas tarefas ao mesmo tempo. Talvez você esteja lendo este livro bebendo alguma coisa, digerindo o almoço, planejando em que momento deste ano irá arrumar a garagem, pensando nos planos do fim de semana ("no fundo da mente"), além de estar respirando, entre muitas outras coisas.

Cada parte do cérebro serve a um propósito definido e especial, e essas partes se interligam para funcionar de maneira coordenada. Esse último fato é fundamental para nosso novo entendimento do cérebro. Quando eu estava no ensino médio, acreditava-se que o cérebro era segmentado por finalidade: uma área para o pensamento abstrato, outra para colorir dentro das linhas, outra ainda para formar a linguagem. Quem estudou biologia no ensino médio deve ter ouvido falar da história de Phineas Gage, um dos sobreviventes mais famosos de uma lesão cerebral grave. No entanto, talvez você não saiba até que ponto seu infeliz acidente esclareceu, para os cientistas, o funcionamento interno do cérebro muito tempo antes que tivéssemos técnicas avançadas para medir, testar e examinar as funções cerebrais.

Em 1848, Gage, de 25 anos, trabalhava na construção de uma ferrovia em Cavendish, no estado americano de Vermont. Certo dia, quando socava pólvora em um buraco usando uma vara de ferro com 1 metro de comprimento, 3 centímetros de diâmetro e 6 quilos, a pólvora explodiu. A vara disparou contra o rosto de Gage e penetrou sua bochecha esquerda. Atravessou a cabeça (e o cérebro) e saiu pelo topo. Ele ficou cego do olho esquerdo, mas não morreu e, possivelmente, não perdeu a consciência nem sentiu muita dor, pois disse ao médico que o atendeu primeiro: "Acho que você terá bastante trabalho." Na página ao lado está uma imagem (chamada de daguerreótipo na antiga tecnologia fotográfica) feita de Gage depois que se recuperou do acidente, segurando a vara de compactar que o feriu. Essa foto só foi descoberta e identificada recentemente, em 2009. Além da foto, há um desenho feito pelo Dr. John Harlow, que o tratou e registrou esse esboço em suas anotações, publicadas pela Sociedade Médica de Massachusetts.[3]

No entanto, a personalidade de Gage não sobreviveu intacta à explosão. De acordo com alguns relatos, ele passou de exemplo de cavalheirismo a uma pessoa má, violenta e pouco confiável. O curioso caso de Phineas Gage foi o primeiro a demonstrar o vínculo entre o trauma em determinadas regiões do cérebro e a mudança de personalidade. Antes, isso não era tão claro. Não se esqueça de que, nos anos 1800, os frenologistas ainda acreditavam que medir o tamanho das protuberâncias do crânio permitiria avaliar a personalidade. Doze anos depois do acidente, Phineas Gage morreu, com 36 anos, após ter sofrido uma série de convulsões. Desde então, escrevem a seu respeito na literatura médica e ele se tornou um dos pacientes mais famosos da neurociência. Houve outra coisa que Phineas Gage nos ensinou que é especialmente importante para este livro. Alguns relatos de sua vida documentam o retorno da natureza mais afável perto da morte, o que indica a capacidade do cérebro de sarar e se reabilitar, mesmo depois de um trauma significativo. Esse processo de restabelecimento das redes e conexões em áreas do cérebro prejudicadas pela lesão é chamado *neuroplasticidade*, um conceito importante que exploraremos aqui. O cérebro é muito menos estático do que pensávamos no passado. Ele vive, cresce, aprende e muda durante toda a nossa vida. Esse dinamismo traz esperança para quem quer manter intactas suas faculdades mentais.

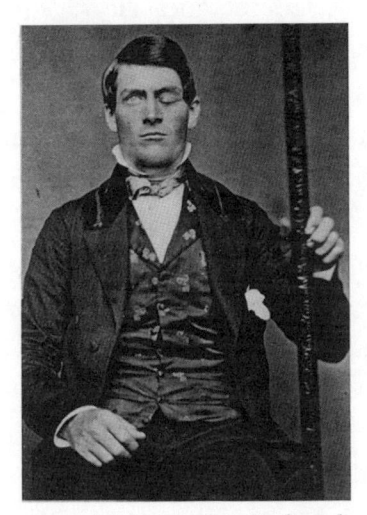

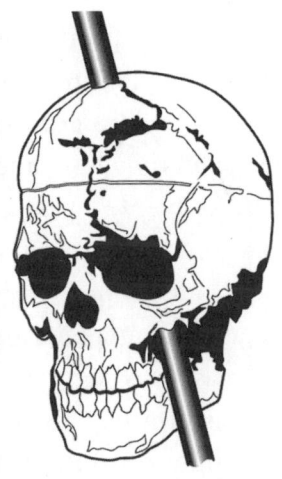

Foto de Phineas Gage e desenho feito por John M. Harlow, médico que ajudou a tratá-lo

Embora a documentação do acidente de Gage tenha nos dado um vislumbre da complexidade do cérebro e de sua conexão com o comportamento, foi necessário outro século para entendermos que o poder espantoso desse órgão não se deve simplesmente a seus compartimentos anatômicos individuais. São os circuitos e a comunicação *entre essas seções* que compõem nossas complicadas reações e nossos comportamentos. Muitas áreas do cérebro se desenvolvem em ritmo diferente e em diversos estágios da vida. Por essa razão, o adulto resolve problemas de forma diferente e mais rápida do que a criança, o idoso pode ter dificuldade com habilidades motoras como caminhar e se orientar no escuro, e o adolescente pode ser um astro do atletismo, com visão perfeita.

A maioria das pessoas, ao pensar no cérebro, provavelmente pensa nas características dele que fazem com que nós sejamos nós. Refletimos sobre a mente, a parte que inclui a nossa consciência e que se reflete naquela voz interior essencial ou, como diriam alguns, naquele monólogo que escutamos o dia inteiro. É o seu *você* que manda em você o dia todo, faz perguntas importantes e inúteis, castiga-o emocionalmente de vez em quando e transforma a vida em uma série de decisões. Também sempre me espantou pensar que todo momento de ciúme, insegurança ou medo que já tivemos esteja dentro das cavernas do cérebro. De certo modo, o cérebro consegue absorver dados e criar esperança, alegria e prazer.

Foi a mente que, em primeiro lugar, me levou a estudar o cérebro. No entanto, estranhamente, ainda não sabemos direito onde a consciência fica no cérebro, nem mesmo se ela está situada inteiramente nele. Acho que esse é um ponto de fundamental importância. Esse estado de atenção em si e no ambiente – a consciência –, no qual tudo mais se baseia, continua cercado de mistério. Claro, posso lhe dizer em que lugar do cérebro ficam as redes que processam a visão, resolvem uma equação matemática, aprendem a falar um idioma, andar, amarrar o cadarço e planejar as férias. Mas não sei lhe dizer exatamente de onde vem sua autoconsciência; provavelmente ela resulte de uma confluência de fatores do cérebro inteiro – o resultado da metacognição, as atividades que envolvem várias regiões do cérebro em sua interconectividade.

Chegar ao cérebro é uma viagem muito bem orquestrada e planejada com meticulosidade. Primeiro corta-se a pele. Aliás, é a pele que contém as fibras da dor que têm de ser amortecidas para realizar cirurgias cerebrais; o crânio e o cérebro em si, esse órgão que inerva o corpo inteiro, não têm receptores sensoriais próprios. É por isso que se pode fazer uma cirurgia cerebral em um paciente acordado (e provavelmente por que Phineas Gage quase não sentiu dor). A dura-máter ("mãe dura"), camada que recobre o cérebro, também tem algumas fibras sensoriais, mas o cérebro em si, não.

Depois de entrar na cabeça de alguém (literalmente), em geral reflito por um instante sobre o fato de que agora o cérebro pode ser manipulado com demasiada facilidade. Depois de penetrar no castelo (o crânio), temos rédea livre. O cérebro flutua em um banho de líquido transparente e não tem cheiro perceptível. Quase não oferece resistência quando você o disseca, cutuca, sonda e corta. Se houver pressão demais em uma área, o paciente pode perder a função de um membro ou sentir tontura incapacitante. Um único picote pode acabar com o olfato e um corte maior pode cegar ou fazer coisa pior. Já me perguntei várias vezes por que o cérebro não é mais resistente.

Por saber como o cérebro é vulnerável em sua exposição durante a cirurgia, eu me sinto como o membro de uma equipe da SWAT sempre que opero, ou talvez como um ladrão muitíssimo bem treinado. Minha meta é entrar, pegar o que preciso – digamos, um tumor, abscesso ou aneurisma – e sair o mais depressa que puder sem ser percebido. Quero perturbar o cérebro o mínimo possível.

Talvez por estar envolto em osso sólido, o cérebro costuma ser visto como uma caixa-preta, considerando-se apenas o que entra e o que sai dele, sem levar em conta o seu funcionamento interno. Impenetrável e indecifrável. E talvez por isso o meio médico tenha recorrido simplesmente ao ditado conveniente de que "o que é bom para o coração é bom para o cérebro". No entanto, a verdade é que a frase ficou popular principalmente porque tanto o coração quanto o cérebro têm vasos sanguíneos. É claro que o cérebro é extremamente mais complexo. Além disso, o coração é uma bomba incrível, sem dúvida uma maravilha da engenharia, mas ainda assim uma bomba que hoje pode ser reproduzida em laboratório. Não existe metáfora verdadeira para o cérebro. Se você tiver morte cerebral devido a um traumatismo craniano gravíssimo, não haverá substituto. Ele é a central de comando, não só do nosso corpo como da existência. Por mais que o mapeemos, sondemos, embebamos em substâncias químicas, ainda não conhecemos com precisão o que o faz funcionar ou o que desacelera seu ritmo. Sem dúvida, isso contribuiu para nossa frustração quanto à compreensão e ao tratamento do declínio neurodegenerativo e dos processos e transtornos complexos das doenças do cérebro, do autismo ao Alzheimer.

Agora vem o lado bom: talvez nunca venhamos a conhecer todos os mistérios do cérebro humano nem consigamos controlá-lo como meus pais controlam um automóvel – e tudo bem. Talvez não devamos saber onde reside a consciência nem como nascem nossas percepções e perspectivas pessoais em termos neurais. Não, não podemos tocar o cérebro como tocamos a pele ou o nariz, mas sabemos que ele está lá, assim como o ar que respiramos e o vento que sentimos no rosto. Também sabemos que ele abriga outra maravilha desconcertante que não podemos ver, tocar nem sentir, mas associamos imediatamente ao cérebro: a memória, o processo de recordar – e que é muito mais do que isso, como você está prestes a aprender. É o que nos torna unicamente humanos e o primeiro pilar para ter um cérebro afiado, resiliente e ágil.

Fatos cerebrais

- Um cérebro humano típico representa 2% a 2,5% do peso total do corpo, mas consome 20% da energia e do oxigênio absorvidos pelo organismo.
- Seu cérebro é composto por mais ou menos 73% de água (assim como o coração), por isso bastam 2% de desidratação para afetar a atenção, a memória e outras habilidades cognitivas; tomar alguns mililitros de água pode reverter isso.
- Seu cérebro pesa cerca de 1,5 quilo. Sessenta por cento de seu peso seco correspondem a gordura, o que faz dele o órgão mais gordo do corpo.

- As células cerebrais não são todas iguais. Há muitos tipos de neurônio no cérebro e cada um tem uma função importante.
- O cérebro é o último órgão a amadurecer. Como qualquer pai ou mãe pode atestar, o cérebro das crianças e adolescentes não está plenamente formado, por isso eles adotam comportamentos arriscados e têm mais dificuldade para regular as emoções. Só lá pelos 25 anos o cérebro humano atinge a plena maturidade.
- As informações do cérebro podem viajar mais depressa do que carros de corrida, a até 400 km/h.
- Seu cérebro gera eletricidade suficiente para alimentar uma lâmpada LED de baixa potência.
- Acredita-se que o cérebro gere dezenas de milhares de pensamentos por dia.
- A cada minuto, passam pelo cérebro 750 a 1.000 mililitros de sangue, o suficiente para encher uma garrafa de vinho (e ainda sobrar)!
- Seu cérebro consegue processar uma imagem em menos tempo do que você leva para piscar.
- O hipocampo, parte do cérebro considerada o centro da memória, foi documentado como significativamente maior em pessoas cujo trabalho tem alta demanda cognitiva, quando comparado ao de uma pessoa mediana. Os motoristas de táxi de Londres, por exemplo, fazem um grande exercício mental ao trafegar pelas 25 mil ruas da cidade. No entanto, esses centros de memória podem estar diminuindo por causa do uso do GPS.
- Seu cérebro começa a desacelerar na idade surpreendentemente jovem de 24 anos, pouco antes da maturidade máxima, mas tem picos de habilidade cognitiva em diversas idades. Não importa que idade tenha, provavelmente você ainda vá melhorar em algumas coisas. Um caso extremo é o vocabulário, que pode ter o pico até os 70 e poucos anos![4]

A ESSÊNCIA DA MEMÓRIA, DO PENSAMENTO E DO FUNCIONAMENTO MENTAL ELEVADO

Como disse Ésquilo, dramaturgo da Grécia Antiga, a memória é a mãe de toda a sabedoria. Mas também é a mãe de tudo a nosso respeito. O cheiro da comida da sua avó, o som da voz do seu filho, a imagem do rosto de seu falecido pai, a emoção das férias que você tirou vinte anos atrás: essas são as lembranças que formam a nossa experiência contínua da vida e nos dão uma noção de eu e de identidade. São as lembranças que nos fazem sentir vivos, capazes e valiosos. Devemos também a elas as habilidades de nos sentirmos bem com certas pessoas e em certos ambientes, conectarmos o passado ao presente e gerarmos um arcabouço para o futuro. Até as más lembranças podem ser úteis, pois nos ajudam a evitar determinadas situações e a embasar de modo mais preciso a nossa tomada de decisões.

A memória é a função cognitiva mais reconhecida, uma função superior do cérebro. Além da memória, a cognição inclui atenção, escrita, leitura, pensamento abstrato, tomada de decisões, solução de problemas e cumprimento de tarefas cotidianas como encontrar o caminho ao dirigir, calcular a gorjeta em restaurantes, apreciar os efeitos benéficos ou nocivos do que você come ou admirar as obras de artistas diferentes. A memória é a pedra angular de todo aprendizado, pois é onde armazenamos e processamos o conhecimento. Nossa memória tem que decidir que informações vale a pena guardar e onde elas se encaixam em relação aos conhecimentos anteriores que já armazenamos. O que guardamos na memória nos ajuda a processar novas situações.

Muita gente, contudo, confunde memória com o ato de "memorizar". Vemos a memória como um armazém onde guardamos nossos conhecimentos enquanto não os usamos, mas essa metáfora não está correta, porque a memória não é estática como um prédio. Nossa memória muda o tempo todo, à medida que absorvemos informações novas e as interpretamos. Do ponto de vista do cérebro, novas informações e experiências futuras podem mudar a memória do passado. Pense nisso em termos evolutivos: ser capaz de recordar todos os detalhes de um evento específico não é, necessariamente, uma vantagem para a sobrevivência. A função de nossa memória é nos ajudar a construir e manter uma narrativa de vida coesa que combine com quem somos, ao mesmo tempo que muda o tempo todo com novas experiências. Esse dinamismo também explica em parte por que nossa memória não é um registro preciso e objetivo do passado. Ela pode ser contaminada ou alterada com bastante facilidade, mesmo em pessoas que não têm problemas de memória. Anos atrás publiquei uma reportagem sobre o Pernalonga e o Disney World. Ela se baseava na pesquisa da professora de psicologia Elizabeth Loftus, na qual ela apresentou anúncios mostrando personagens a visitantes de um parque temático Disney. Alguns desses anúncios mostravam o Pernalonga, e muitas pessoas que os viram se convenceram de ter realmente encontrado o personagem no parque Disney e até apertado a mão dele. Às vezes descreviam uma cenoura na boca, as orelhas caídas e coisas que ele poderia ter dito, como "O que é que há, velhinho?". O problema é que o Pernalonga é um personagem da Warner Brothers e nunca apareceria em um parque Disney. Loftus demonstrou como é fácil implantar ou manipular lembranças.

Agora considere o que acontece quando você lê um texto em uma revista, em um jornal ou na internet. Enquanto digere as novas informações, você usa as que já tem guardadas na memória. As novas informações também despertam determinados valores, crenças e ideias entranhados exclusivamente seus e que ajudam a interpretar as informações, entendê-las, encaixá-las em sua visão de mundo e, depois, decidir se vai guardá-las (alterando as informações já armazenadas) ou esquecê-las. Portanto, enquanto lê o texto, sua memória realmente muda, acrescentando novas informações e encontrando um novo lugar para guardá-las. Ao mesmo tempo, você dá a si mesmo um jeito diferente de vincular as novas informações às mais antigas, agora levemente modificadas. É complicado e talvez bem diferente de como você pensava a memória. Mas é importante saber que a memória, fundamentalmente, é um processo de aprendizagem, o resultado da interpretação e da análise constantes das informações que chegam. E, toda vez que usa a memória, você a muda. Isso é importante. Quando falamos de melhorar ou preservar a memória, precisamos antes entender o que ela é e o que representa para qualquer pessoa.

Tendemos a nos preocupar com nossa capacidade de lembrar nomes ou de onde pusemos as chaves, mas deveríamos nos preocupar também com a memória necessária para ter um grande desempenho em qualquer papel nosso como profissional, pai, mãe, irmão, amigo, líder, mentor, etc. Ao falar do tipo de memória necessário para permanecermos cognitivamente intactos no decorrer da vida e evitarmos a demência, estamos falando da mesma memória que dizemos ser necessária para obter o melhor desempenho em nossas metas e responsabilidades cotidianas. A razão para descrever isso com tanto detalhe é que quanto mais claramente você entender sua memória, mais inspirado ficará para melhorá-la.

Não faz muito tempo, os neurocientistas descreviam a memória com metáforas como um arquivo que contém pastas separadas. Mas hoje sabemos que a memória não pode ser descrita em termos tão concretos. Ela é muito mais complexa e dinâmica. Também sabemos que a memória não está realmente confinada nem é gerada em um local específico do cérebro. Ela é uma colaboração ativa do cérebro inteiro, que envolve praticamente todas as suas partes quando funciona a pleno vapor. É por isso que faz sentido que as novas pesquisas a respeito da capacidade de ajustar as recordações se mostrem promissoras. Como a memória utiliza uma extensa rede distribuída e coordena essas interações com ritmos vibratórios de baixa frequência chamados ondas teta, os neurocientistas estão encontrando maneiras de estimular regiões importantes do cérebro com correntes elétricas não invasivas para sincronizar fisicamente os circuitos neurais, como o maestro de uma orquestra que afinasse a seção de cordas pela de sopros. Esse tipo de pesquisa e a possível terapia resultante estão em estágio preliminar, mas acredita-se que um dia seremos capazes de afinar a memória de uma pessoa de 70 anos em relação à memória de alguém décadas mais jovem.

Se eu lhe pedisse que recordasse o que comeu ontem no jantar, uma imagem poderia lhe vir à mente. Talvez um prato de frango assado ou um misto quente. Essa lembrança não estava parada em um beco neural à espera de ser recuperada. A imagem mental de seu jantar resultou de uma coreografia complicadíssima de processos espalhados pelo cérebro que envolveu várias redes neurais. A construção de uma lembrança é como remontar na memória diversos "instantâneos" ou impressões de um padrão reticular de células encontrado no cérebro inteiro. Em outras palavras, sua memória não é um sistema único; ela compreende uma rede de sistemas, cada um com o papel exclusivo de criar, armazenar e recordar. Quando seu cérebro processa as informações normalmente, todos esses sistemas trabalham juntos em sincronia para oferecer pensamentos coerentes. Portanto, lembranças únicas resultam de uma construção complexa.

Pense em seu animal de estimação favorito. Digamos que seja um cachorro chamado Bosco. Quando imagina o cão, seu cérebro não pega em um só lugar uma lembrança de Bosco. Ele recupera o nome do cachorro, sua aparência, seu comportamento e o som do latido. Seus sentimentos por ele também comparecem. Cada parte da memória daquilo que Bosco é vem de uma região diferente do cérebro e sua imagem abrangente de Bosco é reconstruída de forma ativa a partir de muitas áreas.

Os cientistas que estudam o cérebro só estão começando a entender como as partes se reúnem em um todo coerente. Pense assim: quando você traz à tona uma lembrança, é como montar um quebra-cabeça gigante a partir de apenas algumas pecinhas. Conforme se juntam, se ligam e definem uma imagem, as peças começam a contar uma história, transmitir um quadro ou dividir conhecimento. O quebra-cabeça fica maior e mais grandioso, mostrando cada vez mais seu significado. Quando puser a última peça, você reuniu as informações para obter uma "lembrança" plena. Dada essa analogia, podemos ver que, para a memória funcionar direito, as peças certas do quebra-cabeça têm de estar presentes e unidas da forma adequada, o que equivale a integrar as informações de todas essas partes diferentes do cérebro em algo que faça sentido. Se faltarem peças ou se elas não se unirem como deveriam, a lembrança não será perfeita. Haverá lacunas, buracos e um resultado indefinido.

A música é um exemplo ilustrativo. Se quiser cantar uma música, primeiro é preciso recuperar a letra e ser capaz de dizê-la. Em geral, isso envolve o lado esquerdo do cérebro, especificamente o lobo temporal. Cantar essas palavras exige mais do que apenas dizê-las: você tem que envolver os lobos parietal e temporal direitos, que lidam com a memória não verbal, como notas e tons. Toda essa informação tem de ir de lá para cá entre os lados direito e esquerdo do cérebro para sincronizar e integrar os dados. Se quiser acrescentar ritmo ou compasso à música, em geral isso vem da parte de trás do cérebro, o chamado *cerebelo*. Você já entendeu. Observar numa máquina de ressonância magnética funcional (RMF) o cérebro de alguém que esteja cantando é como assistir a um espetáculo de fogos de artifício em uma noite de céu limpo. Surpreendentemente, conhecemos pessoas com demência avançada que ainda conseguem cantar sem dificuldade músicas de sua infância. De alguma forma, lugares disparatados do cérebro ainda conseguem se coordenar e trabalhar juntos, mesmo que partes isoladas do sistema de memória estejam começando a falhar.

O mesmo processo elaborado ocorre quando você realiza o que parece uma ação única, como dirigir um carro. Sua memória de como controlar o veículo vem de um conjunto de neurônios; a lembrança de como se orientar nas ruas para chegar ao destino vem de outro conjunto; a memória das regras de trânsito e das placas de rua se origina de outra família de neurônios; e seus pensamentos e sentimentos sobre a experiência em si de dirigir, inclusive os quase acidentes com outros carros, vêm de outro grupo de células. Você não tem consciência de todos esses jogos mentais e disparos neurais cognitivos separados, mas eles trabalham juntos em linda harmonia para sintetizar a sua experiência geral. Na verdade, nem sequer sabemos a diferença real entre como nos lembramos e como pensamos. Mas sabemos que os dois estão intensamente entrelaçados. É por isso que melhorar de fato a memória nunca será um uso simples de truques ou macetes, embora eles possam ser úteis para fortalecer determinados componentes. Em suma: para melhorar e preservar a memória no nível cognitivo, é preciso trabalhar com todas as funções do cérebro.

Os cientistas ainda não identificaram a fisiologia exata por trás de como o cérebro pensa, organiza a memória e recorda informações, mas têm conhecimento operacional suficiente para confirmar alguns fatos confiáveis sobre essa façanha espantosa.

É útil considerar a construção da memória em três fases: codificação, armazenamento e recuperação.

Construir a memória (codificação)

A criação da memória começa com a codificação, que se inicia com a percepção de uma experiência por meio dos sentidos. Pense na lembrança de conhecer alguém por quem você se apaixonou, com quem talvez até tenha se casado. Naquele primeiro encontro, seus olhos, ouvidos e nariz perceberam as características físicas da pessoa, os sons de sua voz e o cheiro de sua pele. Talvez você também tenha tocado a pessoa. Todas essas sensações separadas viajaram até o hipocampo, a área do cérebro que integra em uma única experiência essas percepções ou impressões na hora em que acontecem – nesse caso, a experiência do indivíduo.

Embora a função da memória seja facilitada em áreas do cérebro todo, o hipocampo é o centro da memória. (Estudos mostram que, quando o hipocampo se encolhe, o mesmo acontece com a memória; pesquisas também revelam que a razão mais alta entre cintura e quadril – ou seja, aqueles quilinhos a mais – equivale a um hipocampo menor. Mais sobre isso adiante.) Com a ajuda do córtex frontal, o hipocampo assume o comando, analisa esses vários dados sensoriais e avalia se merecem ser lembrados. Agora é importante entender como a memória e o aprendizado ocorrem em nível bioquímico, o que vai ajudá-lo a perceber por que as estratégias aqui sugeridas darão certo. Toda a análise e a filtragem de sua percepção ocorrem usando a linguagem cerebral composta por eletricidade e mensagens químicas. Como você já sabe, os neurônios se conectam entre si por terminais chamados sinapses. Nelas, os pulsos elétricos que carregam mensagens saltam por espaços pequeníssimos ou "lacunas" entre as células, provocando a liberação de mensageiros químicos chamados neurotransmissores. Exemplos de neurotransmissores comuns são a dopamina, a norepinefrina e a epinefrina. Quando se deslocam por essas lacunas entre as células, eles se prendem a células vizinhas. Um cérebro tem normalmente trilhões de sinapses. Os segmentos das células cerebrais que recebem esses impulsos elétricos se chamam *dendritos*, que significa literalmente "parecidos com árvores", por serem extensões de ramos curtos de um neurônio que se estendem até os neurônios vizinhos.

A conexão entre as células do cérebro tem natureza incrivelmente dinâmica. Em outras palavras, não é fixa como um cabo elétrico. Ela muda e cresce (ou encolhe) continuamente. As células cerebrais trabalham juntas em rede e se organizam em grupos especializados para participar de diversos tipos de processamento de informações. Quando um neurônio manda sinais a outro, a sinapse entre eles se fortalece. Quanto mais um sinal específico é enviado entre eles, mais forte fica a conexão. É por isso que "a prática traz a perfeição". Toda vez que você experimenta algo novo, seu cérebro se reconfigura de leve para acomodar essa nova experiência. As novas experiências e o novo aprendizado causam a formação de novos dendritos, enquanto o comportamento e o aprendizado repetidos fazem os dendritos existentes se arraigarem mais. Ambas as coisas são importantes, é claro. A criação de novos dendritos, mesmo que fracos, se chama *plasticidade*. É essa plasticidade que ajuda o cérebro a se reconfigurar caso sofra uma lesão. Ela também é o ingrediente principal da resiliência, fundamental para construir um cérebro melhor (ver o capítulo 3). Assim, enquanto você se orienta pelo mundo e aprende coisas novas, ocorrem mudanças nas sinapses e nos dendritos – mais conexões são geradas, enquanto outras se enfraquecem. O cérebro se organiza e se reorganiza perpetuamente em resposta a suas experiências, à sua educação, aos desafios que enfrenta e às memórias que cria.

Essas mudanças neurais se reforçam com o uso. Quando você absorve novas informações e treina novas habilidades, o cérebro constrói circuitos intricados de conhecimento e memória (por isso é comum ouvirmos a frase "o que está conectado dispara junto"). Se você tocar várias vezes a *Sonata ao luar* de Beethoven ao piano, o disparo repetido de determinadas células do cérebro em uma dada ordem torna mais fácil reproduzir esses disparos depois. O resultado é que você fica mais capaz de tocar a peça sem esforço. Pode tocá-la sem sequer pensar nela nota a nota, compasso a compasso. Estude-a repetidamente por tempo suficiente e será capaz de tocá-la "de cor" sem erros. Mas, se parar de estudar durante várias semanas e tentar tocar a peça de novo, talvez não consiga com tanta perfeição quanto antes. Seu cérebro já começou a "esquecer" o que você sabia tão bem. Os dendritos que estavam tão bem definidos começam a murchar com certa rapidez. Por sorte, não é difícil ler as notas mesmo anos depois e reconstruir essas conexões neurais.

No entanto, há uma ressalva a toda essa formação de memórias. É preciso prestar atenção para codificar adequadamente uma lembrança. Precisa ler isso de novo? Em poucas palavras, é preciso ter consciência do que você está vivenciando. Como não se pode prestar atenção em tudo que se encontra, muitos estímulos possíveis são automaticamente filtrados e eliminados. Na realidade, só estímulos selecionados chegam à sua atenção consciente. Se seu cérebro recordasse cada coisinha que nota, seu sistema de memória ficaria tão sobrecarregado que você acharia difíceis as mais básicas das funções. O que os cientistas ainda não sabem é se os estímulos são filtrados depois que o cérebro processa sua importância ou durante o estágio de entrada de dados sensoriais. No entanto, o modo como você presta atenção nos dados que chegam pode ser o fator mais importante para determinar quanta informação retém.

Devo ressaltar que o esquecimento tem valor importante. Como mencionei, se você se lembrasse de tudo que entra no seu cérebro, ele não trabalharia direito e sua capacidade de pensar e imaginar criativamente diminuiria. A vida cotidiana seria difícil; claro, você conseguiria recordar listas longas e citar elegias poéticas de amor, mas teria dificuldade de entender conceitos abstratos e até de reconhecer rostos. Há um grupo de neurônios encarregado de ajudar o cérebro a esquecer. Eles ficam mais ativos à noite, durante o sono, quando o cérebro se reorganiza e se prepara para mais um dia de entrada de informações.

Os cientistas descobriram esses neurônios "esquecedores" em 2019 e eles nos ajudam a entender mais claramente a importância do sono – e o mérito de esquecer. É um belo paradoxo: para lembrar, temos que esquecer até certo grau.

Memória de curto e longo prazos (armazenamento)

Sabe-se que nossa memória trabalha em dois níveis: um de curto prazo e outro de longo prazo. Mas, antes mesmo que uma experiência faça parte de sua memória de curto prazo, que inclui aquilo em que você se concentra no momento – o que prende sua atenção –, há um estágio sensorial que dura uma fração de segundo. Nesse estágio inicial, sua percepção de uma experiência se inscreve no cérebro quando você registra as informações que chegam – o que você vê, sente e ouve. A memória sensorial permite que essa percepção permaneça depois que o estímulo termina, embora apenas momentaneamente. Então a sensação vai para a memória de curto prazo.

A maioria das pessoas só consegue manter cerca de sete informações na memória de curto prazo em um determinando momento, como uma lista de sete coisas para comprar ou os sete algarismos de um telefone. Você pode aumentar um pouco essa capacidade com vários truques ou estratégias de memória. Por exemplo, um número de dez algarismos como 6224751288 pode ser comprido demais para gravar de uma vez. Mas, decomposto em blocos ordenados, como em um telefone hifenado – 622-475-1288 –, fica mais fácil armazená-lo na memória de curto prazo e você será capaz de recordar (seu CPF tem pontos dividindo os números e, portanto, é mais fácil de lembrar). Repetir o número para si também ajuda a inserir a informação na memória de curto prazo. Para absorver as informações de modo a guardá-las e recordá-las, é preciso transferi-las da memória de curto prazo para a de longo prazo. A memória de curto prazo está intimamente ligada à função do hipocampo, enquanto a de longo prazo está intimamente ligada à função da camada externa do cérebro, o córtex (veja a imagem a seguir).

Memória de curto prazo: Hipocampo
Memória de longo prazo: Córtex

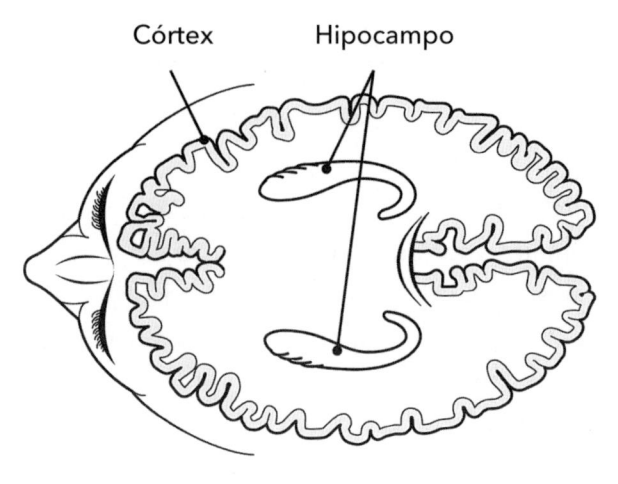

Córtex   Hipocampo

Áreas do cérebro: memórias de curto e longo prazos

A memória de longo prazo inclui todas as informações que você realmente sabe e consegue recordar. De várias formas, ela passa a ser uma parte sua. É com ela que você se lembra dos eventos da semana passada, do ano passado e da sua infância. Assim que a informação passa a fazer parte da memória de longo prazo, você tem acesso a ela durante muito tempo. Ao contrário da memória sensorial e da de curto prazo, que são limitadas e decaem depressa, a memória de longo prazo nos permite armazenar indefinidamente uma quantidade ilimitada de informações. No entanto, algumas coisas conseguem interromper o processo de transferir a memória do curto prazo para a de longo prazo. O álcool, por exemplo, cria um erro no processo. Nos bêbados, a codificação da memória de longo prazo em geral não é muito boa ou não ocorre. E é por isso que, dias depois, alguém pode ter dificuldade para lembrar algo que estava tão vivo antes, ainda na memória de curto prazo. Nesses casos, a pessoa não consegue buscar a lembrança no escaninho do longo prazo porque ela nunca chegou lá. A falta de sono também desorganiza o movimento das lembranças do curto prazo para o longo prazo. No sono, o organismo consolida e transfere a memória de curto prazo para a de longo prazo, aquela que permanecerá durante boa parte da vida.

Recuperação

É claro que nada disso funciona sem recuperação. Quando recorda uma lembrança, primeiro você busca a informação em nível inconsciente e a larga de propósito na mente consciente. A maioria das pessoas se vê como tendo memória "boa" ou "ruim", mas a verdade é que cada um de nós é capaz de lembrar bem algumas coisas e não tão bem outras. Se você tem dificuldade de recordar, digamos, o nome das pessoas e não sofre de nenhuma doença física ou de demência, em geral não se trata de uma falha do sistema de memória como um todo. Talvez seja falta de atenção no momento em que você é apresentado e ouve o nome da pessoa pela primeira vez. Outra possibilidade é a de que você tenha um sistema de recuperação ineficiente. Nesses casos, as pessoas geralmente sentem que o nome está "na ponta da língua". Às vezes isso pode ser facilmente corrigido treinando a memória desse ponto fraco específico, a codificação ou a recuperação. Muitos campeões de memória começaram acreditando que tinham memória ruim até que dedicaram tempo a treinar técnicas voltadas a componentes muito específicos da memória.

    No entanto, em algumas pessoas os problemas de memória tendem a aumentar com a idade. A velocidade e a precisão da memória começam naturalmente a se reduzir aos 20 anos, principalmente a memória de trabalho, que guarda informações na mente de forma temporária para conseguirmos viver o dia e tomar boas decisões. Mas, como reitero ao longo de todo este livro, os problemas de memória não são inevitáveis com a idade. Há coisas que podemos fazer para manter, melhorar e afiar a capacidade de lembrar, reter e recuperar informações enquanto vivermos. Agora vamos nos dedicar à terminologia de que você precisará para avançar. Como é definido o declínio cognitivo? O que é considerado normal e anormal? É reversível?

CAPÍTULO 2

O declínio cognitivo redefinido

É melhor começar misturando pasta de dente com
xampu. Você terá uma cárie no cérebro.

ARCHIE BUNKER

(*Tudo em família*, 1971)

Quando minha amiga Sarah me descreveu a experiência de décadas de sua mãe com o declínio cognitivo, que se acelerou depois que ela se aposentou aos 62 anos, pensei em meu avô. Lembrei imediatamente como pode ser sofrido observar alguém murchar mental e emocionalmente. Para muitos, o caminho ladeira abaixo é lento e constante, como uma doença prolongada, enquanto para outros é rápido e violento, como um acidente traumático.

As primeiras perguntas que costumam entrar na mente de um membro da família quando um ente querido parece ter dificuldade de cognição são as seguintes: *Quando começou? O que causou? O que posso fazer para ajudar?* Foi o que Sarah se perguntou quando notou que algo não estava bem no cérebro da mãe. A melhor descrição que Sarah conseguiu fazer da memória de curto prazo da mãe foi a de que parecia ter um "defeito grave". É interessante como detalhamos a maioria das enfermidades médicas com palavras como *doloroso, obstrução, tumor* ou *inflamação*, mas, na demência, recorremos a explicações mecânicas, como Sarah fez. Um dos primeiros sintomas da mãe de Sarah foi errar com frequência o nome do neto, chamando-o de Conner em vez de Colin. Com o tempo, ela parou de socializar e de se envolver nas atividades cotidianas normais, como cozinhar, arrumar a casa e cuidar da higiene pessoal. Embora tivesse um histórico de depressão leve, a ansiedade e a instabilidade do humor atingiram picos nunca vistos, com cada vez menos filtro – ela fazia comentários rudes, inadequados, que magoavam, e às vezes usava linguagem chula e ríspida. Depois de se aposentar, ela, por opção, ficou principalmente dentro de casa, distanciando-se dos amigos. Com mais frequência, preferia sentar-se diante da televisão em vez de ler livros, fazer longas caminhadas ou ir à praia, como apreciara fazer por toda a vida. O pai de Sarah, que ainda trabalhava em horário integral, teve que assumir todo o trabalho doméstico e as contas. Quando contei a história de Sarah e de sua mãe aos especialistas que entrevistei, todos disseram que era um padrão de sintomas conhecido. Em geral, a progressão é muito parecida, começando com pequenos lapsos e transicionando para um isolamento cada vez maior.

Quando a mãe de Sarah começou a se perder ao dirigir ou a abandonar rotineiramente o carro no estacionamento por não conseguir encontrá-lo depois das compras (ou por achar que tivesse ido a pé), lhe tiraram as chaves. Seu humor também mudou. A mãe sempre foi um pouco depressiva, o que fez Sarah pensar se uma vida inteira de depressão não tratada teria contribuído para a deterioração mental da mãe. Ou teria sido o hábito de tomar uma taça de vinho por dia? Ou a falta de exercício regular? Teriam sido as deficiências nutricionais de um transtorno alimentar que começou na juventude e, na verdade, nunca acabou, nem com tratamento? Até que ponto não ter atividades sociais, hobbies e um trabalho desafiador contribuiu para a aceleração da doença? Essas são perguntas que milhões de famílias fazem, e, em geral, as respostas satisfatórias são poucas.

A história de Sarah lança luz sobre o fato de que, com frequência, não sabemos e não podemos saber o que provoca o declínio cognitivo nem o que o faz se acelerar. Provavelmente há múltiplas forças em jogo, assim como não há um único culpado. Muitas teorias existem, mas ainda não temos respostas definitivas. No entanto, está ficando evidente que o declínio começa anos, talvez décadas, antes do surgimento de algum sintoma. Este é um conceito fundamental: uma pessoa de 30 anos pode estar no caminho da doença de Alzheimer sem saber. Em geral, as pessoas só pensam na demência ou se preocupam com ela quando fazem 50 anos, por isso é importantíssimo que as gerações mais jovens deem atenção a essa mensagem e comecem a pensar em hábitos que possam ajudá-las a prevenir o declínio.

Embora tenhamos feito muito progresso na medicina, mais de um século depois da primeira descrição da doença de Alzheimer pelo psiquiatra e neuropatologista alemão cujo sobrenome está para sempre ligado ao problema, os pesquisadores ainda não conseguem identificar a causa ou as causas exatas. Trata-se de um lembrete de que nós, humanos, somos organismos extremamente complexos. Isso também significa que o que causa declínio cognitivo grave na pessoa A não o causará na pessoa B, C, D, etc. Provavelmente a mãe de Sarah e meu avô receberam diagnóstico de doença de Alzheimer por razões muito diferentes. É como o câncer: o que causa câncer de mama ou cólon em um indivíduo nem sempre será a origem da mesma doença em outras pessoas. Há uma miríade de caminhos para qualquer tipo específico de câncer e o mesmo acontece com a demência. Apesar disso, quando damos uma olhada mais profunda nos dados, percebemos que ainda há noções e estratégias excelentes para reduzir o risco de demência.

Para entender mais claramente essas estratégias, vale examinar mais uma vez as teorias atuais sobre o que acontece no cérebro de alguém com Alzheimer. Como muitos de vocês provavelmente já leram, a hipótese da proteína beta-amiloide tem encabeçado a investida nas últimas décadas. As placas amiloides são depósitos de fragmentos da proteína viscosa beta-amiloide que se acumulam no cérebro e destroem aquelas sinapses essenciais que permitem a comunicação entre os neurônios. O problema é que, em geral, o tratamento baseado nessa hipótese, inclusive medicamentos para eliminar as placas, fracassou em estudos clínicos. Em 2015, quando a Merck encerrou o estudo de um medicamento antes promissor para a doença de Alzheimer, o neurologista David Knopman, da Clínica

Mayo, disse ao canal Bloomberg que "remover a beta-amiloide depois que as pessoas estão com demência estabelecida é como fechar a porta do estábulo depois que as vacas já saíram".[1]

Acontece que o avanço da doença é muito mais complexo do que a identificação de um único culpado. Os pesquisadores também investigaram se o declínio cognitivo é simplesmente uma aceleração do envelhecimento normal ou uma doença degenerativa de vias cerebrais específicas. Com esse fim, uma pesquisa recente se concentrou em possíveis gatilhos: infecções, lesões, deficiência nutricional, disfunção metabólica prolongada, exposição a substâncias químicas nocivas – tudo que possa estimular respostas imunes e reações inflamatórias que prejudiquem o cérebro. Isso nos leva à inflamação, uma palavra-chave que você lerá várias e várias vezes. Como logo aprenderá, a inflamação é uma linha comum em todas as teorias sobre o declínio do cérebro, sem mencionar outros tipos de doença. Assim que entender esse conceito, várias estratégias para baixar seu risco farão mais sentido.

Vou desacelerar um momento e dar uma volta rápida pelas causas mais comuns e possíveis de declínio cognitivo além do envelhecimento normal ou mesmo acelerado. Ao ler essa lista, você verá até que ponto os fatores genéticos, ambientais e de estilo de vida contribuem para o problema.

OITO MANEIRAS (POTENCIAIS) DE O CÉREBRO COMEÇAR A FALHAR

Muitos fatores delineados nesta seção podem ser parte do problema, alguns mais influentes do que outros, dependendo dos fatores de risco individuais.

A hipótese da cascata amiloide

Quando descreveu pela primeira vez "uma doença peculiar" em uma mulher de 51 anos que tinha profunda perda de memória, comportamento bizarro e mudanças psicológicas inexplicáveis, o Dr. Aloysius Alzheimer entraria na história como documentador original da doença assustadora que hoje leva seu nome. Na autópsia do cérebro da paciente ele identificou encolhimento drástico e depósitos anormais, dentro e em torno dos neurônios, das "placas senis" – como escreveu em seu relatório de 1907 –, que mais tarde se reconheceria que continham beta-amiloide. Hoje, mais de cem anos depois, essas placas amiloides, juntamente com os emaranhados neurofibrilares, continuam a ser a marca registrada da doença de Alzheimer. Imagine o seguinte: na doença de Alzheimer, as placas amiloides se acumulam *entre* os neurônios, e os emaranhados, formados principalmente de proteína tau, são fibras insolúveis retorcidas encontradas *dentro* dos neurônios. (A beta-amiloide foi descoberta em 1984, e a tau, identificada dois anos depois. A proteína tau é um componente microscópico dos neurônios, essencial para sua estabilidade e sobrevivência; falaremos mais sobre ela em breve.)

Eis a parte complicada: precisamos de beta-amiloide e tau no cérebro. As versões salutares dessas proteínas fazem parte da biologia saudável do cérebro: ajudam a fornecer alimento às células e asseguram que substâncias químicas importantes se movam livremente entre elas. É quando a beta-amiloide e a tau são danificadas e se enovelam de forma defeituosa em aglomerações viscosas que surgem os problemas. As fibrilas de amiloide se desencaminham quando se transformam em estruturas como cordas à prova d'água que contêm proteínas travadas como os dentes de um zíper. Esses zíperes moleculares apertados ficam selados e difíceis de desfazer e se grudam até formar placas perigosas. De acordo com a hipótese da cascata amiloide, é o acúmulo de placas em torno das células do cérebro que provoca a doença de Alzheimer, embora os cientistas não saibam como nem por que isso ocorre. Os medicamentos para reduzir a beta-amiloide no cérebro humano não tiveram o sucesso esperado. Uma série de fracassos clínicos baseados nessa hipótese pôs em xeque a ideia de que a beta-amiloide seria a solução de todo o mistério. Algumas pessoas cujo cérebro está cheio de placas não mostram sinal de declínio cognitivo. Em geral, só na autópsia se descobre essas placas no cérebro desses pacientes, e mesmo assim eles morreram cognitivamente intactos. Embora isso possa se dever à chamada reserva cognitiva, tema que examinarei em detalhe, na verdade não sabemos se as placas são a causa ou um efeito da doença de Alzheimer.

No mundo do Alzheimer, um "unicórnio" acontece quando a autópsia do cérebro de alguém com demência só mostra danos de placas e emaranhados. A questão é que raramente o cérebro doente só apresenta uma forma de dano: muitas mudanças do cérebro envelhecido podem provocar o diagnóstico de doença de Alzheimer. A complexidade da doença forçou os cientistas a repensar toda a abordagem e procurar a cura. Provavelmente a solução não será universal. É possível que as pessoas tenham uma mistura de diversas demências, para as quais precisam de uma combinação de vários tratamentos.

A genética também pode ser um fator. Algumas anormalidades genéticas, como mutações dos genes que codificam a proteína amiloide – ou seja, o gene da proteína precursora de amiloide (APP, na sigla em inglês) e os genes da presenilina 1 e da presenilina 2 –, podem aumentar a produção de beta-amiloide e explicar o Alzheimer precoce que afeta muitos membros das famílias que carregam essas mutações. Em um grupo específico de casos observados na América do Sul, por exemplo, muitos membros de uma mesma família apresentaram deficiência cognitiva por volta dos 47 anos, progredindo para a demência aos 51, com morte em torno dos 60 anos. Os cientistas vêm estudando os clãs de mutação por todo o mundo, em locais onde a doença é muito frequente em famílias; às vezes, dentro desses clãs, há indivíduos com perfil genético para desenvolver Alzheimer precoce, mas que, de algum modo, são protegidos desse destino graças a outras mutações raras. O cérebro desses sortudos mostra as características neurológicas da doença, mas não há sintomas externos de declínio cognitivo.

A esperança é de que, entendendo o histórico natural da doença com fortes raízes genéticas, os cientistas consigam desenvolver novas terapias medicamentosas ou genéticas, inclusive para os que não têm as mutações que causam Alzheimer mas ainda assim desenvolvem demência. Esses genes relacionados à amiloide e a seus produtos são complicadíssimos, com muitas funções além dos neurônios do cérebro; podem ser difíceis de estudar, mas quanto mais aprendemos sobre o modo como funcionam e causam (ou não) doença, mais depressa podemos chegar à solução. Provavelmente você ouviu falar dos genes ApoE ligados ao Alzheimer; esse é um dos muitos conjuntos de genes que podem estar associados ao aumento (ou à redução) do risco de Alzheimer tardio (depois dos 65 anos). Entrarei em detalhes sobre esses genes em outro capítulo.

Embora o Alzheimer precoce tenha mais probabilidade de ser influenciado pela genética, os genes também podem ter algum papel em casos tardios. O que torna o organismo especialmente vulnerável quando envelhecemos é que o sistema de reparo que conserta as mutações do DNA fica menos eficiente. Por exemplo, o "zíper" de amiloide molecular seco que descrevi pode começar com um único vinco na cadeia de aminoácidos. Quando envelhecemos, esses vincos se acumulam, porque as enzimas de reparo não conseguem mais dar conta deles. Isso é semelhante ao que acontece no câncer: os reparos do DNA diminuem quando envelhecemos e nos tornam mais suscetíveis ao câncer quando as mutações genéticas aumentam e provocam tumores cancerosos. Os cientistas tentam entender esses zíperes para destravar a cascata que resulta na doença de Alzheimer. Uma equipe internacional, comandada pelo professor David Eisenberg, da UCLA, espera que esse tipo de hipótese acabe levando a novas terapias.

Célula normal do cérebro com tau saudável dentro e beta-amiloide fora

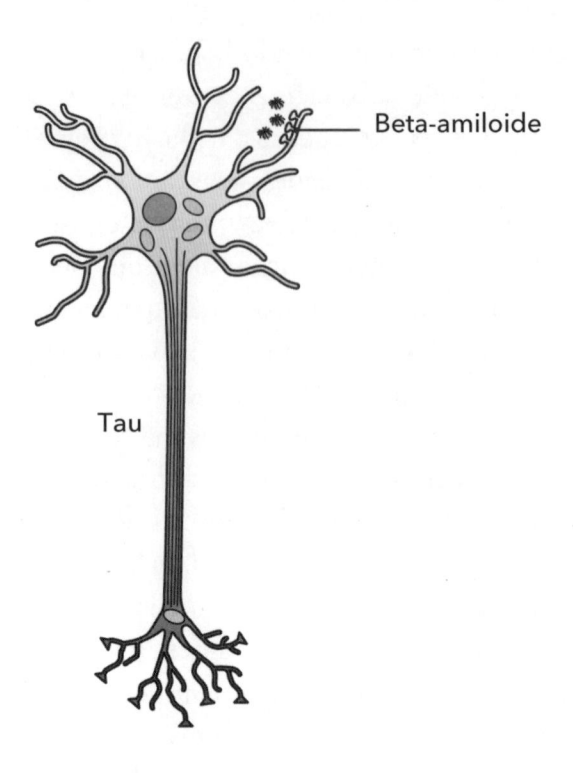

Beta-amiloide

Tau

Célula do cérebro adoecida com tau emaranhado dentro e placas amiloides fora

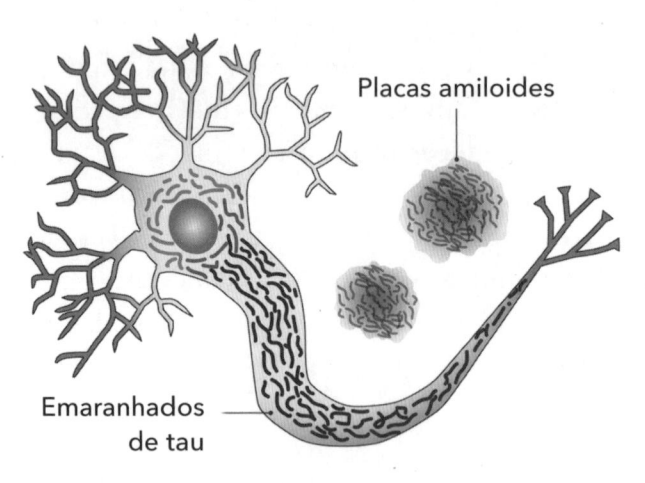

Placas amiloides

Emaranhados de tau

Tau e emaranhados

Os emaranhados neurofibrilares (ENF) refletem um problema da proteína tau. Às vezes as proteínas tau são comparadas aos trilhos de uma ferrovia dentro das células cerebrais (ao contrário das placas amiloides, que se acumulam fora delas – ver a imagem da p. 64). Elas são responsáveis por estabilizar os neurônios e ajudar várias áreas do cérebro a se comunicar. Mas, quando sofrem mudanças químicas, não ajudam mais a manter os neurônios unidos. Ficam danificadas e cheias de nós, tornando-se uma desvantagem em vez de um benefício. A aglomeração e a disseminação de moléculas de proteína tau quimicamente alteradas seguem padrões diferentes das placas amiloides, e alguns pesquisadores continuam a procurar uma teoria que inclua os problemas com a proteína tau, não só com a beta-amiloide. Artigos recentes chegaram a se referir à teoria do "gatilho e da bala" – a amiloide seria o gatilho; a tau, a bala.[2]

As proteínas tau também estão envolvidas na encefalopatia traumática crônica (ETC), doença cerebral degenerativa ligada a golpes repetidos na cabeça e associada a problemas comportamentais, depressão, perda de memória e demência. A ETC é especialmente comum em atletas profissionais que praticam esportes de alto contato, como boxe, luta romana, futebol e futebol americano. Em 2019, Brandi Chastain e Michelle Akers, ex-estrelas do futebol feminino e campeãs da Copa do Mundo, lançaram um estudo sobre ex-jogadoras de futebol. Elas queriam saber se seus "lapsos de memória" seriam sinais de algo que está por vir. Ambas cabecearam muitas bolas nos jogos e também sofreram cabeçadas ou bateram com a cabeça no chão. O estudo, liderado pelo professor de neurologia Robert Stern, da Escola de Medicina da Universidade de Boston, examinará os possíveis efeitos cognitivos de todas essas cabeçadas e colisões.[3] Um dos primeiros momentos inovadores da pesquisa da tau veio em novembro de 2013, quando uma equipe médica ligada à UCLA diagnosticou Tony Dorsett, ex-*running back* do hall da fama profissional do time de futebol americano dos Dallas Cowboys, com sintomas de ETC. Os exames no seu cérebro mostraram concentração anormalmente alta de tau. Foi um dos primeiros casos em que uma pessoa viva foi diagnosticada com ETC degenerativa.

Cada vez mais os príons fazem parte da narrativa em torno de placas e emaranhados. Os príons são outro tipo de proteína encontrada no cérebro que pode levar outras proteínas (como a beta-amiloide e a tau) a se dobrarem de forma anormal. Algumas doenças são atribuídas aos príons, associados a infecções e universalmente fatais. A forma mais comum de doença causada por príons em seres humanos é a de Creutzfeldt-Jakob (também chamada de "doença da vaca louca"), causada por carnes infectadas. Alguns pesquisadores estão examinando se formas de beta-amiloide e tau semelhantes a príons se espalham pelo cérebro, forçando as proteínas normais a se dobrarem e se enovelarem do jeito errado, preparando o terreno para a doença de Alzheimer.

Fluxo sanguíneo

Sabe-se que as placas e, às vezes, os emaranhados ocorrem com mais frequência e gravidade em pessoas com doença vascular avançada, que é uma classe de doenças que afetam os vasos sanguíneos (artérias e veias). Isso indica que as anormalidades do fluxo sanguíneo no cérebro podem ser importantes no desenvolvimento da doença de Alzheimer. A redução do fluxo sanguíneo no cérebro, chamada de hipoperfusão, foi considerada há bastante tempo uma precursora do acúmulo de placas e emaranhados. É provável que as mudanças do fluxo sanguíneo no cérebro criem uma crise entre os neurônios e suas células de apoio, as glias, causando a degeneração destas últimas e a deficiência cognitiva subsequente. Lembre-se de que o cérebro é um órgão altamente vascularizado; ele exige que o sistema circulatório forneça continuamente oxigênio e nutrientes. Qualquer fator que afete o sistema de fluxo sanguíneo no cérebro, do hábito de fumar ao nível elevado de colesterol, tem impacto significativo sobre a função cerebral e o risco de declínio.

Além disso, a hipótese vascular da doença de Alzheimer pode explicar por que as pessoas com histórico de hipertensão arterial ou acidente vascular cerebral (AVC) são mais vulneráveis ao desenvolvimento da doença. A hipertensão arterial pode provocar danos microscópicos nas artérias que vão para o cérebro, o que reduz ainda mais o fluxo sanguíneo e a oxigenação. As células do cérebro precisam de energia sob a forma de glicose e oxigênio. Quando essa energia do cérebro ativo é comprometida pela falta de fluxo sanguíneo adequado, surgem problemas. Pesquisas recentes também mostram que o fluxo sanguíneo no cérebro se reduz quando a barreira hematoencefálica, uma barreira semipermeável nos capilares cerebrais, se decompõe.[4] Por ser muito precioso, o cérebro não é protegido apenas pelo crânio e pelo líquido cefalorraquidiano no qual é banhado; a barreira hematoencefálica também isola efetivamente o cérebro do suprimento de sangue do corpo. Em bom funcionamento, essa barreira deixa oxigênio, glicose e outras substâncias necessárias passarem, mas impede que moléculas maiores, às vezes tóxicas, entrem no cérebro. No entanto, podem se formar lacunas na barreira que permitem a entrada e o acúmulo de moléculas prejudiciais. O resultado é um inchaço gradual do cérebro, que aumenta a pressão intracraniana e inibe o fluxo sanguíneo. Mais uma vez, com menos sangue oxigenado chegando ao cérebro, a crise dos neurônios e da glia se intensifica. Por sua vez, isso causa mais inchaço, lesões e formação de placas de beta-amiloide e emaranhados de tau. Estudos recentes mostraram que o hipocampo é muito vulnerável a essa situação de "vazamento da barreira hematoencefálica" e que, quando ele perde a barreira protetora, substâncias tóxicas dos vasos sanguíneos conseguem penetrar nos neurônios e agravar a perda de memória e a deficiência cognitiva do indivíduo.[5]

Transtornos metabólicos

Outro grande fator de risco de demência é a ampla categoria dos transtornos metabólicos. Estima-se que quase 35% de todos os adultos americanos e 50% dos que têm 60 anos ou mais apresentem a chamada síndrome metabólica, uma combinação de doenças que você não vai querer ter, como obesidade, hipertensão arterial, resistência à insulina, diabetes tipo 2 e um mau perfil lipídico (excesso de colesterol ruim, insuficiência de colesterol bom).[6] Desde 2005 os pesquisadores vêm encontrando correlação entre diabetes e o risco de doença de Alzheimer, principalmente quando o diabetes não é controlado e a pessoa tem glicemia alta e crônica.[7] Alguns cientistas chegam até a chamar a doença de Alzheimer de "diabetes tipo 3", porque ela geralmente envolve uma relação prejudicada com a insulina, hormônio metabólico envolvido em casos de diabetes tipos 1 e 2. A insulina é o hormônio necessário para entregar o açúcar (glicose) às células para ser usado. Sem insulina, as células não conseguem absorver a glicose de que precisam para produzir energia e prosperar. Em casos de diabetes tipo 1, que é uma doença autoimune, a pessoa não consegue produzir insulina porque o corpo matou as células especializadas do pâncreas que executam essa função. Por isso, quem tem diabetes tipo 1 precisa injetar insulina no organismo para compensar a falta de capacidade de produzir a substância por conta própria. O diabetes tipo 2 é uma doença caracterizada pelo nível elevado e crônico de açúcar no sangue, que causa picos drásticos de insulina, tão altos que as células ficam insensíveis ao hormônio. Pense nisso como estar em uma sala onde o volume da música está tão alto que você tem necessidade de tapar os ouvidos. Em essência, é o que as células fazem diante do excesso de insulina: elas fecham os receptores que normalmente se ligam à insulina e a transportam para dentro. Assim, embora a pessoa com diabetes tipo 2 produza insulina, suas células não a usam tão bem quanto deveriam (chamamos isso de resistência à insulina) e o açúcar permanece no sangue, que não é o lugar dele. Ao contrário do diabetes tipo 1, provocado por um defeito do sistema imunológico, o diabetes tipo 2 é causado principalmente pela alimentação – açúcar e carboidratos refinados em excesso que levam o pâncreas a produzir mais insulina. E o que a ciência está revelando agora é que a doença de Alzheimer pode ser outro possível efeito colateral da alimentação ocidental açucarada.

As pessoas com diabetes tipo 2 podem ter pelo menos o dobro da probabilidade de desenvolver doença de Alzheimer, e quem tem pré-diabetes ou síndrome metabólica pode ter aumento do risco de pré-demência e deficiência cognitiva leve (DCL).[8] Nem todos os estudos confirmam a conexão, mas os indícios estão se acumulando, forçando os cientistas a pensar de forma diferente e ver relações mais amplas quando se trata do risco de doença cerebral. Parece que o caminho da má alimentação até o Alzheimer não tem que passar pelo diabetes tipo 2. Em outras palavras, agora os estudos mostram que as pessoas com glicemia alta têm uma taxa mais elevada de declínio cognitivo do que aquelas com glicemia normal. Isso aconteceu em um estudo longitudinal muito alarmante que acompanhou mais de 5 mil pessoas durante dez anos.[9] A taxa de declínio cognitivo, em diabéticos ou não, se relacionou com o nível de açúcar no sangue. Quanto mais alta a glicemia, mais rápido o declínio.

Na raiz do diabetes tipo 3 está o fenômeno de que os neurônios do cérebro se tornam incapazes de reagir à insulina, ou seja, não conseguem mais absorver glicose, o que, em última análise, leva à fome e à morte da célula quando as vias de sinalização da insulina se desestruturam. Alguns pesquisadores acreditam que a deficiência de insulina ou a resistência a ela são fundamentais no declínio cognitivo da doença de Alzheimer e poderiam estar envolvidas na formação daquelas famosas placas.

Um estudo de 2017 do Dr. Guojun Bu, neurocientista da Clínica Mayo e professor de medicina, encontrou mais indícios da diabetes tipo 3 ao demonstrar que a variante do gene de Alzheimer conhecida como $ApoE_4$ é responsável por interromper o modo como o cérebro processa a insulina.[10] O $ApoE_4$ é encontrado em cerca de 20% da população em geral e em mais de metade dos casos de Alzheimer. No estudo do Dr. Bu, os camundongos com esse gene apresentaram deficiência de insulina, principalmente na velhice.

Ao juntarmos todas essas informações, daremos crédito ao vínculo entre genética, má alimentação e risco de declínio cognitivo. Acho interessante que, além de assistirmos ao aumento paralelo do número de casos de diabetes tipo 2 e do número de pessoas consideradas obesas, também começamos a documentar o mesmo padrão nos que têm demência: conforme a taxa de diabetes tipo 2 aumenta, cresce também a de doença de Alzheimer. Guarde essa informação porque ela explicará algumas estratégias do plano "Mantenha-se afiado" mais adiante no livro.

Eu também acrescentaria aqui a questão do peso, porque todos sabemos que é comum a relação entre peso e risco de diabetes. Se o risco de doença de Alzheimer sobe com os transtornos metabólicos, então faz sentido que o risco também suba com o ganho de peso insalubre que traz consequências metabólicas. Agora a ciência assinala esse fato. Já se demonstrou que o excesso de peso no abdome é especialmente prejudicial para o cérebro. Um estudo que recebeu muita atenção da mídia examinou, entre 1964 e 1973, mais de 6 mil indivíduos com 40 a 45 anos e mediu a circunferência de sua cintura.[11] Algumas décadas depois, eles foram reavaliados para ver quem tinha desenvolvido demência e como isso se relacionava com a cintura no início do estudo. A correlação entre risco de demência e cintura mais grossa 27 anos antes foi extraordinária: os que tinham o nível mais alto de gordura abdominal apresentaram quase o triplo do risco de demência quando comparados aos que tinham o nível mais baixo. Há muitos indícios de que controlar o peso agora trará muitos dividendos na prevenção do declínio cerebral anos mais tarde.

Substâncias tóxicas

Mais pesquisas são necessárias para entender por que as substâncias químicas resultam em anormalidades cerebrais. Não estou falando de neurotoxinas conhecidas que afetam negativamente a função cerebral, como chumbo, toxina do tétano (de uma bactéria) e mercúrio. Estou falando da exposição a substâncias que encontramos sem querer em nossa vida cotidiana e que podem causar dano lento com o passar do tempo – por exemplo, alguns agrotóxicos, inseticidas, substâncias do plástico, aditivos alimentares e substâncias químicas contidas em bens de uso doméstico em geral. Durante muito tempo o alumínio foi temido como "causa" da doença de Alzheimer, levando muita gente a jogar fora suas panelas. Embora a neurotoxicidade do alumínio seja inegável, associar diretamente o alumínio à doença de Alzheimer já não é algo tão simples. Hoje, a teoria de que o alumínio causa demência foi bastante desacreditada, mas há muitas outras neurotoxinas preocupantes, por isso provavelmente pesquisas futuras tragam respostas mais concretas.

No verão de 2019 fui a Jackson Hole, no estado americano de Wyoming, para ficar algum tempo com Paul Alan Cox, etnobotânico que estuda o modo como os povos indígenas interagem com o meio ambiente, principalmente com as plantas. Seu trabalho o levou a Guam, onde ele estudou o povo chamorro, famoso por ter 100% mais probabilidade de apresentar um complexo de doenças neurodegenerativas, como a de Alzheimer, quando comparado ao resto do mundo. Curioso, ele começou a pôr sua habilidade em ação e criou um grupo de cientistas de diversas disciplinas para investigar o caso. O que eles descobriram pode, algum dia, ser relevante para todos. Devido à sua alimentação, que inclui o morcego raposa-voadora como iguaria, os chamorros envenenaram-se sem querer com BMAA, uma neurotoxina produzida por algas verde-azuladas (cianobactérias). Embora os chamorros ingiram a substância em dose elevada por estar concentrada na raposa-voadora, todos nós estamos expostos ao BMAA, que pode ser um fator de risco significativo para o Alzheimer. A neurotoxina BMAA faz as proteínas como a amiloide e a tau se dobrarem de modo errado e se aglomerarem em placas e emaranhados. É devido a isso, acreditam Cox e cada vez mais cientistas, que a amiloide e a tau não são a causa da doença de Alzheimer, mas sua consequência. Trata-se de uma ótima ideia, porém mais importante ainda é a investigação em andamento da equipe de Cox sobre como tratar a doença de Alzheimer de um modo simplíssimo.

Ao substituir um dos blocos de construção dessas proteínas por um aminoácido chamado L-serina, eles demonstraram que o enovelamento defeituoso da amiloide e da tau não continua a acontecer, interrompendo efetivamente o avanço da doença de Alzheimer. Até agora, a equipe de Cox só demonstrou isso em macacos-vervet, mas os estudos em humanos estão em andamento na Dartmouth College, em New Hampshire. O melhor é que a L-serina está amplamente disponível (sob a forma de suplemento, geralmente em cápsulas), parece quase não ter efeito colateral e é barata. Cox será o primeiro a dizer que não é a cura, ou seja, isso não reverte o declínio cognitivo que já ocorreu.

Lembre-se, no entanto, que a doença de Alzheimer começa no cérebro muito antes de aparecerem os sintomas. Se um tratamento simples puder ser ministrado nessa fase precoce, talvez previna o desenvolvimento dos sintomas. É um trabalho empolgante que esvazia ainda mais a hipótese da beta-amiloide, oferecendo mais indícios de que as placas amiloides podem ser um sintoma e não a fonte da doença.

Infecções

As infecções em determinada fase da vida preparam o terreno para a doença de Alzheimer décadas depois? Sabemos há algum tempo que as infecções por vários patógenos podem ter efeito neurológico, desde a doença de Lyme causada pela bactéria *Borrelia burgdorferi* aos vírus do herpes simples, da zica, da sífilis, da raiva e até da gengivite.[12] Agora os cientistas estão desenvolvendo a hipótese de que formas graves de declínio neurodegenerativo podem brotar da reação do corpo a essas infecções.[13] Esse tópico continua a ser muito debatido porque não sabemos se a presença dos micróbios causa ou acelera a doença ou se é apenas uma consequência dela. Mas a teoria é plausível o suficiente para atrair a atenção de cientistas importantes.

Em 2016, um estudo empolgante de pesquisadores de Harvard encabeçados pelo falecido Dr. Robert D. Moir propôs que as infecções, inclusive as leves que mal produzem sintomas, disparam o sistema imunológico do cérebro e deixam um rastro de detritos que é a marca do Alzheimer.[14] A teoria: um vírus, bactéria ou fungo se infiltra pela barreira hematoencefálica (que fica mais fraca com a idade) e dispara o sistema de autodefesa do cérebro. Para combater o intruso, o órgão produz beta-amiloide para atuar como um tipo de teia viscosa que prenda o invasor. Na verdade, a beta-amiloide é um peptídeo antimicrobiano – basicamente, uma proteína que o sistema imunológico cria para prender fisicamente um germe. Portanto, o que resta é a placa entrelaçada que vemos no cérebro afetado pela doença de Alzheimer.

É preciso mais trabalho nessa área porque nem todo mundo que teve uma infecção cerebral desenvolve Alzheimer e nem todo mundo que tem demência pode atribuir a doença apenas a uma infecção. O cérebro de alguns pode ser geneticamente mais equipado para limpar essas bolas de beta-amiloide depois de matar os micróbios, o de outros pode ser mais vulnerável. O Dr. Rudolph Tanzi, diretor da Unidade de Pesquisa em Genética e Envelhecimento do MassGeneral Institute for Neurodegenerative Disease, comanda agora o Projeto Microbioma do Cérebro para descobrir que bactérias o cérebro pode abrigar e como distinguir as colônias amigas das potencialmente prejudiciais. Quando falei com o Dr. Tanzi, também creditado pela descoberta dos genes de Alzheimer nas décadas de 1980 e 1990, ele esclareceu a conexão entre determinadas infecções e a doença de Alzheimer. Veja a seguir "Alzheimer num prato, do Dr. Rudy Tanzi".

Alzheimer num prato, do Dr. Rudy Tanzi

Desde 2014 os cientistas deram grandes passos para entender a patologia do Alzheimer graças ao "Alzheimer num prato" do Dr. Rudy Tanzi, primeiro modelo da doença em placas de Petri. Ele e sua equipe pegaram miniorganoides do cérebro humano – aglomerações de neurônios cerebrais usadas para desenvolver "mini-cérebros" –, multiplicaram-nos em uma placa de Petri, inseriram os genes de Alzheimer e observaram o que acontecia. Foi assim que ele observou a inter-relação entre as placas e os emaranhados e, depois, o que aconteceu na sequência: neuroinflamação e morte significativa de neurônios. Sua metáfora é assustadora, mas vai direto ao ponto: "As placas amiloides são o fósforo, os emaranhados são o fogo no mato e a neuroinflamação é o incêndio florestal", disse ele. Tanzi acredita que o sistema imunológico do cérebro tenta apagar o fogo no mato com um surto de células inflamatórias. Então essa neuroinflamação mata até cem vezes mais neurônios, lançando as bases da demência futura.

De acordo com o Dr. Tanzi, essa sequência de eventos ajuda a explicar por que os estudos clínicos fracassaram: eles tentam atingir a amiloide tarde demais. A melhor maneira de impedir o incêndio florestal é começar apagando o fósforo. O segredo é impedir que a amiloide se desenvolva, para começar, e tratar as pessoas antes que os sintomas apareçam.

Então, o que risca o fósforo? O laboratório do Dr. Tanzi constatou que a amiloide se forma quase instantaneamente em torno de vírus como o do herpes, de bactérias e de fungos como leveduras. "Em 24 horas forma-se uma placa que prende o vírus no seu interior. São as chamadas armadilhas extracelulares, que fazem parte de nosso sistema imunológico nato. Os anticorpos levam um tempo para aparecer quando temos uma infecção, mas, antes disso, nosso sistema imunológico primitivo tenta nos ajudar." Embora nos proteja na hora da infeção, o sistema imunológico também pode preparar o terreno para o Alzheimer mais tarde.

Isso não significa que você precise da presença de um germe para formar uma placa. Outros "ingredientes" também podem levar à formação de placas, e sem dúvida a genética tem seu papel ao aumentar a probabilidade de seu aparecimento em algumas pessoas. Isso também não significa que certos germes causem definitivamente a doença de Alzheimer. Mas o interessante é que, conforme envelhecemos, nossa carga viral e bacteriana de uma vida inteira de exposição é muito mais alta do que quando éramos crianças. Alguns micróbios, como o vírus 1 do herpes simples, que causa aftas, podem ser reativados anos mais tarde. E, quando isso acontece, a amiloide é semeada instantaneamente, de um modo que lembra a semeadura de nuvens. Uma grande massa se forma em torno do vírus e o prende para proteger os neurônios do cérebro. Segundo Tanzi, todos precisamos de um pouco de proteína beta-amiloide para proteger o cérebro, embora possa haver um ponto em que a proteção também seja um problema. Mas por que algumas pessoas convivem com muitas placas no cérebro e nunca desenvolvem demência? Tanzi diz que esses são "cérebros resilientes", e trataremos de seus segredos mais adiante. O segredo é assegurar que o sistema imunológico do cérebro não reaja em excesso com a neuroinflamação. Também vou lhe ensinar estratégias para lidar com isso.

Traumas e lesões na cabeça

Golpes repetidos na cabeça podem causar danos duradouros. O Dr. Gary Small, diretor fundador da Clínica da Memória da UCLA, professor de psiquiatria e diretor do Centro de Envelhecimento da UCLA, além de especialista do Conselho Global de Saúde Cerebral, foi o médico que diagnosticou a ETC de Tony Dorsett. O achado do grupo do Dr. Small foi um dos primeiros a vincular as concussões múltiplas ao acúmulo prejudicial de tau. Dorsett sofreu depressão e falhas de memória durante muitos anos e foi à UCLA atrás de respostas. Ele queria saber se havia uma conexão entre todas as concussões que sofreu nas décadas de 1970 e 1980 jogando futebol americano e os sintomas debilitantes que apresentou anos depois. Desde o diagnóstico de Dorsett, dezenas de outros ex-jogadores de futebol americano receberam diagnóstico de ETC e abriram-se processos contra a Liga Nacional do esporte. Durante décadas Gary Small foi um pioneiro da medicina cerebral e tive a oportunidade de conversar com ele a respeito de sua pesquisa e seus achados. Você lerá mais sobre suas principais estratégias para se manter afiado na Parte 2 deste livro.

Os desafios do sistema imunológico e a inflamação crônica

Já falei do possível papel do sistema imunológico na neurodegeneração e dos efeitos posteriores da inflamação. Vale destacar mais alguns fatores específicos, porque a inflamação crônica associada ao envelhecimento está no centro de praticamente todas as doenças neurodegenerativas, desde as que aumentam o risco de demência, como diabetes e doenças vasculares, às diretamente ligadas ao cérebro, como depressão e doença de Alzheimer. Durante décadas os cientistas debateram o papel da inflamação no cérebro doente, mas agora um surto de novas pesquisas indica que a inflamação, além de acentuar o processo de adoecimento do cérebro que causa o declínio, também provoca esses processos. Um novo estudo da Johns Hopkins, publicado em 2019, mostrou que a inflamação crônica na meia-idade está ligada ao declínio cognitivo e à doença de Alzheimer anos depois.[15]

É claro que a inflamação é o sistema de defesa do corpo para enfrentar possíveis lesões e ataques, mas, quando mobiliza constantemente substâncias químicas e dispara o sistema imunológico, vira um problema. Embora no passado estudos mostrassem que pessoas que, durante dois ou mais anos, tomaram medicação anti-inflamatória comum, como ibuprofeno e naproxeno, podem ter risco *reduzido* das doenças de Alzheimer e Parkinson, estudos clínicos posteriores não conseguiram demonstrar que esses medicamentos reduzem ou previnem o Alzheimer; além disso, tomá-los traz efeitos colaterais e outros riscos.[16] Ao mesmo tempo, outros estudos mostraram nível elevado de citocinas no cérebro de indivíduos que sofriam desses e de outros transtornos degenerativos cerebrais. As citocinas são substâncias secretadas pelas células do corpo para, entre outras coisas, agir como os sinais de trânsito do processo inflamatório. Isso significa que a inflamação crônica tem papel importante no declínio cerebral. Hoje as novas tecnologias de imagem finalmente nos permitem ver as células ativamente envolvidas em produzir citocinas inflamatórias no cérebro dos pacientes com Alzheimer.

A inflamação do cérebro também pode estar diretamente relacionada com as placas amiloides e os emaranhados tau, o que mostra mais uma vez que algumas dessas "causas" de Alzheimer podem estar interligadas e inter-relacionadas. As células do cérebro especializadas na "faxina" e na "equipe de apoio", chamadas de *micróglia* ou simplesmente de glia ou células gliais, como já defini, às vezes reconhecem essas proteínas como detritos externos e liberam moléculas inflamatórias para se livrar delas. As células gliais são as células imunológicas exclusivas do cérebro e estão ligadas a um tipo de célula branca do sangue, os macrófagos. A inflamação resultante da ação das células gliais prejudica ainda mais o funcionamento dos neurônios, agravando, portanto, o processo da doença. Mas, novamente, o mecanismo exato de causa e feito continua um mistério. Não podemos afirmar com certeza que a inflamação cause diretamente a doença de Alzheimer, embora seja provável que represente uma grande parte do quadro total.

TIPOS DE DÉFICIT COGNITIVO

Assim como pode haver tipos diferentes de déficit cognitivo, não há um caminho bem definido do cérebro envelhecido normal para a doença de Alzheimer plena. Vejamos os termos geralmente usados para diferenciar determinados problemas de outros. A doença de Alzheimer é um tipo de demência e a experiência individual com ela pode variar muito de uma pessoa para outra. De acordo com a Alzheimer's Association (a principal organização mundial de saúde voluntária para cuidado, suporte e pesquisa do Alzheimer), até 40% das demências são causadas por doenças que não são Alzheimer.[17]

Envelhecimento normal

Seu cérebro, como o resto de seu corpo, muda com a idade. Há uma perda normal de tecido e a degeneração das sinapses ligada à idade, mas há um novo achado que deveria alegrar a todos. Em 2018, pesquisadores da Universidade Columbia mostraram pela primeira vez que idosos saudáveis geram tantos neurônios novos no cérebro quanto pessoas mais jovens.[18] Os pesquisadores descobriram que a capacidade de fazer novos neurônios a partir de células precursoras do hipocampo, o centro da memória do cérebro, não depende apenas da idade. Embora tenham menos vascularização (menos vasos sanguíneos e vasos menos robustos) e talvez os novos neurônios façam menos conexões, os idosos não perdem necessariamente a capacidade de criar novas células cerebrais. A palavra-chave aqui, contudo, é *saudável* – como em *indivíduos saudáveis*. Agora já deve estar claro que, para manter a neurogênese, a vascularização e formar novas conexões neurais, você precisa manter-se saudável em geral. Essa é outra razão para a conexão entre corpo e mente ser tão forte.

É importante não esquecer que o cérebro começa a envelhecer aos 20 e poucos anos e pode começar a se deteriorar estruturalmente já aos 30. Depois dos 40, o hipocampo encolhe cerca de 0,5% ao ano. Esse encolhimento, entretanto, varia muito entre os indivíduos e depende bastante das escolhas do estilo de vida, de fatores ambientais, da predisposição genética e do estado clínico. Esses fatores causam impacto maior sobre o hipocampo do que em todas as outras partes do cérebro. Dezenas de pesquisas em neurociência demonstraram que o hipocampo é frágil e encolhe mais do que todas as outras áreas cerebrais com qualquer ataque feito ao cérebro. Por exemplo, lesões cerebrais traumáticas, diabetes ou deficiência de vitamina B_{12} causam atrofia maior do hipocampo do que de outras regiões cerebrais.

Todos passamos pelo colapso já descrito do processo de montagem da memória, e esse colapso pode começar de maneira sutil quando somos jovens e piorar quando passamos dos 50. Vi as mudanças físicas do cérebro envelhecido em autópsias. O cérebro encolhe, as dobras ficam mais destacadas e os vasos sanguíneos enrijecem e ficam menos robustos. Sob o microscópio, também é possível ver indícios de morte celular neuronal e até alterações das sinapses. Ainda assim, nada disso se relaciona necessariamente com os sintomas externos de declínio cognitivo enquanto o indivíduo estava vivo. A questão é que houve uma mudança conceitual da ideia de que envelhecer é uma doença, ainda que envelhecer seja um fator de risco de determinadas doenças. Em outras palavras, envelhecer não quer dizer que haverá declínio cognitivo inevitável. Qualquer declínio cognitivo, seja "normal" ou anormal, é mais do que apenas um fator da idade e da degeneração cerebral.

Deficiência cognitiva leve (DCL)

Muitas vezes a DCL é o estágio inicial da demência, mas nem todas as pessoas com DCL desenvolverão uma forma mais grave de doença de Alzheimer. Simplesmente estão mais propensas a isso. A DCL causa um declínio leve, muitas vezes imperceptível, do funcionamento da memória. Um exemplo é uma pessoa de 75 anos que repete a mesma pergunta cinco ou seis vezes em uma hora mas ainda consegue dirigir e gerenciar suas atividades diárias. Ao contrário de outros tipos de deficiência cognitiva que afetam a fala e o controle corporal, na DCL só a memória é prejudicada. É importante tratar os sinais e sintomas o mais cedo possível. Estima-se que 10% a 20% das pessoas com 65 anos ou mais tenham DCL.[19]

Demência

A palavra *demência* é um termo geral utilizado para descrever vários sintomas e níveis de gravidade do declínio cognitivo, começando pela deficiência cognitiva leve e avançando até a demência grave. Em outras palavras, a demência não é uma doença única; ela engloba várias doenças e transtornos cerebrais subjacentes que prejudicam a memória, a comunicação e o pensamento. Há vários tipos de demência:

Demência vascular. Esse tipo de demência é causado pela deficiência do suprimento de sangue para o cérebro e pode ser causado pela obstrução de um vaso sanguíneo ou por danos que causem AVC ou hemorragias cerebrais. Às vezes alguém pode ter ao mesmo tempo sintomas de demência vascular e de doença de Alzheimer. A localização e a extensão do dano cerebral determinam se haverá demência e de que modo o pensamento e o funcionamento físico do indivíduo serão afetados. Antes os indícios de demência vascular eram usados para excluir o diagnóstico de Alzheimer (e vice-versa). Essa prática não é mais usada, porque as mudanças cerebrais do Alzheimer e da demência vascular costumam coexistir. Só aproximadamente 10% dos cérebros de indivíduos com demência mostram indícios apenas de demência vascular, e cerca de metade das pessoas com Alzheimer tem sintomas de AVC silencioso.[20]

Demência com corpos de Lewy. Essa doença afeta cerca de um em cada cinco pacientes com demência. As proteínas chamadas de alfa-sinucleína ou de corpos de Lewy se acumulam em determinadas partes do cérebro responsáveis por cognição, movimento e comportamento geral. Em consequência, os pacientes têm problemas de memória e sintomas semelhantes aos da doença de Parkinson. Alucinações visuais ocorrem com frequência no início e podem ser uma pista importante do diagnóstico.

Demência frontotemporal (DFT). Também chamada de doença de Pick, a DFT é um grupo de transtornos provocados pela perda gradual de neurônios nos lobos frontal e temporal do cérebro, resultando em mudanças de comportamento (por exemplo, respostas socialmente inadequadas, perda de empatia, falta de inibição, má capacidade de avaliação), dificuldade de falar e problemas de memória, embora em geral a memória seja poupada nos estágios iniciais da doença. As mudanças de personalidade e de comportamento geralmente são os primeiros sintomas. Cerca de 60% das pessoas com DFT têm entre 45 e 60 anos, mas a doença só responde por 10% dos casos de demência.[21]

Perda de memória, DCL e demência (doença de Alzheimer)

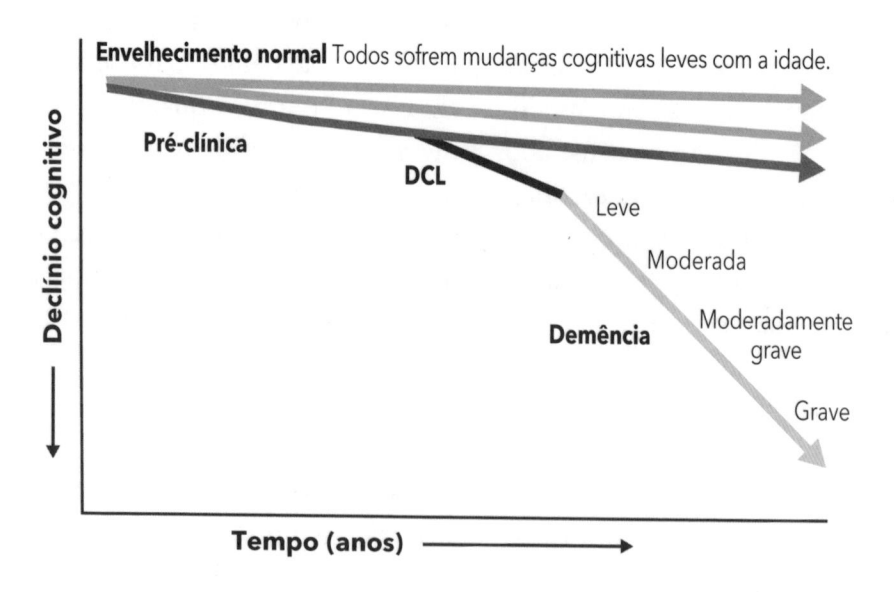

O caminho da demência grave

Doença de Alzheimer. Essa é a forma de demência mais comum. É uma doença progressiva, com sintomas que tipicamente se desenvolvem aos poucos até se intensificarem e ficarem graves. Nos últimos estágios, a doença gera grande dificuldade em lidar com tarefas cotidianas, em pensar com clareza, em controlar os movimentos corporais e em viver de forma independente. A doença de Alzheimer responde por 60% a 80% dos casos de demência, afeta um em cada nove americanos com 65 anos ou mais e é a sexta principal causa de morte nos Estados Unidos. Quase 6 milhões de americanos vivem com essa doença. Quando alguém apresenta sintomas de Alzheimer e de outras demências, diz-se que há demência mista.[22]

NORMAL E ANORMAL

Você esqueceu o dia da semana quando acordou hoje de manhã. Normal ou sintoma de algo grave? Você não se lembra do número de seu telefone de vinte anos atrás nem o nome do técnico de atletismo do ensino médio. Típico? Uma das primeiras perguntas que as pessoas se fazem quando esquecem algo aparentemente básico ou não conseguem recordar o primeiro nome de um antigo colega de sala numa reunião é: isso é normal ou é o primeiro estágio do declínio cognitivo? Mary A. Fischer apresentou à AARP seis tipos de lapso de memória normais que não são causa de preocupação. Ufa![23]

Distração. Onde você deixou as chaves? Ou por que razão foi à sala de jantar? Todos passamos por isso de vez em quando e podemos culpar a falta geral de atenção ou foco. É normal esquecer o caminho até um lugar que você não visita faz tempo. Mas, se fez compras no supermercado de sempre e não consegue achar o caminho de casa, esse pode ser um problema além da falta de atenção. Na inspiradora obra *O livro da memória*, Harry Lorayne e Jerry Lucas descrevem com eloquência o importante processo de estabelecer o que chamam de "consciência original".[24] Eles usam a expressão para se referir à "primeira vez" – como a primeira vez que você usa ou faz algo de que quer se lembrar. Quando põe as chaves na mesa, você precisa de uma consciência original ao deixá-las ali para se lembrar de onde estão. É preciso observar ativamente o que fazemos. Na verdade, a observação é essencial para a consciência original e não é a mesma coisa que "ver". Há uma diferença entre o que os olhos "veem" e o que a mente "observa". Se sua mente estiver "ausente" quando você realiza uma ação, não há observação; e, mais importante, não há consciência da ação (aprendizado) e subsequente criação da memória.

Bloqueio. Essa é a experiência clássica e frustrante de não conseguir recordar algo que você sente que está bem ali. Sabe o que pretende dizer, mas está escondido. O bloqueio geralmente resulta de várias lembranças parecidas que criam uma pane. Vários estudos mostraram que os participantes mais velhos geralmente ativam mais áreas do cérebro para realizar uma tarefa da memória do que os participantes mais jovens analisados.[25] Pense nisso como se seu botão de lembrança emperrasse de vez em quando.

Confusão nos detalhes. Se já errou nos detalhes mas conseguiu recordar com exatidão a maior parte de um evento ou outras informações, trata-se de confusão desses detalhes menores. Por exemplo, uma amiga lhe conta que está tendo aulas de escrita para terminar seu romance. Mais tarde você recorda corretamente essa informação, mas acha que ela lhe contou pessoalmente, quando foi por telefone. Provavelmente trata-se de uma falha no hipocampo. A hora e o lugar dos fatos foram registrados de forma incorreta.

Transitoriedade. O cérebro limpa continuamente as lembranças mais antigas para abrir espaço para as novas. As lembranças não recordadas com frequência começam a desbotar porque não estão sendo reforçadas. Por isso é relativamente mais fácil recordar detalhes do que você fez há pouco tempo do que o que aconteceu muitos anos atrás. Essa característica de usar ou perder a memória se chama transiência e é normal em todas as idades.

Dificuldade de recordar. Essa se parece com a distração. Você conhece alguém e, segundos depois, não consegue recordar seu nome. Ou viu um ótimo filme, mas, ao falar dele a um amigo no dia seguinte, esquece completamente o título ou o nome do ator principal. A idade muda a força das conexões entre os neurônios do cérebro e novas informações podem apagar outros itens da memória de curto prazo, a menos que sejam repetidos várias vezes. Por isso, prestar especial atenção para aprender o nome de alguém na hora e associar esse nome a algo específico ou conhecido ajudará a evitar o problema.

Multitarefa turva. Em certo momento o número de coisas que você consegue fazer ao mesmo tempo com eficácia diminui. Talvez não consiga digitar um e-mail enquanto assiste à TV. Estudos mostram que quanto mais envelhecemos, mais o cérebro precisa de esforço para manter o foco e leva mais tempo para voltar à tarefa original depois de uma interrupção. Veremos no capítulo 6 que eliminar as tentativas de multitarefa pode realmente fazer bem ao cérebro.

REPENSAR O DECLÍNIO COGNITIVO

A doença de Alzheimer é excessivamente diagnosticada? Essa é uma pergunta provocativa que pode levar a uma ideia surpreendente e inspiradora. Como não há um modo definitivo de diagnosticar a doença de Alzheimer, como se faz com o diabetes ou com as doenças do coração, é possível sobrecarregar as pessoas com esse rótulo com demasiada rapidez. Para alguns, a realidade é que conseguem reverter o declínio cognitivo porque nunca tiveram Alzheimer. Essa é uma questão da qual o Dr. Majid Fotuhi tratou comigo em uma discussão animada. Vale a pena examinar seu ponto de vista.

O Dr. Fotuhi é neurologista e neurocientista com mais de 25 anos de pesquisa e experiência clínica, na Johns Hopkins e na Escola de Medicina de Harvard, na área da memória, do envelhecimento e da reabilitação cerebral. Hoje ele trata pacientes com uma grande variedade de problemas neurológicos complicados, de deficiências cognitivas a síndrome pós-concussão, vertigem, enxaqueca crônica e transtorno do déficit de atenção. Ele relata que tem obtido resultados notáveis quando põe os pacientes em seus protocolos multidisciplinares personalizados. Para ele, o programa abrangente de boa forma cerebral se concentra em estratégias ligadas ao estilo de vida para modificar fatores de risco, como doenças vasculares, deficiências vitamínicas, obesidade, diabetes, depressão, ansiedade, apneia do sono e comportamento sedentário. Na sua pesquisa, ele documentou grandes melhoras de pacientes que, em certo momento, ficaram angustiados com o futuro de seu cérebro. Mas ele demonstrou que estavam errados e deixou o resultado comprovar sua tese. Fotuhi chegou a documentar crescimento substancial do volume daquele importantíssimo centro da memória do cérebro, o hipocampo, em semanas de um programa de intervenção.

Sem dúvida, as sugestões que dou para serem feitas em casa repetirão alguns protocolos que ele oferece aos executivos americanos que têm acesso a seus cuidados exclusivos. "Quero mudar o discurso", diz o Dr. Fotuhi. Por se concentrar no crescimento e no reparo do cérebro em vez de dizer às pessoas que elas têm uma doença fatal, ele espera que mais gente se inspire com a possibilidade de construir hoje um cérebro maior e melhor. Ele chega a ponto de sugerir o abandono do termo *doença de Alzheimer*, que lembra o juízo final, e o estabelecimento de uma nova terminologia que use simplesmente palavras como *deficiência cognitiva leve, moderada* e *grave*. Como muitos outros pesquisadores com quem conversei para escrever este livro, o Dr. Fotuhi critica a hipótese da cascata amiloide como base em todos os pacientes com Alzheimer. Em seu artigo de 2009 publicado na revista *Nature*, ele ofereceu uma teoria alternativa, a hipótese do polígono dinâmico.[26]

Eis como explica o conceito: "Múltiplos fatores de risco e de proteção interagem para nos ajudar a ficar afiados com a idade ou declinar rapidamente. Continuo a acreditar que é ingênuo considerar a amiloide como única culpada de um declínio que acontece à maioria das pessoas no fim da vida, com velocidade variável e muitas manifestações clínicas diferentes. A amiloide é a única culpada apenas nos casos de pacientes com doença de Alzheimer precoce, que é bem diferente da 'doença de Alzheimer' do fim da vida." Lembre-se deste ponto: em muitos pacientes diagnosticados com declínio cognitivo, pode ser que, na realidade, eles não tenham amiloide nem Alzheimer.

CONCENTRE-SE NO CÉREBRO E TUDO MAIS VIRÁ ATRÁS

Quando entrevistei grandes especialistas em saúde cerebral, uma ampla variedade de profissionais e pioneiros na área, uma declaração específica se destacou das demais. Ela veio do Dr. Dan Johnston, ex-tenente-coronel do Exército americano que serviu como médico e pesquisador do Pentágono no Iraque e, recentemente, abriu, com sócios, a BrainSpan, empresa e laboratório que desenvolve produtos e programas para ajudar a medir, acompanhar e melhorar a função cerebral. Como empresa de saúde, os produtos são distribuídos principalmente por meio de médicos.

Dizer que a meta de Johnston é otimizar a saúde e o desempenho cerebrais é subestimá-la. Ele visa a mudar o modo como pensamos a saúde "começando de cima", afirma. Quando se trata da saúde, muita gente começa logo a pensar em coisas como peso, nível de colesterol, risco de câncer, nível de açúcar no sangue e saúde cardíaca, e esquece o cérebro. Essas outras coisas aparentemente são mais fáceis de perceber porque o cérebro está envolto em osso e cercado de certo mistério.

Tradicionalmente, a medicina só interage com o cérebro quando ele está doente ou lesionado. Mas este é o ponto principal: quando se põe o cérebro em primeiro lugar, tudo mais na saúde se encaixa. O cérebro é o ponto zero. Não esqueça que é ele que faz você. Seu coração bate, sim, mas é o cérebro que, em última análise, o faz bater e determina sua qualidade de vida. Sem um cérebro saudável, você nem sequer pode tomar decisões sobre a saúde. E com o cérebro saudável não vêm só corpo, peso, coração, etc. saudáveis, mas também uma sensação mais forte de confiança, um futuro financeiro mais sólido devido a decisões inteligentes, relacionamentos melhores, mais amor em sua vida e aumento da felicidade geral.

Os capítulos seguintes põem o cérebro em primeiro lugar. Se estiver preocupado com outra coisa – talvez aqueles 9 quilos extras, as dores e incômodos gerais, a insônia e a dor de cabeça crônica –, desafie-se a tornar prioridade a saúde cerebral e observe o que acontece.

CAPÍTULO 3

Doze mitos destrutivos e os cinco pilares que construirão você

> Em termos gerais, o cérebro humano é o
> objeto mais complexo conhecido no universo –
> isto é, conhecido por ele mesmo.
>
> EDWARD O. WILSON

Como neurocirurgião, tenho um objetivo claro na vida. Os pacientes vêm para o hospital em péssimas circunstâncias e põem toda a sua fé em mim. É uma responsabilidade assombrosa. Depois de quase vinte anos de prática da medicina, ainda me emociono ao conversar com a família após uma operação bem-sucedida – seja a remoção de um tumor, a limpeza do sangue acumulado depois de um trauma ou a reparação de uma fratura na coluna. Mas também ganho a vida levando minha especialidade para a estrada e pondo o chapéu de jornalista para relatar eventos relevantes da linha de frente. Quando os mundos da medicina e da mídia colidem, o resultado pode ser espetacular.

Na primavera de 2003 passei várias semanas no Iraque com um grupo de médicos conhecido como os Devil Docs – médicos da Marinha americana que ajudavam os fuzileiros navais. Tínhamos passado muitos dias juntos, viajando pelo deserto, cuidando de pacientes terrivelmente feridos e nos conhecendo bem em circunstâncias únicas e muito desafiadoras. Certo dia, um dos Devil Docs veio me perguntar se eu, literalmente, tiraria o chapéu de jornalista e poria o de cirurgião. Um jovem tenente levara um tiro na parte posterior da cabeça e o ferimento foi considerado fatal, mas, quando trouxeram seu corpo para o acampamento dos Devil Docs, o pulso retornou. Ele estava vivo, mas precisava de uma cirurgia de emergência. O tempo era essencial; eu era o único neurocirurgião na área e eles queriam minha ajuda. Levei-o correndo para a sala de cirurgia improvisada e percebi que ele precisava de uma craniectomia – a remoção de uma parte do crânio para aliviar a pressão no cérebro e drenar o sangue acumulado. Sem ferramentas adequadas na barraca empoeirada no deserto, peguei a broca de uma furadeira Black & Decker e a esterilizei. Pus uma luva estéril na broca e a usei para abrir o crânio e dar espaço para o cérebro inflamado. Depois dissequei as camadas externas do cérebro, encontrei o coágulo e os estilhaços e os removi com cuidado. Eu ainda precisava cobrir o cérebro com algo estéril, senão ele correria risco de meningite, talvez encefalite, e provavelmente não sobreviveria. Assim, abri uma bolsa de soro intravenoso e usei a parte interna para recriar a camada externa do cérebro, porque era a única coisa realmente estéril dentro daquela barraca empoeirada.

Depois enfaixei sua cabeça e ele foi resgatado em um helicóptero Black Hawk e levado para o Kuwait. Eu não sabia se voltaria a vê-lo nem se ele sobreviveria. Alguns meses depois, um médico me ligou de San Diego para me dar notícias do jovem Jesus Vidana. Estava vivo e bem, foi o que me contou. Eu o encontrei algum tempo depois e o convidei para assistir ao meu discurso na formatura da Escola de Medicina da Universidade do Sul da Califórnia. Ele recebeu uma ovação – ainda me arrepio ao pensar em seu rosto sorridente, bonito e saudável. A sobrevivência dele naquelas condições, com a gravidade do ferimento, foi uma das experiências mais eletrizantes da minha vida. Gosto de brincar que operar Jesus no meio do deserto é algo que nunca esquecerei!

A razão para eu contar essa história é que ela destaca o que é possível quando o cérebro, contra todas as probabilidades, sobrevive a um trauma. Ele é mais resiliente e recuperável do que se pensa. E é possível agir para reverter o curso da morte inevitável do cérebro, mesmo em circunstâncias difíceis. O exemplo é extremo, mas lembre-se dele ao avançar na leitura e aprender de que maneira você pode mudar suas circunstâncias para reduzir a probabilidade de enfrentar ou, pior, morrer de uma doença relacionada ao cérebro.

OS DOZE CONDENADOS

Você já obteve muitos dados sobre o cérebro nos capítulos anteriores. Mas aposto que ainda segue com informações erradas na hora de responder a perguntas sobre o que ele pode fazer e como muda durante a vida. Lembre-se: quero que você saiba por quê e como quando o assunto for saúde cerebral. Vamos aumentar seu conhecimento operacional refutando os doze mitos mais generalizados sobre o cérebro idoso. Em última análise, isso vai prepará-lo para adotar o que for possível para desenvelhecer seu cérebro e acrescentar mais anos à sua saúde. Chamo esses mitos de "Os doze condenados".

Mito nº 1: O cérebro ainda é um completo mistério

Tenho uma relação de amor e ódio com esse mito. Odeio-o porque não é verdadeiro, mas o amo porque me permite corrigir concepções erradas e dar esperança às pessoas. Embora ainda haja muito que aprender, recentemente os pesquisadores deram grandes passos para entender o cérebro. Sabemos mais sobre a conexão entre as diversas partes dele e sua relevância para o modo como pensamos, nos movemos e nos sentimos. Somos mais capazes de identificar anatomicamente as áreas do cérebro responsáveis pela depressão, pelo transtorno obsessivo-compulsivo e pela adicção. E podemos reabilitar com mais sucesso o cérebro depois de lesões e AVCs. A área da neurociência ferve quase o tempo todo com descobertas novas e empolgantes, e destaco muitas delas na Parte 2 deste livro.

Mito nº 2: Pessoas idosas estão condenadas a esquecer

Há um fundo de verdade nesse mito: algumas habilidades cognitivas declinam com a idade, principalmente quando não se empregam estratégias para prestar mais atenção e ajudar a recordar. Mas, embora você fosse mais rápido para aprender um novo idioma ou memorizar uma lista de palavras aleatórias quando jovem, é mais provável que seja melhor com o vocabulário e como juiz de caráter quando for um adulto mais velho. Terá notas mais altas em testes de diplomacia e comunicação social e saberá encerrar uma discussão ou lidar com conflitos. A outra boa notícia sobre a idade é que, com o tempo, tendemos a controlar melhor nossas emoções, a lidar bem com o estresse e a encontrar sentido na vida.

Mito nº 3: A demência é uma consequência inevitável da velhice

A esta altura você deveria ser capaz de refutar esse mito sozinho. A demência não é uma parte normal da velhice. As mudanças típicas do cérebro ligadas à idade não são as mesmas mudanças causadas pela doença. As primeiras podem ser retardadas; as segundas, evitadas.

Mito nº 4: Idosos não conseguem aprender coisas novas

A aprendizagem pode acontecer em qualquer idade, ainda mais quando nos envolvemos com atividades cognitivamente estimulantes, como conhecer gente nova ou experimentar novos hobbies. A combinação da memória dinâmica com a possibilidade de gerar novos neurônios (neurogênese) significa que continuamos a mudar as informações, a capacidade e a potência de aprendizagem do cérebro. Embora dominar algumas habilidades novas, como um segundo ou terceiro idioma, possa exigir mais tempo da pessoa idosa, isso não significa que não se consiga a façanha. Nunca diga "nunca". Até pessoas com diagnóstico de declínio cognitivo, inclusive doença de Alzheimer, podem continuar aprendendo algo novo.

Mito nº 5: É preciso dominar um idioma antes de aprender outro

As crianças pequenas que aprendem duas línguas ao mesmo tempo não as confundem e, embora possam levar mais tempo para dominar ambas, isso não significa que seja uma má ideia. As áreas diferentes do cérebro não entram em conflito, portanto não há interferência. Pelo contrário: as crianças bilíngues têm um conhecimento melhor da estrutura linguística como um todo. Uma das razões de parecer que as crianças aprendem um novo idioma com mais facilidade do que os adultos é que são menos envergonhadas.

Mito nº 6: A pessoa que faz treinamento da memória nunca esquece

Na Parte 2 apresento uma galeria de ideias de treinamento da memória para construir essa habilidade. Uma delas é "Use-a ou perca-a". Ela se aplica ao treinamento da memória do mesmo modo que se aplica a manter a força de um músculo ou a saúde física em geral. Essa será uma prática constante que você terá que manter, assim como outras estratégias de longo prazo.

Mito nº 7: Só usamos 10% do cérebro

Quem nunca ouviu esse mito? Ele está por aí há muito tempo e sugere que temos uma reserva imensa de poderes mentais não aproveitados. Mas realmente desperdiçamos 90% do cérebro? É claro que não. Isso seria simplesmente ridículo do ponto de vista evolutivo. O cérebro é um órgão exigente; gasta-se muita energia para construí-lo durante o desenvolvimento e mantê-lo na idade adulta. Em termos evolutivos, não faria sentido carregar tecido cerebral em excesso (e vamos aplicar a lógica: se a ideia dos 10% fosse verdadeira, sem dúvida as lesões cerebrais seriam muito menos preocupantes). Experimentos feitos com tomografia por emissão de pósitrons (PET) ou ressonância magnética funcional (RMF) mostram que boa parte do cérebro se engaja até mesmo em tarefas simples e que lesões nas pequenas regiões cerebrais chamadas "áreas eloquentes" podem ter consequências profundas na linguagem, no movimento, na emoção e na percepção sensorial.

Lembre-se de que estudos baseados em autópsias mostram que muita gente tinha no cérebro sinais físicos de doença de Alzheimer (como placas amiloides entre os neurônios), embora sem sintomas. Talvez possamos mesmo perder algum tecido cerebral e ainda funcionar plenamente. No entanto, há algo a dizer sobre exercitar 100% da capacidade da mente. As pessoas têm notas mais altas em testes de QI quando estão muito motivadas, e isso não surpreende. Penso no cérebro como uma cidade. As estruturas importantes, como casas e lojas, estão em uso quase constante e provavelmente representam 10% a 20% do cérebro. No entanto, o resto são as ruas que ligam todas essas casas e lojas. Sem as ruas, as informações não chegariam aonde são necessárias. Portanto, embora não tenham uso constante, as ruas têm sua função.

Mito nº 8: O cérebro masculino e o feminino diferem de maneira a determinar a inteligência e a capacidade de aprendizagem

A lenda urbana diz que os homens são biologicamente mais propensos à matemática e à ciência, enquanto as mulheres são melhores em empatia e intuição. Algumas das pesquisas mais mal projetadas, menos reprodutíveis e mais tendenciosas da história da ciência afirmam oferecer explicações biológicas para as diferenças entre os sexos. Claro, existem diferenças no cérebro de homens e mulheres que resultam em variações da função cerebral, mas não no nível de que um seja mais bem "equipado" do que o outro. Os cientistas continuam a estudar o cérebro para entender e aprender mais sobre quaisquer diferenças importantes entre o cérebro de homens e mulheres – ainda estão surgindo pesquisas na área da neurociência. Outra maneira de pensar sobre isso de forma mais ampla: cada um pode ser programado de um modo único, mas com um cérebro saudável todos temos capacidade de aprender, recordar e entender o mundo complexo que nos cerca.

No entanto, um item a observar é que a doença de Alzheimer atinge um número desproporcional de mulheres em comparação com os homens.[1] Dois terços dos americanos com Alzheimer são mulheres e ainda não entendemos por que é assim ou o que aumenta o risco das pessoas do sexo feminino. Não é só porque elas têm mais probabilidade de viver mais anos. Algo em sua fisiologia pode ter alguma influência. O número de gestações da mulher durante a vida é uma das teorias polêmicas consideradas.[2] A gravidez provoca muitos eventos biológicos, de mudanças hormonais a alterações da função imunológica, que, em última análise, poderiam proteger do desenvolvimento da demência mais tarde. Ainda não temos as respostas, embora a terapia de reposição hormonal continue a ser discutida como uma ferramenta. Já se demonstrou que ela pode ser prejudicial à cognição em certas circunstâncias, mas tem potencial benéfico em outras, dependendo de quando é iniciada (com 50 e poucos anos ou entre os 65 e os 79, respectivamente). O que vem ficando claro é que é preciso considerar uma abordagem personalizada. Mulheres diferentes reagem de forma diferente à reposição hormonal, dependendo de seus fatores de risco individuais, como ser diabética ou ter um gene ligado ao Alzheimer.

As mulheres têm vantagem sobre os homens na habilidade verbal, e esse pode ser um fator da identificação de problemas cognitivos. Estudos mostram que as mulheres obtêm pontuação melhor em testes-padrão usados para diagnosticar os primeiros estágios da demência, mesmo quando os exames do cérebro indicam que estão no mesmo estágio da doença que os homens.[3] Em poucas palavras, as mulheres conseguem esconder os sintomas de Alzheimer com sua habilidade verbal superior, o que as leva a não serem diagnosticadas com precocidade suficiente. Nos estágios posteriores da deficiência cognitiva, essa vantagem desaparece. Uma diferença tão baseada em gênero pode ser a razão para parecer que as mulheres declinam mais depressa depois do diagnóstico; estão mais avançadas na trajetória da doença do que o teste anterior indicaria. Agora pontos de corte desses testes baseados em gênero fazem parte dos debates na pesquisa e no ambiente clínico. (Discuto isso com mais detalhes com Maria Shriver no capítulo 11).

Mito nº 9: Palavras cruzadas todo dia e o médico do cérebro se distancia

Outra lenda urbana é que resolver palavras cruzadas mantém o cérebro jovem. Infelizmente, as palavras cruzadas só exercitam uma parte do cérebro, em geral a capacidade de encontrar palavras (também chamada de fluência). Assim, embora ajudem você a melhorar nisso, não vão necessariamente manter seu cérebro afiado de maneira geral. Dito isso, há valor em resolver enigmas com números e palavras, inclusive jogos como sudoku. Em 2019, um estudo de acompanhamento feito pela Escola de Medicina da Universidade de Exeter e pela King's College London confirmou resultados anteriores que mostraram que quanto mais os participantes resolviam esses jogos, melhor ficava seu desempenho em tarefas que avaliavam atenção, raciocínio e memória.[4] O resultado veio da análise de dados de mais de 19 mil pessoas saudáveis com 50 anos ou mais inscritas no grande PROTECT Study, que se estende por 25 anos e acompanha os participantes anualmente para examinar como o cérebro envelhece e o que pode influenciar o risco de demência com o passar dos anos. Os pesquisadores logo ressaltaram que o resultado não significa de forma direta e definitiva que fazer palavras cruzadas melhore a função cerebral ou nos dê um cérebro mais afiado. O que se sabe é que manter a mente ativa ajuda a reduzir o declínio da habilidade de pensar; para algumas pessoas, as palavras cruzadas podem ser um jeito de conseguir isso. Para outras, talvez não sejam.

Mito nº 10: Você é dominado pelo cérebro "direito" ou "esquerdo"

Ao contrário do que ensinavam no passado, os "dois lados" do cérebro, direito e esquerdo, são intricadamente dependentes entre si. Talvez tenham lhe dito que você podia ser do "cérebro direito" ou do "esquerdo" e que quem favorece o direito é mais criativo ou artístico e quem favorece o esquerdo é mais técnico e lógico. A noção de cérebro direito/esquerdo se originou da percepção de que muita gente exprime e recebe a linguagem mais no hemisfério esquerdo e as habilidades espaciais e a expressão emocional, mais no direito. Os psicólogos usaram a ideia para distinguir diversos tipos de personalidade. Mas os exames cerebrais por imagem revelaram que, em geral, os dois hemisférios do cérebro trabalham em conjunto de forma complexa. Por exemplo, hoje se sabe que o processamento da linguagem, antes considerado domínio apenas do hemisfério esquerdo, ocorre nos dois hemisférios. O lado esquerdo lida com gramática e pronúncia, o direito processa a entonação e o cérebro recruta tanto o lado esquerdo quanto o direito na leitura e na matemática.

Mito nº 11: Você só tem cinco sentidos

Provavelmente você consegue citar todos eles: visão (oftalmocepção), olfato (olfatocepção), paladar (gustacepção), tato (tatocepção) e audição (audiocepção). Mas há outros terminados em "cepção", terminação que vem do latim e significa tomar ou receber. Os outros seis sentidos também são processados no cérebro e nos dão mais dados sobre o mundo exterior:

- Propriocepção: Sensação de onde estão as partes de seu corpo e o que estão fazendo.
- Equilibriocepção: Senso de equilíbrio, também chamado de GPS interno. Ele lhe diz se você está sentado, em pé ou deitado. Localiza-se

no ouvido interno (e é por isso que problemas no ouvido interno podem provocar vertigem).
- Nocicepção: A sensação de dor.
- Termocepção: Sensação de temperatura.
- Cronocepção: Sensação da passagem do tempo.
- Interocepção: Sensação de suas necessidades internas, como fome, sede, ir ao banheiro.

Mito nº 12: Você nasceu com todos os neurônios que terá no cérebro, seu cérebro está programado e as lesões cerebrais são sempre permanentes

Se você achou que a cabeça do recém-nascido, se comparada à cabeça de um adulto, é desproporcionalmente grande em relação ao tamanho do corpo, acertou. Devido ao desequilíbrio entre o desenvolvimento do corpo e do cérebro durante a gestação, o cérebro dos bebês é proporcionalmente muito maior do que o dos adultos em relação ao tamanho do corpo. O cérebro do recém-nascido triplica de tamanho no primeiro ano de vida; depois disso, a taxa de crescimento físico se desacelera enquanto aprendemos e guardamos mais coisas em nosso 1,5 quilo de cérebro. O que continua a se desenvolver e que permite essa capacidade tremenda de processar cada vez mais informações é a complexidade das redes de neurônios, que passam por um processo de poda em que se eliminam determinadas sinapses sem uso para abrir espaço para novas. Isso ajuda a explicar por que o tamanho do cérebro não tem necessariamente relação direta com a inteligência. Como o cérebro atinge metade do tamanho adulto aos 9 meses e quase três quartos aos 2 anos, a cabeça do bebê tem que ser grande e crescer rápido para acomodar o resto do crescimento do cérebro. Em média, ele atinge o tamanho máximo nas meninas por volta dos 11 anos e meio e nos meninos, aos 14 e meio – mas, repito, ele só estará plenamente maduro em termos do desenvolvimento interno e do funcionamento executivo por volta dos 25 anos.

Você sabe que, quando adulto, acrescentar mais informações ao cérebro não aumenta seu tamanho (e imagine como as pessoas seriam se o cérebro aumentasse com o aprendizado de novas informações). O que aumenta é o número de neurônios – células nervosas – e a complexidade de sua rede, por meio da poda e da "brotação" constantes e ativas. Embora os genes provavelmente tenham algum papel no declínio das sinapses, uma das mais espantosas pesquisas recentes é a que destacou o poder da experiência – como o ambiente da pessoa influencia profundamente o processo de poda. É o antigo fenômeno de natureza *versus* criação. As sinapses "exercitadas" pela experiência ficam mais fortes, enquanto outras enfraquecem e acabam sendo podadas.

Como já observei, antes acreditávamos que nascíamos com um número predeterminado de neurônios para a vida inteira. Se lesionássemos um deles, não poderíamos substituí-lo. Do mesmo modo, muitos cientistas pensavam que o cérebro era inalterável: se desse defeito, não poderia ser consertado. Hoje sabemos que não é assim. O cérebro permanece plástico durante toda a vida e pode se reprogramar em resposta a nossas experiências. Também pode gerar novos neurônios conforme as circunstâncias. Pense, por exemplo, no que os cegos vivenciam, porque partes do cérebro que normalmente processam a visão podem contribuir para uma audição excepcional. Quem pratica uma nova habilidade, como tocar violino, "reconfigura" as partes do cérebro responsáveis pelo controle motor fino. Pessoas que sofreram lesões cerebrais podem recrutar outras partes do cérebro para compensar a perda do tecido lesionado. A inteligência também não é fixa.

Há muito se comprovou a neurogênese em vários animais, mas só na década de 1990 os pesquisadores começaram a se concentrar exclusivamente em demonstrar o nascimento de novas células cerebrais em seres humanos. Finalmente, em 1998, o neurologista sueco Peter Eriksson foi um dos primeiros a publicar um relatório, hoje muito citado, documentando que, dentro de nosso cérebro, no hipocampo, há um reservatório que se enche continuamente de células-tronco neurais capazes de se diferenciar em neurônios do cérebro.[5] Todos vivenciamos desenvolvimento, pelo menos em determinadas áreas do cérebro, durante a vida toda. Também somos equipados com tecnologia para reconfigurar e reformar fisicamente o cérebro. Isso levou à área nova e próspera da neuroplasticidade – a capacidade do cérebro de formar e reorganizar as conexões sinápticas. A plasticidade do cérebro foi documentada há mais de cem anos no livro *Princípios de psicologia* (1890), de William James, no qual o psicólogo da Universidade Harvard escreve "A matéria orgânica, principalmente o tecido nervoso, parece dotada de um grau extraordinário de plasticidade", mas só recentemente começamos a medir e visualizar esse fenômeno com a tecnologia. E, com ferramentas como a RMF, podemos ver as mudanças do cérebro em resposta a determinados estímulos. Também podemos ver partes do cérebro que não estão em uso sendo podadas. O cérebro se configura e se reconfigura de forma constante e dinâmica em resposta a experiências, aprendizados e até lesões. E mais: aquilo em que você concentra sua atenção reconfigura o cérebro, do ponto de vista estrutural e funcional.

O fato de a neurogênese ocorrer a vida inteira em nós, somado ao bônus de podermos mudar os circuitos com a neuroplasticidade, provocou uma revolução na neurociência e no nosso modo de pensar o cérebro. Esses novos conhecimentos também trouxeram esperança aos que buscam pistas para desacelerar, reverter ou até impedir e curar as doenças cerebrais progressivas. Se conseguirmos regenerar as células do cérebro e reconfigurar as conexões, imagine o que isso pode fazer no estudo dos transtornos neurodegenerativos. Meu palpite bem informado é de que novos tratamentos estão a caminho. Alguns já transformaram a vida de pessoas que sofreram doenças ou lesões cerebrais graves. Não é preciso ir muito além de *Treine a mente, mude o cérebro*, de Sharon Begley, para ler histórias da vida real que provam que nosso cérebro é maleável.[6] O Dr. Norman Doidge conta histórias semelhantes em seus livros que descrevem como o cérebro se altera. Se pessoas que sofreram AVCs arrasadores conseguem reaprender a falar e os que nascem com cérebro parcial ou perdem tecido cerebral significativo por doença ou remoção cirúrgica conseguem reconfigurar a programação do cérebro para funcionar como um todo, pense nas possibilidades para nós que apenas desejamos preservar nossas faculdades mentais enquanto envelhecemos. Até as pessoas que tiveram um hemisfério inteiro removido na infância para tratar doenças neurológicas raras (como a epilepsia que não responde ao tratamento ou o câncer de cérebro) conseguem funcionar na idade adulta. Seu cérebro se reorganiza e várias redes assumem a função.

Se estiver se perguntando como o cérebro "cultiva" novos neurônios, é principalmente com a ajuda do fator neurotrófico derivado do cérebro (BDNF, na sigla em inglês), a proteína codificada por um gene localizado no cromossomo 11. O Dr. John Ratey, neuropsiquiatra de Harvard que escreveu bastante sobre a conexão entre a boa forma física e a saúde do cérebro, chama o BDNF de "adubo para o cérebro".[7] Além de alimentar a neurogênese, o BDNF também protege os neurônios existentes e incentiva a formação de sinapses – as conexões entre os neurônios. É interessante notar que estudos demonstraram nível reduzido de BDNF nos pacientes com Alzheimer. Não surpreende, portanto, que os cientistas procurem maneiras de elevar o BDNF no cérebro por meio de hábitos básicos do estilo de vida. Entre as coisas incluídas em sua lista de estratégias a adotar estão o exercício, o sono restaurador, a redução do estresse e uma exposição saudável ao sol.

É importante destacar que a plasticidade cerebral é uma via de mão dupla. Em outras palavras, é quase tão fácil promover mudanças que prejudicam a memória e a capacidade física e mental quanto melhorá-las. Adoro o modo como o Dr. Michael Merzenich, importante pioneiro da pesquisa em plasticidade cerebral e professor emérito da Universidade da Califórnia em São Francisco (UCSF), explica: "Os idosos muitas vezes incentivam a mudança plástica do cérebro no sentido errado."[8] Você pode mudar seu cérebro para melhor ou para pior com comportamentos e até maneiras de pensar. Os maus hábitos têm mapas neurais que reforçam esses maus hábitos. A *plasticidade negativa*, por exemplo, provoca mudanças das conexões neurais que podem ser prejudiciais. Os pensamentos negativos e a preocupação constante podem promover no cérebro mudanças associadas à depressão e à ansiedade. Os estados mentais repetidos, nos quais você concentra sua atenção, aquilo que vivencia e o modo como reage às situações se tornam, realmente, características neurais. Uma das frases mais citadas do Dr. Merzenich é a seguinte: "Os padrões de atividade dos neurônios em áreas sensoriais podem ser alterados por padrões de atenção. A experiência somada à atenção leva a mudanças físicas na estrutura e no funcionamento futuro do sistema nervoso. Isso nos leva a um fato fisiológico claro [...]: momento a momento escolhemos e esculpimos como a nossa mente sempre mutável trabalhará. Escolhemos quem seremos no momento seguinte em um sentido muito real, e essas escolhas ficam gravadas em forma física no nosso eu material."[9]

Segredos dos "Superidosos"

Seria ótimo ter o cérebro de um *SuperAger*. Os Superidosos são pessoas com a habilidade extraordinária de manter o cérebro jovem em idade muito avançada, mas a maioria deles não ganhou na loteria genética. Um pequeno grupo de elite de pessoas com 80 anos ou mais tem a memória tão afiada quanto a de pessoas vinte ou trinta anos mais novas; elas não mostram o encolhimento ligado à idade das redes cerebrais relacionadas com a capacidade de memória.[10] Seu córtex cerebral, onde ocorrem a memória, a atenção e outras habilidades do pensamento, é notavelmente espesso, semelhante ao de pessoas de 50 anos. Os cientistas vêm tentando descobrir seus segredos para transformar todos nós em Superidosos e estão aprendendo que as explicações talvez não sejam totalmente genéticas. O que a ciência mostra cada vez mais é que podemos causar um impacto imenso no destino do cérebro com escolhas simples de vida. Em geral, os Superidosos não agem como velhos. Eles também se mantêm afiados com os bons hábitos.

COMO MANTER A MENTE AFIADA

A Parte 2 deste livro trata dos cinco pilares da saúde cerebral. É com base neles que você continuará a levar a sua mente na direção certa. Você obterá uma compreensão mais ampla da ciência por trás desses pilares e poderá aplicá-los com facilidade na sua vida. E, para os dispostos a aceitar o desafio, mostraremos como fazer cada recomendação subir um degrau ou dois para verdadeiramente otimizar seu cérebro. Nem todas as estratégias sugeridas servirão para todos, mas confio que tenho algo para cada um. Fornecerei até mesmo um programa para os que precisam de instruções específicas. Por fim, darei dicas extras para os que buscam aumentar a produtividade, aproveitar ao máximo seu tempo (ou seja, como encontrar uma hora inteira *extra* no seu dia) e abandonar maus hábitos, enquanto se tornam arquitetos dos hábitos bons. No centro das lições está a meta: montar uma vida melhor por meio de um cérebro mais afiado.

Para começar, vamos conhecer os cinco pilares da saúde cerebral: Mexer-se, Descobrir, Relaxar, Nutrir-se e Conectar-se. Esses cinco pilares foram descritos pela primeira vez pela AARP com base nas provas científicas existentes que demonstravam que essas ações são fundamentais para promover a boa função cognitiva a vida inteira. Recomendo-os para que você mantenha a mente afiada em qualquer idade. Eis o que significam, sem nenhuma ordem específica:

Mexer-se. Isso não deveria surpreender. Os exercícios, tanto os aeróbicos quanto os não aeróbicos (treinamento de força), não fazem bem só ao corpo; eles são ainda mais benéficos para o cérebro. Todo dia, antes de me sentar para escrever este livro, faço algo físico. Uma volta de bicicleta, flexões, nadar ou correr. Quando minha escrita começa a se arrastar ou a não se conectar do modo que quero, exercito o corpo para estimular a mente. Na verdade, até agora o esforço físico é a única coisa cientificamente documentada que melhora a saúde e o funcionamento do cérebro. Embora possamos registrar a associação, digamos, entre a alimentação saudável e a saúde do cérebro, a conexão entre boa forma física e boa forma cerebral é clara, direta e poderosa. O movimento aumenta seu poder cerebral porque ajuda a gerar, reparar e manter as células do cérebro, além de deixar você mais alerta e produtivo o dia todo. Há um fator de causa e efeito quase imediato e mensurável, sobre o qual você logo aprenderá e que é incrível. Sempre segui o conselho do meu amigo, ator e fanático por boa forma Matthew McConaughey: "Simplesmente tente suar todos os dias."

Descobrir. Um estudo de 2014 da Universidade do Texas em Dallas nos diz que adotar um novo hobby, como pintura ou fotografia digital, ou mesmo aprender um novo idioma ou software, fortalece o cérebro.[11] Esse algo novo pode ser até mesmo assistir a um filme 3D, ingressar em um novo clube ou usar a mão não dominante para escovar os dentes. Como parte da nossa discussão aqui, tratarei dos benefícios e armadilhas dos exercícios de treinamento cerebrais, além de como descobrir a capacidade plena do cérebro com estratégias que aumentam a atenção, o foco e a concentração. Vou perguntar: "Você tem clareza quanto ao seu propósito na vida?" Isso também faz parte da equação.

Relaxar. O relaxamento não é benéfico apenas para o corpo como um todo; seu cérebro também precisa descansar. Dezenas de estudos bem projetados, alguns dos quais examinaremos no capítulo 6, mostram rotineiramente que o sono ruim causa deficiência de memória e que o estresse crônico prejudica a capacidade de aprender e de se adaptar a novas situações. De acordo com um grupo de pesquisadores do MIT (Instituto de Tecnologia de Massachusetts), algo tão comum (e estressante) quanto a multitarefa pode desacelerar seu pensamento.[12] O estresse é especialmente subversivo. Vou ajudá-lo a encontrar maneiras de descontrair que não envolvem a meditação obrigatória (mas fique à vontade para experimentá-la; veja o capítulo 6). Isso envolve tanto se dedicar a atividades que reduzem o estresse quanto garantir o sono restaurador todas as noites.

Nutrir-se. Faz tempo que há indícios episódicos do vínculo entre alimentação e saúde cerebral. Mas agora finalmente temos provas de que consumir determinados alimentos (como peixes de água fria, cereais integrais, azeite extravirgem, nozes, castanhas e sementes, frutas fibrosas inteiras, legumes e verduras) e limitar outros (os ricos em açúcar, gordura saturada e ácidos graxos trans) são providências que ajudam a evitar o declínio do cérebro e da memória, protegem o cérebro de doenças e maximizam seu desempenho. Comer bem é mais importante do que nunca, agora que sabemos que a alimentação pode afetar a saúde cerebral (e a saúde em geral). Esse debate se estende também à saúde dos nossos parceiros microbianos. O microbioma do intestino humano – os trilhões de bactérias que ali residem – tem um papel relevante na saúde e no funcionamento do cérebro; o que comemos contribui para a fisiologia do microbioma e até mesmo para a do cérebro.

Conectar-se. Tudo bem. Se as palavras cruzadas recebem nota 7 pela capacidade de aumentar a função cerebral, o que levaria uma nota 10? Conectar-se com outras pessoas. Presencialmente, frente a frente. Um estudo de 2015, entre muitos outros, nos diz que ter uma rede social diversificada aumenta a plasticidade do cérebro e ajuda a preservar a nossa capacidade cognitiva.[13] Interagir com os outros, além de reduzir o estresse e promover o sistema imunológico, também diminui o risco de declínio cognitivo.

Prepare-se para reinventar o modo como você vive. Tornarei esse processo prático e factível. Seu cérebro – não, seu corpo inteiro – vai agradecer.

PARTE 2

OS ASSESSORES DO CÉREBRO

COMO NÃO PERDER A CABEÇA

A prevenção é o antídoto mais poderoso contra as doenças, e isso é ainda mais verdadeiro no caso de enfermidades degenerativas como as do cérebro e do sistema nervoso. O mais chocante é que metade dos adultos não conhece os fatores de risco da demência, o que torna a doença ainda mais assustadora e mal-entendida. Não se pode prevenir algo que não se entende e não se "vê".

A idade é o maior fator de risco conhecido da demência e da doença de Alzheimer, e ninguém pode ensinar a desacelerar a idade cronológica – ainda. O que sabemos é que a incidência de Alzheimer ou de demência vascular aumenta exponencialmente depois dos 65 anos e quase dobra a cada cinco anos.[1] Aos 85 anos ou mais, cerca de um terço das pessoas tem demência.[2] Mas isso não significa que a doença tenha firmado suas raízes durante essas décadas. Nas pessoas com 85 anos, idade em que mais de 30% desenvolveram demência, os sintomas de declínio cerebral começaram em silêncio quando elas tinham entre 55 e 65 anos. Do mesmo modo, a saúde cerebral dos cerca de 10% das pessoas com 65 anos que desenvolveram demência começou a degenerar em silêncio quando elas estavam entre os 35 e os 45 anos. Nas palavras de um importante neurologista, "o Alzheimer pode ser mais corretamente identificado como uma doença de pessoas jovens e de meia-idade".

Em geral, não pensamos em demência quando estamos entrando em nosso ápice, mas deveríamos, porque é uma oportunidade extraordinária. Os dados de estudos longitudinais de observação acumulados nas últimas décadas mostram que, fora a idade, a maior parte dos outros fatores de risco da doença cerebral pode ser controlada. Isso significa que você tem poderes reais para alterar seu risco de declínio. Como se pode adivinhar, alguns fatores mais influentes e modificáveis ligados a esse declínio têm relação com o estilo de vida: inatividade física, alimentação insalubre, hábito de fumar, isolamento social, dormir mal, falta de atividades mentalmente estimulantes e excesso de álcool. Metade dos casos de Alzheimer, só nos Estados Unidos, pode ter sido causada ou piorada por uma combinação desses maus hábitos. Pressão alta, obesidade, diabetes e colesterol elevado, principalmente na meia-idade, aumentam de forma substancial a probabilidade de desenvolver demência anos mais tarde, às vezes até mesmo décadas depois. A prevenção deveria começar cedo, mas, para que faça efeito, é preciso estratégia. Você tem que conseguir incorporar facilmente as mudanças na sua vida. Nesta parte do livro vou lhe dar um conjunto de ferramentas que, adaptadas agora, aumentarão significativamente suas possibilidades de se manter afiado por toda a vida. Essas ferramentas refletem os cinco pilares para preservar a saúde e a função cerebrais e culminam em um programa personalizado de doze semanas.

Também explicarei por que esses vários fatores causam impacto no cérebro, para que você entenda e visualize com clareza o benefício obtido com a aplicação das minhas ideias para se manter afiado. Pense nelas como seu grupo de assessores. O melhor é que todas estão bem a seu alcance.

CAPÍTULO 4

O milagre do movimento

*A boa forma física, além de um dos segredos
mais importantes do corpo saudável, é a base da
atividade intelectual dinâmica e criativa.*

JOHN F. KENNEDY

Quando me perguntam qual é a coisa mais importante que se pode fazer para melhorar a função do cérebro e sua resiliência no que diz respeito às doenças degenerativas, respondo com uma única palavra: *exercício* – mexa-se mais e mantenha uma rotina regular de boa forma física. Talvez você esperasse que eu indicasse alimentação, palavras cruzadas ou formação superior, mas tudo depende do movimento físico. A verdade é que, mesmo que nunca tenha feito exercícios regulares no passado, você pode começar hoje e verá efeitos rápidos e significativos na saúde do cérebro (e do corpo inteiro, obviamente). A boa forma física talvez seja o ingrediente mais importante para a vida mais longa possível, apesar de todos os seus outros fatores de risco, inclusive a idade e a genética. E, embora pareça difícil de acreditar, o exercício é a única atividade comportamental cientificamente comprovada que provoca efeitos biológicos benéficos para o cérebro. Não podemos dizer que o exercício reverta a demência e o déficit cognitivo, mas vêm aumentando os indícios que embasam o conselho que todos deveríamos seguir: mexa-se. Lembre-se: um corpo em movimento tende a permanecer em movimento. E, se você não tem se exercitado, começar hoje pode proteger significativamente seu cérebro mais adiante. Nunca é tarde demais!

Conhece algum octogenário capaz de levantar 52 quilos no supino? Eu conheço; ela mora em Baltimore e dá aulas na academia. Mas Ernestine Shepherd só começou a se exercitar quando fez 56 anos e decidiu entrar em forma com a irmã. E que tal uma bailarina de 77 anos (Madame Suzelle Poole) e um jogador profissional de futebol de 50 e poucos (Kazuyoshi Miura)? Em 2018, John Starbrook, de 87 anos, se tornou o corredor mais velho a terminar a Maratona de Londres. Linda Ashmore cruzou o canal da Mancha aos 71 anos. Essas pessoas são a prova de que os exercícios podem ser uma atividade vitalícia e que nunca é tarde demais para começar. Finalmente, os cientistas estão estudando os "atletas master" – pessoas com 35 anos ou mais que praticam esportes. Elas nos dão um vislumbre maravilhoso do que é fisicamente possível quando envelhecemos e como os exercícios nos beneficiam de forma tangível, tanto em termos físicos quanto mentais. Para começar, esses estudos estão derrubando muitos mitos sobre o processo de envelhecimento. Ao contrário do que muitos pensam, não ficamos tão mais lentos assim com a idade até os 70 anos. E podemos ganhar muito mais do que pensávamos com atividades de intensidade relativamente baixa, como caminhar e praticar jardinagem ou dança de salão. Quando vi o gráfico apresentado a seguir, a primeira coisa que passou pela minha cabeça foi: "Não tenho mais desculpa!" Ele me abriu de imediato uma nova perspectiva.

Como homens e mulheres ficam mais lentos com a idade
Recorde mundial de 100 m de cada categoria etária

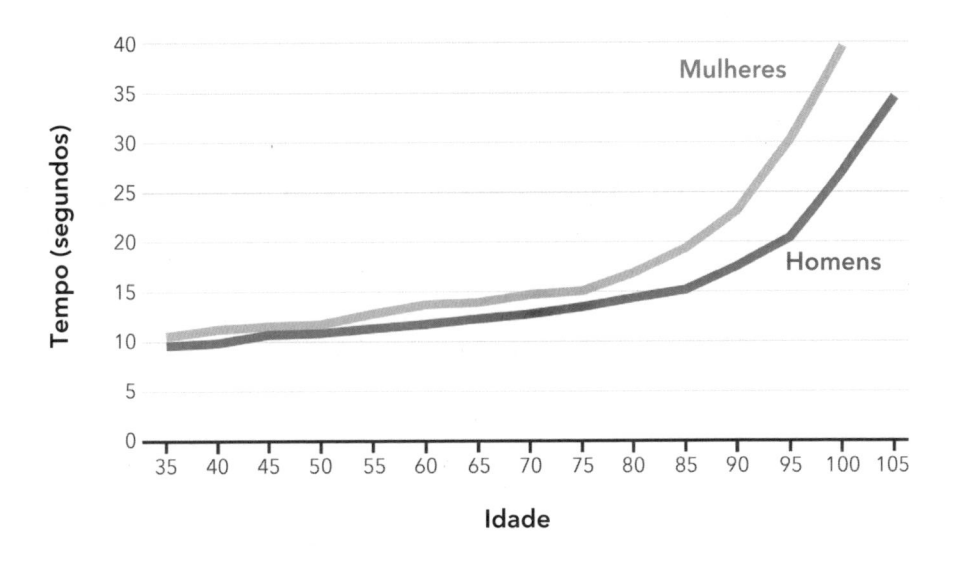

Fonte: Recordes da World Masters Athletics para corrida de 100 metros em 2019

O RITMO DO ENVELHECIMENTO

A influência dos exercícios sobre a função cerebral é tão espetacular que, no início de 2018, a Academia Americana de Neurologia publicou novas diretrizes a serem usadas por médicos como eu para decidir as melhores opções de tratamento dos pacientes, principalmente os que têm deficiência cognitiva leve (DCL), muitas vezes precursora da demência.[1] O subcomitê responsável por atualizar as recomendações examinou com diligência oito medicamentos que podem ser úteis para desacelerar o avanço da DCL para a doença de Alzheimer plena. Depois de chegar a este ponto do livro, provavelmente você não vai se surpreender quando souber que o grupo concluiu que nenhum medicamento era eficaz: embora haja medicamentos aprovados pela FDA

(Agência de Alimentos e Remédios dos Estados Unidos) para tratar os sintomas da doença de Alzheimer, "não há medicamentos aprovados pela FDA para o tratamento da DCL. Além disso, não há estudos de alta qualidade e longo prazo que identifiquem agentes dietéticos ou farmacológicos que melhorem a cognição ou retardem a progressão de pacientes com DCL". Mas o que os cientistas declararam é que os exercícios deveriam ser recomendados: "Estudos de seis meses indicam o possível benefício de exercícios físicos duas vezes por semana para a cognição na DCL. O exercício também traz benefícios gerais à saúde e, em geral, o risco é limitado." Se isso já não soar bastante atraente, leve também em conta que já foi constatado que a *in*atividade física é o fator de risco mais significativo de declínio cognitivo e de desenvolvimento de demência.[2]

Note que, embora nenhuma medicação específica o seja, o exercício é universalmente recomendado, mesmo que só para prevenir a inatividade. Esse é um exemplo de que o corpo e o cérebro querem sarar e de que o movimento ajuda. O Dr. Ron Petersen, da Clínica Mayo e um dos fundadores do Conselho Global de Saúde Cerebral, foi um dos autores das diretrizes. O Dr. Petersen é neurologista e dedicou a vida a estudar a cognição no envelhecimento normal, além de uma variedade de transtornos, como a doença de Alzheimer, a demência com corpos de Lewy e a degeneração lobar frontotemporal (a perda progressiva de neurônios dos lobos frontal e/ou temporal do cérebro, provocando declínio do comportamento, da linguagem ou do movimento; é a forma de demência mais comum em pessoas com menos de 60 anos). Ele é um líder mundial na área da pesquisa sobre Alzheimer e dirige o Centro de Pesquisa de Doença de Alzheimer da Clínica Mayo e seu estudo do envelhecimento. Quando conversei com o Dr. Petersen sobre o que pensava da preservação geral da função do cérebro, o exercício estava no topo da lista. "A literatura a respeito do papel dos exercícios, principalmente os aeróbicos, é muito boa", disse ele. "Uma caminhada intensa resolve." *Caminhar!* Parece que o básico realmente se aplica, mesmo quando falamos com cientistas do mais alto nível que dedicaram sua vida a estudar o cérebro.

Durante a carreira, o Dr. Petersen viu sua área ser revolucionada pela tecnologia dos exames por imagem. De início, médicos como ele só conseguiam diagnosticar a doença de Alzheimer em autópsias. Hoje, exames especiais de PET nos permitem olhar o cérebro vivo por dentro e ver o que está acontecendo, sem ter que pegar o bisturi. Todos os tipos de tecnologia de imagem nos ajudam a avaliar as mudanças do cérebro em determinadas circunstâncias.

A atividade física é até hoje o elemento que tem os indícios mais fortes de geração de mudanças cerebrais positivas. Mais uma vez, é preciso muito menos exercício do que você imagina: se basta uma caminhada intensa, eis aí a sua diretriz. Mas é preciso se dedicar a exercícios físicos regulares por pelo menos 150 minutos por semana e incorporar a essa rotina o treinamento de força e intervalado. No treino em intervalos, alternam-se vários níveis de velocidade, intensidade e esforço. Pense nisso como surpreender o corpo, para não cair em rotinas desgastadas que não trazem desafios e causam estagnação em seu progresso. O treinamento de força envolve o uso de pesos ou do peso do corpo como resistência. Ele ajuda a construir e tonificar a massa muscular e a obter equilíbrio e coordenação.

É comum as pessoas me dizerem que "não têm tempo" para se exercitar, mas é preciso criar esse tempo. Na correria diária, talvez o exercício seja a primeira coisa que você cancela, mas está na hora de mudar. Lembre-se: a questão não é vaidade nem aparência; é vida e bem-estar.

O exercício físico em si pode ser o investimento de maior retorno e é um antídoto para muitas coisas que aumentam o risco de declínio. Eis um exemplo simples: você já sabe que pressão alta ou diabetes aumentam a probabilidade de demência quando envelhecemos, mas acontece que o exercício é uma das ferramentas mais poderosas para controlar também esses problemas.

> De acordo com os Centers for Disease Control and Prevention (CDC: Centros de Controle e Prevenção de Doenças dos Estados Unidos), 80% dos americanos não praticam exercício regular suficiente. Só cerca de 23% dos homens e 18% das mulheres atendem às exigências recomendadas. As pessoas com mais probabilidade de se exercitar têm entre 18 e 24 anos (quase 31% se exercitam). Uma análise de adultos americanos de 50 a 71 anos constatou que os que se exercitaram duas a oito horas por semana desde a adolescência até os 60 anos tiveram probabilidade 29% a 36% menor de morrer de qualquer causa durante os vinte anos do estudo.[3]

CÉREBRO MAIOR E MAIS INTELIGENTE EM MINUTOS DE MOVIMENTO

Sei que não sou o primeiro a lhe falar do tremendo poder físico e curativo do exercício, mas talvez seja o primeiro a explicar como isso deixa você mentalmente mais afiado. Em termos amplos, o exercício melhora a digestão, o metabolismo, a densidade óssea e o tônus e a força do corpo. Muitos pensam no exercício como ferramenta para emagrecer, o que ele também é. Mas vai muito além disso. Ele pode ligar seus "genes inteligentes", sustentar a estabilidade emocional e afastar a depressão e a demência. Quando você escolhe o tipo certo, o exercício é agradável e aumenta a confiança e o amor-próprio. Não deixe de dar a devida importância porque realmente falo sério: você pode ficar mais inteligente, em algumas mensurações, depois de uma hora de exercício pelo efeito do movimento no cérebro. Como isso acontece?

Não é que o exercício injete automaticamente no cérebro os fatos da história, a matemática complexa ou as orientações para pilotar um avião. Mas você estimulará seu cérebro e o ajudará a pensar mais depressa e com mais clareza e concentração. Isso acontece por efeitos múltiplos, diretos e indiretos, que examinaremos em breve. Experimente. Dê uma caminhada acelerada em torno do quarteirão e, quando voltar, observe como se sente e como sua mente funciona. Aposto que terá mais energia mental, mesmo que a caminhada o deixe sem fôlego. E provavelmente você se sentirá mais otimista e capaz de enfrentar os desafios do dia. O filósofo e psicólogo William James afirmou isso com muita clareza no século XIX: "Mantenha viva em si a faculdade do esforço com um pouco de exercício gratuito todos os dias."

Tornei-me um praticante constante de exercícios depois de certa idade. Sempre mais dedicado aos livros, eu só pensava no exercício físico como um modo de manter a forma ou como um tipo de recreação. Estava com uns 30 anos quando comecei a pensar na atividade física como um modo de melhorar o meu cérebro. Isso ocorreu em uma época em que as escolas do país inteiro reduziam a duração do recreio e das aulas de educação física, privilegiando mais matérias do currículo básico. Em parte, o que provocou essa mudança na grade escolar foi a queda das notas nas provas padronizadas dos Estados Unidos, que estavam ficando muito para trás em relação a outros países. O sentimento predominante se tornou "mais matemática e menos recreação".

Comecei a examinar a pesquisa sobre o impacto desse tipo de mudança de política no aprendizado em geral e o que achei foi muito claro: nos lugares onde os alunos gastavam mais tempo e energia se dedicando a esportes individuais e de equipe houve um impacto positivo sobre a aprendizagem; os lugares que reduziram a educação física tiveram o efeito oposto. Foi a primeira vez que comecei a pensar no exercício como um modo de melhorar não só o corpo, mas também a mente. A verdade é que, embora os indícios episódicos de milênios atrás revelassem os benefícios do exercício, só em meados do século XX se realizaram estudos em grande escala para demonstrar que a boa forma física prevenia doenças e protegia a saúde. Antes disso, o exercício era considerado mera forma de lazer e esporte. A fisiologia do exercício se tornou um campo legítimo de estudo. Agora parece que a cada semana surge um estudo que mostra os benefícios neuroprotetores do exercício e que o sedentarismo (também conhecido como "a síndrome do rato de sofá") leva o cérebro a se atrofiar ou a encolher fisicamente, ao mesmo tempo que aumenta o risco de doença de Alzheimer e de outros tipos de demência.

Para ser claro, isso não tem relação com seu *habitus* corporal. Já se demonstrou que, com qualquer peso, ser inativo é duas vezes mais fatal do que ser obeso. E, se você tem acompanhado notícias recentes sobre saúde, provavelmente encontrou manchetes chamando os ratos de sofá de "fumantes" – em uma reformulação da velha máxima para: "ficar sentado é o novo cigarro". Esse é um exagero enganoso, porque não se pode comparar os dois hábitos. O risco de doença crônica e morte prematura associado ao tabaco é muito mais alto do que os riscos associados ao hábito de permanecer sentado por longos períodos. Ainda assim, essas manchetes destacam um fato importante: ficar muito tempo sentado – mais de oito horas por dia, sem nenhuma atividade física – pode matar ou causar morte prematura. A maior parte desse dano é metabólica. Eis o que acontece: quando você fica imóvel, a circulação desacelera e o corpo usa menos açúcar do sangue, ou seja, há mais açúcar circulando. Ficar imóvel também influencia negativamente as gorduras do corpo, a lipoproteína de alta densidade (o colesterol bom), a pressão arterial em repouso e a leptina, o hormônio da saciedade (que lhe diz quando parar de comer). Quando ficamos sentados, nossos músculos ficam em uma espécie de estado dormente, em que a atividade elétrica diminui, causando atrofia e decomposição. Além disso, a produção da lipoproteína lipase, enzima que decompõe as moléculas de gordura no sangue, é interrompida, aumentando também a circulação de gordura. Conforme sua taxa metabólica despenca, você para de queimar tantas calorias.

O bom é que, se você for ativo, mesmo aqueles poucos minutos de atividade contrabalançarão o efeito de ficar tempo demais sentado. A questão é que, embora a falta de exercício seja um fator de risco para doença e morte precoces, já se comprovou que o simples movimento previne esse destino. Um estudo de 2015 da Escola de Medicina da Universidade de Utah, por exemplo, mostrou que levantar-se para praticar atividades leves, como caminhar dois minutos a cada hora, foi associado à probabilidade 33% menor de morrer em um período de três anos.[4] Dois minutos! Esse é um resultado considerável gerado a partir de um pequeno investimento de tempo. Meros 120 segundos por hora podem afastar o efeito prejudicial causado ao corpo por longos períodos de sofá.

> **MITO:** Quando se envelhece, a massa muscular é menos importante do que a boa forma cardiorrespiratória.
>
> **VERDADE:** As pessoas deixam de perceber que a massa muscular é valiosa para a qualidade de vida, para a recuperação de lesões e doenças e para a capacidade de se manter em movimento e ativo e de cumprir as tarefas cotidianas básicas, além da sua importância para a saúde metabólica geral. Ao contrário da gordura, que armazena sobretudo calorias, o músculo é um tecido extremamente ativo que queima calorias. Isso ajuda a explicar por que pessoas mais magras e musculosas queimam mais calorias em repouso do que as pessoas com proporção mais alta de gordura corporal. Assim, além de manter uma rotina aeróbica que eleve a frequência cardíaca, é bom continuar construindo e mantendo a massa muscular. A perda muscular gradual com o tempo acompanha a idade, mas é possível contrabalançar esse declínio com treinamento de força e resistência.

MEXA-SE PELA EVOLUÇÃO

Durante a maior parte da história humana, fomos fisicamente ativos todos os dias. Era necessário para a nossa sobrevivência. A ciência já provou que, com o passar de milhares de anos, nosso genoma evoluiu em um estado de constante desafio físico – isto é, era preciso muito esforço físico para encontrar água e comida. Em outras palavras, nosso genoma espera e exige movimento frequente. Costumo dizer a meus alunos: "Nós, humanos, não fomos projetados para ficar sentados ou deitados durante 23 horas por dia e depois passar uma hora na academia. A ciência revelou que nós, humanos, fomos projetados para nos mantermos ativos constantemente, até no nosso centro molecular."

O biólogo e antropólogo Daniel E. Lieberman, de Harvard, sabe muito sobre o poder da atividade física na aparência e no funcionamento do corpo. Sua pesquisa sobre a evolução do *Homo sapiens* e a nossa história de atletismo culminou em um artigo citadíssimo de 2004 na revista *Nature*, em coautoria com Dennis M. Bramble, da Universidade de Utah.[5] Eles dizem que sobrevivemos todo esse tempo no planeta em virtude de nossa agilidade atlética. Quando rastreavam predadores e caçavam presas valiosas para comer, nossos ancestrais cimentavam a continuação de nossa existência. Conseguimos encontrar sustento e obter energia para nos acasalar, o que, então, nos permitiu passar os genes para a geração seguinte de seres humanos mais fortes e resistentes. No livro *A história do corpo humano*, o Dr. Lieberman defende que nosso nível epidêmico atual de doenças crônicas resulta do desencontro entre a nossa raiz evolutiva e o estilo de vida moderno: "Ainda não sabemos como contrabalançar o instinto primal adaptativo de comer rosquinhas e pegar o elevador."[6] Em um artigo de acompanhamento de 2015, Lieberman declara o paradoxo: "Os seres humanos evoluíram para se adaptar a uma quantidade regular e moderada de atividade física de resistência até a velhice", mas "também foram selecionados para evitar esforço desnecessário".[7] E ele sintetiza os segredos da vida boa e longa no seguinte trecho da introdução ao livro de 2013, que começa com o seguinte exercício: "Os homens e mulheres de 45 a 79 anos que são fisicamente ativos, comem muitas frutas, legumes e verduras, não fumam e consomem álcool com moderação têm, em média, um quarto do risco de morte em qualquer recorte temporal se comparados a pessoas com hábitos insalubres."[8] Isso deveria inspirá-lo, porque essas são orientações práticas. Qualquer um pode segui-las.

Está documentado que, em 600 a.C. – há mais de dois milênios e meio –, um médico de Sushruta, uma civilização do vale do Indo, foi o primeiro a receitar exercício diário moderado aos pacientes e indicar que "deve ser feito todo dia".[9] Ele recomendava exercícios porque deixavam o corpo forte, firme e leve; sustentavam o crescimento de membros e músculos; melhoravam a digestão e a compleição; preveniam a preguiça; e *reduziam a senilidade*. As traduções inglesas do texto original em sânscrito chamam o exercício de "absolutamente favorável à melhor conservação da saúde".[10] Mais de 2 mil anos atrás, a comunidade médica reconhecia o vínculo entre os movimentos do corpo e a saúde do cérebro, e, mais uma vez, isso está começando a ocupar o centro das atenções.

Os benefícios do exercício[11]

Faz tempo que o exercício foi ligado à saúde cerebral positiva. Sabemos disso, mas quero ter certeza de que você entende que o movimento do corpo melhora o cérebro. Um fator significativo é o controle da glicemia pelo exercício. Usar o açúcar para abastecer os músculos em vez de deixá-lo livre no sangue ajuda a prevenir flutuações drásticas da glicose e da insulina, que, como você já aprendeu, aumentam o risco de demência. O exercício também ajuda a reduzir inflamações, e isso é fundamental para prevenir a demência. Pense nestes outros benefícios:

- Risco mais baixo de morte por qualquer causa.
- Aumento de resistência, força, flexibilidade e energia.
- Aumento do tônus muscular e da saúde óssea.
- Aumento da circulação de sangue e linfa e do suprimento de oxigênio a células e tecidos.
- Sono mais repousante e profundo.
- Redução do estresse.
- Aumento da autoestima e da sensação de bem-estar.
- Liberação de endorfinas, substâncias naturais do cérebro que atuam melhorando o humor e reduzindo a dor.
- Redução do nível de açúcar no sangue e do risco de resistência à insulina e de diabetes.
- Distribuição e manutenção ideais do peso.
- Aumento da saúde cardíaca, com risco menor de doença cardiovascular e de hipertensão arterial.
- Redução das inflamações e do risco de doenças relacionadas à idade, do câncer à demência.
- Sistema imunológico mais forte.

CONFIGURE SEU CÉREBRO ENTRANDO EM FORMA

A biologia de como o exercício beneficia a saúde cerebral vai muito além do raciocínio de que facilita o fluxo de sangue oxigenado e leva nutrientes para o crescimento e a manutenção dos neurônios. Sabemos há muito tempo que o fluxo de sangue no cérebro é uma coisa boa. No entanto, vale a pena entender a ciência mais recente por trás da mágica do movimento ao proteger e preservar a função cerebral, menos conhecida pelo público em geral. Como dissemos, normalmente há duas maneiras de o exercício beneficiar o cérebro. Em primeiro lugar, o exercício usa efetivamente o açúcar em circulação no sangue e reduz inflamações, enquanto estimula a liberação de fatores de crescimento, substâncias que promovem tanto a proliferação quanto o funcionamento das células. No cérebro, esses fatores de crescimento sustentam a saúde dos neurônios novos, o recrutamento de vasos sanguíneos e a sobrevivência de todos os neurônios. A outra maneira pela qual o exercício beneficia o cérebro parece um pouco menos objetiva, mas é igualmente importante. Hoje sabemos que o movimento regular reduz o estresse e a ansiedade de forma mensurável, além de melhorar o sono e o humor – e tudo isso também afeta positivamente a estrutura e o funcionamento do cérebro. Esses efeitos combinados constroem a longo prazo a importantíssima resiliência do cérebro, ajudando a abrir caminho para sermos criativos e engenhosos, capazes de resolver problemas a curto prazo.

Tenho poucas dúvidas de que logo haverá provas suficientes para afirmar de forma conclusiva que a atividade física reduz o risco de demência. Já sabemos que as pessoas que levam uma vida fisicamente ativa correm menos risco de declínio cognitivo; agora estão surgindo pesquisas que mostram que a melhor forma física tem correlação com a manutenção da maior capacidade de processamento do cérebro idoso. Por exemplo, um estudo de 2018 demonstrou que quanto melhor a forma física da pessoa, maior sua probabilidade de recordar palavras, em comparação com quem não estava em forma tão boa.[12] Concordo com o que muitos colegas meus gostam de dizer: o exercício atua como um "kit de primeiros socorros" para as células cerebrais danificadas e acelera a recuperação depois de lesões, AVC ou estresse emocional significativo. Não conheço nenhum comprimido que faça tudo isso.

Já testemunhei os méritos da boa forma física em relatos meus e na minha vida. Depois de tantos anos viajando pelo mundo, conhecendo pessoas de diversas origens e culturas, o único padrão que notei é que os que têm boa forma física gozam de uma mente mais afiada. É provável que você também já tenha visto isso. São pessoas cujo cérebro não parece envelhecer. Para mim, manter-me em forma é o que me permite fazer todas essas viagens malucas e, às vezes, ser loucamente produtivo. O exercício me ajuda a pensar melhor e a consolidar novas informações. Sem ele, acho que a maioria das ideias que tenho e considero "novas" seriam, basicamente, ideias velhas com nova embalagem. Com o meu cérebro sob exercício, vejo que é mais provável ter ideias verdadeiramente novas – é uma sensação incrível.

Muitas vezes a força interior e a resistência mental resultam do controle de uma realidade onipresente na vida moderna: o estresse. Quando se trata do efeito positivo do exercício no cérebro, a redução do estresse é algo que provavelmente você vivenciou toda vez que se movimentou. Já mencionei numerosas vezes o efeito da atividade física na redução do estresse, mas detalharei como isso funciona. Quando percebe o estresse, o corpo libera o hormônio cortisol, cada vez mais responsabilizado por criar mudanças cerebrais duradouras. É por isso que os jovens expostos a estresse crônico no início da vida são propensos a ter, mais tarde, problemas mentais como ansiedade e transtornos do humor. Daniela Kaufer é uma bióloga integrativa da Universidade da Califórnia em Berkeley. Alguns anos atrás, ela realizou com colegas uma série de experimentos para demonstrar, de maneira surpreendente, que o estresse crônico e o nível elevado de cortisol também afetam negativamente a memória e a aprendizagem.[13] Os cientistas constataram que o excesso de cortisol gera a superprodução de oligodendrócitos, células que produzem mielina, e a subprodução de neurônios. Para ficar claro, seria como termos fios elétricos com muito revestimento, a mielina, mas pouco cobre, o neurônio, para conduzir a eletricidade.

Isso causa o encolhimento do hipocampo, centro da memória do cérebro. A equipe da bióloga também constatou que o estresse crônico faz com que as células-tronco neuronais, precursoras que normalmente se transformariam em neurônios, virem células que inibem as conexões no córtex pré-frontal do cérebro, que é onde ocorrem o aprendizado e a memória.

Esses são só alguns exemplos de como o estresse afeta o cérebro. Experimente visualizar essa inter-relação entre os dois. Depois que entender o conceito, você ficará mais equipado para controlar o estresse e sua enchente de cortisol. Mais uma vez, uma das melhores e mais simples maneiras de fazer isso é com exercícios.

> **MITO:** O exercício pode ser perigoso quando envelhecemos e o corpo fica cada vez mais frágil.
>
> **VERDADE:** O exercício deveria ser uma atividade vitalícia. Ele melhora o cérebro e o corpo de um modo que pode nos "desenvelhecer" fisicamente e prevenir (e até tratar) a fragilidade. O exercício é uma das maneiras mais efetivas e não medicamentosas de melhorar a mobilidade e a independência de pessoas mais velhas.[14] Estudos recentes com ciclistas recreativos com idades entre 59 a 79 anos indicam que eles têm capacidade de cumprir tarefas cotidianas com facilidade e eficiência porque quase todas as partes de seu corpo estão em ótimas condições.[15] Os ciclistas também tiveram pontuação alta em testes que medem a agilidade e a saúde mentais e a qualidade de vida. Isso não significa que você tenha que escolher o ciclismo como seu exercício preferido. Escolha algo de que goste e que funcione com seu corpo. Se é propenso a quedas, tem osteoartrite ou problemas de joelho, é bom escolher uma atividade que não o deixe mais vulnerável a lesões nem exacerbe qualquer doença. A natação, por exemplo, é um modo ótimo de fazer bastante exercício sem nenhum impacto nem risco de cair.

Já citei estudos que mostram que pessoas com glicemia alta – quer esse nível alto de açúcar no sangue faça delas tecnicamente diabéticas ou não – têm uma taxa mais elevada de declínio cognitivo do que pessoas com glicemia normal. Mas ainda não expliquei como isso acontece. A glicemia alta pode levar à demência por várias razões. Para começar, a doença pode enfraquecer os vasos sanguíneos e, assim, aumentar a probabilidade de miniderrames cerebrais ou acidentes isquêmicos transitórios (AITs), capazes, então, de provocar várias formas de demência. Em segundo lugar, a ingestão elevada de açúcares simples pode tornar as células, inclusive as do cérebro, resistentes à insulina. Isso significa que a insulina está presente, mas não funciona tão bem. Por sua vez, as células do cérebro não conseguem absorver adequadamente o açúcar que alimenta sua atividade. Isso significa que, não importa quanto se coma, as células do cérebro continuarão com fome.

Assim como a glicemia é mais fácil de controlar quando você come direito e se mexe, o mesmo acontece com a pressão alta ou hipertensão arterial, outro fator de risco importante na demência. Em um estudo de 2014 que acompanhou milhares de americanos desde a década de 1980, alguns com e outros sem pressão alta, a neurologista Rebecca Gottesman, da Universidade Johns Hopkins, revelou que ter hipertensão na meia-idade é um grande fator de risco de declínio cognitivo. E veja só: o achado foi independente de outros fatores de risco, como a obesidade.[16]

Em 2017 a Dra. Gottesman publicou um estudo de acompanhamento que mostrou até que ponto determinados fatores de risco, como pressão alta, diabetes e o hábito de fumar, aumentam a probabilidade de sofrer de demência anos mais tarde.[17] O cigarro e o diabetes eram as maiores ameaças: o diabetes estava ligado a um risco 77% maior e fumar na meia-idade estava associado a uma probabilidade 41% maior de demência. A hipertensão foi associada a uma probabilidade 39% maior de demência. O trabalho de Gottesman também documentou que a obesidade pode dobrar o risco de ter nível elevado de proteínas amiloides no cérebro em idade mais avançada.[18]

Um estudo recente específico que quero destacar foi feito em 2018. Em vez de simplesmente procurar uma conexão entre os hábitos de exercício autodeclarados e a saúde cerebral, essa pesquisa, do Centro Médico Southwestern da Universidade do Texas, usou um modo mais preciso de medir a boa forma física.[19] Os pesquisadores decidiram testar o consumo máximo de oxigênio dos participantes durante o exercício aeróbico. É o chamado teste de VO_2 max, método reconhecido pela American Heart Association (Associação Americana do Coração) como o mais fidedigno para avaliar a boa forma cardiovascular. Os participantes eram um grupo composto por idosos saudáveis e pessoas com deficiência cognitiva leve. A média de idade era de 65 anos.

Todos eles fizeram uma série de testes: o de VO_2 max aeróbico na esteira (semelhante ao teste cardíaco de esforço que dura uns 10 minutos) e testes cognitivos de memória e raciocínio. Além disso, os pesquisadores examinaram o cérebro deles com uma tecnologia especial por imagem para ver a integridade ou a funcionalidade da substância branca – os feixes de fibras nervosas pelos quais as mensagens passam entre as diversas áreas de substância cinzenta. Sabemos que a saúde da substância branca mostra até que ponto as áreas do cérebro se comunicam. Quando começa a se decompor, o que pode acontecer com a idade, a substância branca produz conexões mais fracas em todo o cérebro.

O resultado do estudo destacou um aspecto importante do efeito do exercício no cérebro. Foi demonstrada uma forte associação entre baixos níveis de adequação aeróbica e substância branca mais fraca nos que tinham deficiência cognitiva leve, correlacionada com o funcionamento mais baixo do cérebro. Esses indivíduos não foram tão bem nos testes de memória e raciocínio. Em resumo, os pesquisadores ligaram os pontos e concluíram que estar em boa forma física está relacionado à substância branca mais saudável. E a substância branca mais saudável está relacionada a memória e capacidade de raciocínio melhores. Está em andamento uma pesquisa para entender que nível de boa forma física é ideal para reduzir de maneira marcante o risco de demência e, talvez, retardar de modo significativo o progresso quando os sintomas aparecerem. Se o simples ato de se mexer mais reduzir o risco de demência e pisar no freio do avanço de qualquer doença, então não há desculpa.

É COMO ESCOVAR OS DENTES

"Exercício" inclui uma combinação de trabalho aeróbico proposital (como nadar, pedalar, correr, fazer aulas coletivas de exercícios), treinamento de força (como pesos livres, faixas elásticas, aparelhos de academia, Pilates de solo, agachamento de joelhos, agachamento de cócoras) e rotinas que promovam flexibilidade e equilíbrio (como alongamentos e ioga). Exercitar-se também inclui uma vida fisicamente ativa no decorrer do dia (como subir escada em vez de pegar o elevador; evitar sentar-se por muito tempo; fazer caminhadas nas pausas; praticar hobbies como dança, caminhada e jardinagem).

Para mim, o exercício é uma atividade diária não negociável, como escovar os dentes. Faça a mesma coisa. Tento suar diariamente, visando a uma hora de exercícios, além do máximo possível de movimento natural no decorrer do dia. Minhas atividades preferidas são natação, ciclismo e corrida, e também me dedico ao treinamento de força algumas vezes por semana. Comecei a praticar triatlo quando fiz 40 anos porque senti que meu processo de envelhecimento estava reduzindo a minha energia e a minha massa muscular. Também comecei a me preocupar mais com o histórico de doenças cardíacas da minha família, que atingem os homens entre 40 e 50 anos. A mesma velha rotina de jogar tênis de vez em quando e correr um pouco não fazia mais efeito. Eu tinha que dar mais estrutura ao meu regime de boa forma e acrescentar mais variedade. Também fiz do exercício uma prioridade maior na minha vida. Dou um jeito de encaixar exercícios todos os dias, mesmo sendo pai de três filhas com um emprego exigente e projetos em andamento. O comportamento humano dita que você utilizará o tempo que tiver para terminar uma tarefa, e as pessoas pensam no exercício como o primeiro compromisso a descartar quando ficam mais atarefadas e querem uma hora extra para outra tarefa. Não faço isso; o exercício é sagrado na minha agenda.

Onde quer que eu esteja no mundo, levo meus tênis de corrida, roupa de banho, óculos de mergulho. Também levo faixas elásticas para algum treino de força e, por recomendação do meu diretor de neurocirurgia, faço 100 flexões por dia. Para mim, a conveniência é importantíssima. Torno o exercício acessível tendo determinadas ferramentas ao meu alcance. Por exemplo, guardo os pesos no meu quarto e tenho uma barra para flexões na porta de casa e na do escritório. Aliás, as flexões na barra são ótimas para aumentar os músculos das costas e fortalecer os do centro do corpo. A princípio, são difíceis, mas você começa a sentir o resultado quase imediatamente. Em geral, as pessoas negligenciam a força da parte superior do corpo, ainda mais quando envelhecem, mas ela é boa para a postura, para a densidade óssea e para o metabolismo, e ajuda até mesmo a fortalecer os pulmões e evitar pneumonias, principalmente quando se está no hospital ou preso ao leito.

Vou incentivá-lo a se mexer com um programa de doze semanas que você pode ajustar às suas necessidades. Não é preciso se tornar um fisiculturista profissional, como Ernestine, se associar a uma academia nem começar a treinar para uma competição de resistência (embora eu adore ver setentões e oitentões na pista). O exercício regular que faça seu coração bater mais forte e flexione seus músculos é tudo de que você precisa. Idealmente, no mínimo, é bom buscar pelo menos meia hora de exercício aeróbico cinco dias por semana. É bom levar a frequência cardíaca a pelo menos 50% acima da linha de base em repouso durante pelo menos 20 desses 30 minutos. Sinto muito, mas jogar golfe de carrinho não conta. Nos outros dois dias, tente uma aula restauradora de ioga ou uma atividade de lazer como caminhar; não fique totalmente sedentário.

Se quiser obter o benefício máximo dos exercícios e baixar o risco de morrer prematuramente, as pesquisas mais recentes mostram que é bom triplicar aquela recomendação de 150 minutos por semana para pouco mais de uma hora por dia. Isso parece muito, mas não se esqueça de que essa quantidade reflete os minutos acumulados de exercício, não só o tempo na academia. O estudo por trás dessa afirmativa foi publicado em 2015 pela revista *JAMA Internal Medicine*. Pesquisadores do National Cancer Institute (Instituto Nacional do Câncer americano), de Harvard e de outras instituições compilaram dados sobre hábitos de exercício usando seis grandes pesquisas de saúde em andamento.[20] Ao fim, obtiveram informações sobre mais de meio milhão de adultos. O que os pesquisadores fizeram para identificar a relação entre os minutos passados se exercitando e o risco de mortalidade foi dividir as pessoas em categorias: havia as que não se exercitavam, as que se exercitavam dez vezes ou mais do que o tempo recomendado (25 horas ou mais por semana) e tudo que havia entre esses extremos. Então os pesquisadores examinaram o registro de mortes. Quem morreu? Como a taxa de mortalidade se relacionava com o tempo dedicado aos exercícios?

Sem surpresa, eles constataram que as pessoas com risco mais alto de morte prematura eram as sedentárias. Em seguida, vinha o grupo que se exercitava pouco mas não obedecia à recomendação de, pelo menos, 150 minutos por semana de exercício moderado; mesmo assim, seu risco se reduziu em 20%. Os indivíduos que cumpriam as recomendações viveram mais e tiveram 31% menos risco de morrer durante o período de 14 anos, comparados aos que nunca se exercitavam. As chaves do reino da longevidade, contudo, foram entregues aos que se exercitavam 450 minutos por semana. E veja bem: essas pessoas obtiveram esse benefício principalmente andando. *Andando!* Comparadas àquelas que evitavam por completo os exercícios, essas pessoas tiveram 39% menos probabilidade de morrer de forma prematura. A parcela desses benefícios que pertence à saúde cerebral ainda não foi determinada, mas quis mencionar esses números porque acho os dados animadores. São 64 minutos por dia para uma vida longa e afiada. E ouso me repetir: esses minutos podem ser gastos em um passeio em ritmo moderado.

> Levantar pesos é importante, mas não basta. Puxar ferro oferece benefícios cognitivos, como mostram alguns estudos com idosos que só levantaram pesos por um ano. Mas, para obter o máximo de benefício, como prova a maioria dos estudos, é preciso praticar atividades aeróbicas, como correr, nadar, pedalar, dançar, caminhar em terreno acidentado ou andar em ritmo acelerado durante pelo menos 20 minutos, cinco dias por semana.

Espero que as provas apresentadas neste capítulo motivem você a se mexer com mais frequência, se ainda não mantém uma rotina de exercícios. Vou lhe pedir que faça um esforço durante o programa para se concentrar nessa área importante da vida e comece a praticar exercícios regularmente se já não os pratica. Repense suas prioridades. E, se for ativo, você pode trabalhar para aumentar a duração e a intensidade de seus exercícios ou experimentar algo novo. Tudo isso faz parte de se tornar fisicamente mais forte e mentalmente mais afiado.

CAPÍTULO 5

O poder do propósito, do aprendizado e da descoberta

> Não basta apenas viver. É preciso ter a determinação
> de viver por alguma coisa.
>
> DR. LEO BUSCAGLIA

> Os dois dias mais importantes da sua vida: aquele em
> que você nasce e aquele em que descobre por quê.
>
> Atribuído a MARK TWAIN

Provavelmente nunca vou me aposentar. Eu não saberia o que fazer da vida. Também conheço as consequências para quem se aposenta cedo: o aumento do risco de desenvolver demência. Além disso, é mais provável que essas pessoas tenham outras doenças que aumentam ainda mais esse risco, como a depressão. Um estudo mostrou que, a cada ano de trabalho adicional, o risco de demência se reduz em 3,2%.[1] O estudo, que incluiu quase meio milhão de pessoas na França, mostrou que quem se aposentava com 65 anos tinha um risco cerca de 15% menor de desenvolver demência do que quem se aposentava com 60, mesmo levando em conta outros fatores. (A França produziu algumas das melhores pesquisas sobre Alzheimer no mundo, em parte porque o ex-presidente Nicolas Sarkozy fez disso uma prioridade. Parte de seus passos nessa área foi dada porque o país mantém prontuários médicos detalhados sobre os autônomos que contribuem para o sistema de saúde público, então há mais dados para aproveitar.)

Os resultados fazem sentido. Manter-se engajado no emprego, principalmente quando é um trabalho gratificante, tende a deixar as pessoas fisicamente ativas, socialmente conectadas e mentalmente desafiadas – todas as coisas que sabemos que protegem a cognição. Anos atrás, quando buscava encontrar os segredos da longevidade para um projeto, passei bastante tempo em Okinawa, no Japão. A palavra "aposentadoria" nem existe lá. As pessoas fazem coisas diferentes quando envelhecem, não necessariamente menos coisas. Elas são homenageadas e cada vez mais incluídas quando envelhecem, como sinal de respeito, mas também como reconhecimento por sua experiência. Minhas visitas a Okinawa no decorrer dos anos me impressionaram muito e tenho bastante certeza de que é assim que quero envelhecer.

A lição: retarde a aposentadoria ao máximo. E, quando se aposentar, não abandone a vida. Busque atividades que sejam alegres e empolgantes. Mantenha-se engajado. Cultivar a noção de propósito e continuar a aprender, descobrir e realizar tarefas complexas são atitudes poderosas. A noção de propósito mostra que você vê significado na vida, que tem um senso de direção e metas. É o envelhecimento ativo.

MANTENHA O CÉREBRO PLÁSTICO

Como você já deve ter adivinhado, o envelhecimento ativo envolve mais do que mexer o corpo. Também é preciso mexer o cérebro e exercitá-lo de forma a mantê-lo saudável. Recrutar os músculos no exercício melhora a saúde geral; usar o cérebro de forma desafiadora melhora, do mesmo modo, a saúde cerebral geral. Mas há o jeito certo e o jeito errado de empregar o cérebro. Escolha o jeito certo e ele ajudará você a aproveitar o poder "plástico" do cérebro – sua capacidade de se reconfigurar e fortalecer suas redes.

Uma das pesquisas mais surpreendentes se concentra na comparação do cérebro de diversas pessoas durante a autópsia. Sei que não é para todos, mas participar da autópsia de um cérebro é uma das experiências mais esclarecedoras que já tive. Podemos ver profundamente esse órgão misterioso de um modo que seria impossível quando ele estava vivo. E uma das grandes revelações é que, embora alguns cérebros tenham patologias quase idênticas, seus donos às vezes exibiram comportamentos muito diferentes quando estavam vivos. Dois cérebros que parecem gravemente adoecidos na autópsia, talvez cheios de placas e emaranhados da doença de Alzheimer ou com sinais de doença cerebrovascular, não refletirão necessariamente como seus donos passaram a vida. Uma pessoa pode nunca ter demonstrado sintomas de deficiência ou declínio cognitivo, enquanto outra foi se apagando durante anos e não conseguia reconhecer o rosto de nenhum membro da família no fim da vida. A pergunta que sempre fiz foi como a pessoa com o cérebro aparentemente enfermo evitou o declínio cognitivo. A resposta que mais ouvi foi "reserva cognitiva" – o que os cientistas chamam de *resiliência cerebral*. A construção dessa reserva ou resiliência tem tudo a ver com se manter o mais engajado possível na vida, por meio da socialização e da participação em atividades estimulantes. Tratarei da importância de se conectar com os outros no capítulo 8. Por enquanto, vamos nos concentrar principalmente no conceito de reserva cognitiva. Pense nisso como um grande sistema de back-up do cérebro que resulta de experiências enriquecedoras da vida, como os estudos e o trabalho. Você aprenderá que a reserva cognitiva pode ajudar até mesmo a contrabalançar o efeito de outros fatores de risco, como a má alimentação.

O CÉREBRO E A RESERVA COGNITIVA

A ideia de uma reserva cognitiva ou resiliência cerebral ainda é controvertida, porque não sabemos ao certo como funciona e é difícil defini-la. Do ponto de vista prático, a reserva cognitiva é a capacidade do cérebro de improvisar e se orientar em torno dos obstáculos que encontra e que podem impedir que faça o que tem que fazer. Para usar outra analogia automobilística, seu carro tem um sistema de freios e de aceleração para se orientar pela rua e lidar com as coisas que encontra, como obstáculos e curvas imprevistas. Você pode se desviar rapidamente para evitar um acidente e manter seu curso. Da mesma maneira, o cérebro consegue mudar o modo de operação para buscar rotas alternativas, ajudando, assim, a resolver desafios que poderiam ser prejudiciais à sua saúde e ao seu funcionamento. Se pensar nas redes do cérebro como uma série de ruas, você verá que quanto mais redes tiver, mais opções estarão disponíveis para mudar de direção e chegar ao mesmo destino caso uma rua fique intransitável. Trata-se de uma simplificação, mas essas redes ou ruas são a reserva cognitiva e se desenvolvem com o tempo por meio de educação, aprendizagem e curiosidade. Quanto mais você aprender na vida, mais redes criará para ajudar o cérebro a gerenciar com mais eficiência os possíveis declínios ou falhas que enfrentar.

O conceito de reserva cognitiva é relativamente novo. Surgiu no fim da década de 1980, quando um grupo de cientistas do Departamento de Neurociências da Universidade da Califórnia em San Diego descreveu idosos em uma casa de repouso especializada sem nenhum sintoma aparente de demência que, mesmo assim, tinham cérebros que, na autópsia, mostraram uma aparência física coerente com a doença de Alzheimer avançada. O artigo publicado na revista *Annals of Neurology* foi o primeiro a usar a palavra *reserva*, sugerindo que esses indivíduos tinham um cache cerebral suficiente para compensar os danos e continuar funcionando como sempre.[2] Os pesquisadores também notaram que as pessoas que escapavam dos sintomas de demência tinham maior peso cerebral e número maior de neurônios.

Desde esse achado revolucionário, pesquisas demonstraram constantemente que as pessoas com maior reserva cognitiva têm mais probabilidade de evitar as mudanças cerebrais degenerativas associadas à demência ou a outras doenças cerebrais, como a de Parkinson, a esclerose múltipla e os AVCs.[3] Os pesquisadores dizem que uma reserva cognitiva mais robusta também pode ajudá-lo a funcionar melhor por mais tempo quando exposto a eventos da vida capazes de impactar o cérebro, como estresse crônico, cirurgias e toxinas ambientais. Esse tipo de circunstância exige esforço extra do cérebro, assim como o carro precisa engatar outra marcha para lidar com as exigências de uma ladeira íngreme. Em geral, discutem-se duas formas de reserva cognitiva: a reserva neuronal e a compensação neural. Na reserva neuronal, as redes cerebrais preexistentes que sejam mais eficientes ou tenham maior capacidade podem ser menos suscetíveis a panes. Na compensação neural, redes alternativas podem compensar ou reequilibrar qualquer pane das redes preexistentes.

Assim, uma meta importante é construir e sustentar a sua reserva cognitiva, e pode-se conseguir isso fazendo exigências ao cérebro para mantê-lo pensando, criando estratégias, aprendendo e resolvendo problemas. Não é algo que se faça da noite para o dia. A reserva cognitiva é um reflexo de quanto você desafiou o cérebro com o passar dos anos por meio dos estudos, do trabalho e de outras atividades. É o raciocínio por trás de por que os indícios epidemiológicos mostram que pessoas com mais QI, formação, conquistas profissionais e engajamento em atividades de lazer – participação em hobbies e esportes não relacionados ao trabalho – têm risco reduzido de desenvolver doença de Alzheimer. Essas atividades forçam o cérebro a adquirir conhecimento continuamente e a trabalhar com esse conhecimento de maneira a, afinal, construir novas redes e fortalecer as existentes. Não surpreende que estudos em animais mostrem que o estímulo cognitivo aumenta a densidade de neurônios, sinapses e dendritos. Em poucas palavras, o estímulo cognitivo constrói um cérebro mais resistente às doenças.

Dizer que um QI mais alto e um diploma mais avançado ajudarão a proteger da demência não é sugerir que ser mais "inteligente" ou graduado evitará a doença. A questão não é essa. Na verdade, a antiga teoria de que a formação universitária evitaria a demência mais tarde foi derrubada em consequência de um estudo de 2019 publicado na revista *Neurology*.[4] Os quase 3 mil participantes do estudo tinham cerca de 78 anos quando se inscreveram. Em média, tinham 16,3 anos de formação educacional e foram acompanhados durante oito anos. Quase 700 participantes desenvolveram demência durante o estudo, 405 desenvolveram demência e morreram, enquanto 752 morreram e passaram por uma autópsia cerebral.

Os pesquisadores dividiram os participantes em três níveis de formação e verificaram que os que tinham mais instrução obtiveram pontuação mais alta em testes de habilidade de pensamento e memória no começo do estudo, mesmo décadas depois de terem obtido seus diplomas. No entanto, os pesquisadores não encontraram nenhuma associação entre a educação superior e o declínio cognitivo mais lento, nem a educação superior pareceu retardar o início da demência. Vejamos como Robert S. Wilson, autor do estudo e diretor de neurociências cognitivas do Centro Médico Universitário Rush, em Chicago, descreveu o achado: "Esse resultado não mostrou relação entre nível de instrução mais alto e taxa mais lenta de declínio das habilidades de memória e pensamento, nem o surgimento posterior do declínio acelerado que acontece quando começa a demência."[5] Uma boa explicação para a educação superior não ter tanto impacto sobre a reserva cognitiva quanto se acreditava é a de que o estudo ocorre décadas antes de se iniciar a lenta infiltração da demência. Em outras palavras, você não pode contar com seu diploma universitário ou de pós-graduação para salvá-lo se não manteve a "educação continuada" sob a forma de leitura, aprendizagem e socialização. Mais uma vez, quando se trata da memória e do envelhecimento, aplica-se o conceito de "use ou perca". Nesse sentido, a pesquisa é estimulante. De acordo com Sarah Lenz Lock, diretora executiva do Conselho Global de Saúde Cerebral da AARP, "esse estudo indica que qualquer um pode se esforçar para aumentar sua reserva cognitiva em qualquer idade, seja qual for o nível prévio de instrução".[6] Lembre-se de que o crescimento de novas células cerebrais pode acontecer até mesmo em idade avançada e de que o cérebro permanece plástico durante a vida inteira.

Sempre que ouvir falar de estudos como esse, é preciso considerá-los no contexto mais amplo. Embora a educação continuada pareça oferecer muita proteção contra a demência, também sabemos que, formal ou não, ela é um luxo, tipicamente disponível aos que têm melhor condição financeira, posição mais elevada na carreira e boa interação social. Identificar os fatores protetores que têm maior impacto e o modo como interagem entre si é desafiador. Por enquanto, a orientação é se concentrar o máximo possível na educação continuada. É assim que se segue construindo e mantendo aquela resiliência cerebral que mencionei. Há algo a dizer sobre o estereótipo de "deixar o cérebro virar mingau" quando não é estimulado com o aprendizado de coisas novas e desafios à capacidade de pensar e calcular. Para muitos, o simples ato de pegar um livro na biblioteca e lê-lo serve como forma de educação. Não é preciso fazer um doutorado.

DEFINIÇÃO DE ATIVIDADES "COGNITIVAMENTE ESTIMULANTES"

Infelizmente, a maior parte das pessoas não se sai bem na hora de definir as atividades cognitivamente estimulantes. A grande maioria dos americanos com 50 anos ou mais (92%) acha que desafiar a mente com jogos e quebra-cabeças é importante para manter ou melhorar a saúde cerebral; a maioria (66%) também acredita que os jogos on-line projetados para a saúde cerebral são a melhor maneira de manter o cérebro saudável.[7] Mas não há provas disso. A afirmação comercial dos benefícios dos *"brain games"* (jogos para o cérebro) está por toda parte, mas em geral é exagerada e desvia a pessoa de se envolver com o tipo de atividade que é cognitivamente estimulante de verdade. Qualquer produto que se afirme capaz de reduzir ou reverter o declínio cognitivo deve ser abordado com cautela. Nos últimos anos, a Federal Trade Commission (Comissão Federal do Comércio dos Estados Unidos) reprimiu agressivamente a propaganda enganosa de empresas que afirmavam que seus programas de treinamento cerebral protegiam da demência e do declínio cognitivo relacionado à idade.

Os vídeos e jogos de treinamento cerebral, como palavras cruzadas e quebra-cabeças, podem melhorar a memória de trabalho – a capacidade de recordar e recuperar informações, principalmente quando se está distraído. Mas a pesquisa constatou que, embora ajudem o cérebro a melhorar o desempenho nessas atividades específicas, seu benefício não se estende a outras funções cerebrais, como o raciocínio e a solução de problemas, ambos fundamentais para a construção de reserva cognitiva. Também há uma razão para as aulas tradicionais serem melhores do que os programas on-line de treinamento do cérebro. As aulas oferecem um nível de complexidade que traz benefícios a longo prazo; além de empregar habilidades cognitivas, como a compreensão visual, a memória de curto e longo prazos, a atenção a detalhes e até mesmo cálculos matemáticos e outras habilidades envolvem em geral o relacionamento social com os colegas. Na sala de aula os alunos interagem e se comunicam entre si regularmente, com conversas animadas.

Isso não significa que essas aulas tenham que ser em ambiente acadêmico tradicional nem que envolvam uma nova graduação. Podem ser simplesmente o aprendizado de uma nova habilidade, como falar outro idioma, aprender a pintar ou cozinhar ou tocar um novo instrumento musical. Você pode estudar programação de computadores, dança de salão ou escrita criativa – qualquer coisa que o tire de casa e o faça adquirir novos conhecimentos e aptidões. Só garanta que seja algo de que goste. Não se matricule em um curso de história da Guerra de Secessão se isso não o atrai. Use a oportunidade para aprender mais daquilo que lhe interessa agora ou que você gostaria de já ter explorado.

Faz tempo que pesquisas demonstraram que novos conhecimentos, sejam eles quais forem, valem a pena. Por exemplo, um estudo publicado no número de junho de 2014 da *Annals of Neurology* constatou que falar dois ou mais idiomas, mesmo que você tenha aprendido a segunda língua anos ou décadas depois da primeira, pode retardar o declínio cognitivo relacionado à idade.[8] Esses achados foram confirmados por outros estudiosos, como a neurocientista cognitiva Ellen Bialystok, renomada professora-pesquisadora de psicologia da Universidade York, em Toronto, no Canadá. Sua pesquisa constatou que o bilinguismo pode proteger o cérebro dos idosos, mesmo quando o Alzheimer começa a afetar a função cognitiva.[9] É provável que a complexidade da segunda língua atue como parte dessa reserva cognitiva, servindo de proteção contra os sintomas de declínio. E aí há um segredo fundamental: a complexidade da nova habilidade é importantíssima; não adianta ir à aula e ficar passivo. É preciso usar a mente de modo a sair da zona de conforto e exigir mais da memória de longo prazo.

Embora os jogos cerebrais em tela tenham sido atacados pelos exageros, alguns estão sendo mais investigados e desenvolvidos, porque há tipos promissores. O que tem recebido mais atenção ultimamente é o treinamento de velocidade. Se já brincou de Fusca Azul quando pequeno, você vivenciou uma forma leve do treinamento de velocidade. O Fusca Azul era uma brincadeira popular quando eu era pequeno, geralmente para crianças dentro de carros (isso foi muito antes que as telas digitais se tornassem companheiras de viagem). A meta era simples: ao ver um fusca azul, você socava outro passageiro (geralmente, seu irmão ou sua irmã) e acumulava pontos. Quem avistasse mais fuscas azuis ganhava. Embora seja muito básico e de natureza bem juvenil, o jogo exigia o exame visual do outro lado da estrada, com filtragem rápida dos carros para avistar o fusca azul e ser o primeiro a apontá-lo. Esse tipo de exercício mental, que exige concentração atenta e processamento visual rápido das informações, parece surpreendentemente eficaz para adiar a demência. Desde então, os jogos de treinamento de velocidade se tornaram muito mais sofisticados, digitais e dignos de investigações sérias.

Em 2016, uma análise secundária de um estudo original de dez anos, financiado pelos National Institutes of Health (Institutos Nacionais de Saúde dos Estados Unidos), mostrou que o treinamento de velocidade era mais eficaz do que os exercícios de memória e raciocínio em termos do efeito potencial de reduzir o risco de desenvolver demência (o resultado foi apresentado na Conferência Internacional da Alzheimer's Association, naquele ano realizada em Toronto, e publicado formalmente em 2017).[10] Demonstrou-se que um total de 11 a 14 horas de treinamento de velocidade reduzia o risco em 29%. O estudo primário, chamado ACTIVE (Advanced Cognitive Training in Vital Elderly, ou treinamento cognitivo avançado em idosos saudáveis), foi realizado por pesquisadores do Institute on Aging e de seis universidades dos Estados Unidos. Originalmente, o projeto era medir a função cognitiva das pessoas e sua capacidade de manter as atividades básicas da vida cotidiana. Foram inscritos 2.802 idosos saudáveis (a média de idade no início era de 74 anos), atribuídos aleatoriamente a um grupo de controle ou a um de três grupos de intervenção: (1) um grupo que recebeu instrução sobre estratégias de raciocínio, (2) um que recebeu instruções sobre estratégias de memória e (3) um outro que recebeu treinamento de processamento de velocidade com a ajuda de videogames de computador projetados especificamente para isso. Esses jogos exigem atenção visual muito concentrada, mesmo diante de distrações, para realizar uma determinada tarefa. Por exemplo, no jogo de Dupla Decisão, o jogador tem que distinguir dois carros azuis – um normal, outro conversível – em um ambiente cada vez mais complexo e visualmente projetado para distrair. O jogador também tem que encontrar outras coisas, como uma placa da Rota 66. Conforme o jogador respondia corretamente, o jogo ficava ainda mais complicado e mentalmente extenuante, com mais distrações, e se tornava mais difícil identificar o alvo. Ao mesmo tempo, a velocidade da apresentação aumentava um pouco.

O grupo do treinamento de velocidade recebeu dez sessões iniciais (de 60 a 75 minutos cada) nas seis primeiras semanas do estudo. O declínio funcional de todos os grupos foi avaliado com uma série de testes cognitivos e funcionais no início do estudo e repetidos a intervalos durante os dez anos. Algumas pessoas também receberam sessões de treinamento de "reforço" depois do primeiro e do terceiro anos do estudo. Por fim, o grupo do treinamento de velocidade, além de obter mais benefícios, também viu que esses benefícios eram "ligados à dose": os que fizeram mais sessões de treinamento se beneficiaram mais.

A análise secundária teve suas limitações e os pesquisadores admitiram que o resultado que encontraram relativo ao risco menor de demência podia se dever à causação reversa – ou seja, pode não haver nenhuma relação direta e definitiva de causa e efeito entre o treinamento de velocidade e o menor risco de demência. Ainda assim, acho que esse tipo de exploração é muito promissor. Basta perguntar a Kathy Lasky, setentona que tentou se aposentar vários anos atrás do emprego de técnica farmacêutica, mas decidiu, alguns meses depois, que ficar sem trabalhar não era para ela. Em 2017 eu a entrevistei em San Diego para meu programa *Vital Signs* (Sinais vitais) e não me esqueci da sua história. "Ver TV durante o dia envelhece muito", foi o que me contou. Kathy estava em ótima forma física, mas logo notou que, durante a aposentadoria, começava a sentir a mente nublada. Com medo de cair em depressão e até desenvolver demência, Kathy voltou a trabalhar e se inscreveu no estudo ACTIVE, em que lhe deram os exercícios de treinamento de velocidade. Provavelmente, foram as forças conjugadas do trabalho e do jogo mental que fizeram a diferença. Hoje ela tem a mesma vitalidade de sempre e continua a trabalhar e a participar de exercícios de treinamento de velocidade usando videogames. Ela chama a boa forma cerebral de "molho picante para a mente". E sua experiência no mundo dos jogos talvez logo reflita uma mudança de paradigma da medicina cerebral. Os pesquisadores estão começando a perceber que há um potencial ainda não conhecido nos videogames para treinar o cérebro para ficar mais rápido, mais forte e melhor – se os jogos forem corretamente desenvolvidos.

O Dr. Adam Gazzaley é neurocientista e inventor e sabe o que significa estimular o cérebro para melhorar sua função e sua fisiologia. Ele é fundador e diretor-executivo do Neuroscape, um centro da Universidade da Califórnia em São Francisco que traduz a ciência cerebral em soluções, tecnologias e tratamentos práticos para as pessoas otimizarem o funcionamento do cérebro. O Dr. Gazzaley é professor de neurologia, fisiologia e psiquiatria da UCSF. Também é um dos fundadores e principal assessor científico da Akili Interactive Labs, empresa que desenvolve videogames terapêuticos para apoiar o tratamento de transtornos cerebrais como o déficit de atenção com hiperatividade (TDAH), a esclerose múltipla e as doenças de Parkinson e Alzheimer. Além disso, é cientista-chefe de uma empresa de capital de risco que investe em tecnologia experimental para aumentar o desempenho humano. Seu sonho: ver um dia os médicos receitarem videogames aprovados pela FDA em vez de comprimidos para rejuvenescer o cérebro envelhecido.

> **MITO:** Jogar videogame transforma a sua mente em mingau.
>
> **VERDADE:** Em média, as pessoas que jogam videogames enxergam mais do que as outras. Fazem uso melhor e mais rápido das informações visuais, como demonstraram pesquisadores da Universidade Duke.[11] O setor de videogames está a postos para ter um novo *boom* quando aprendermos a projetar mais jogos que melhorem a função e a saúde do cérebro.

O Dr. Gazzaley é considerado um dissidente da otimização do cérebro e um pioneiro da medicina digital. Ele está definindo a diferença entre o que de fato funciona no cérebro para melhorar seu desempenho e, potencialmente, adiar o declínio e o que é uma moda passageira, e valoriza o poder dos programas que mexem com a mente. Com a tecnologia mais recente para visualizar a funcionalidade do cérebro em tempo real, como as ressonâncias funcionais e tridimensionais e os eletroencefalogramas, Gazzaley é capaz de observar e documentar mudanças do cérebro quando estimulado de várias maneiras – notadamente por jogos cerebrais em tela que exigem concentração, coordenação mão-olhos e eliminação de distrações. Ele liga os participantes voluntários a uma dessas tecnologias avançadas de imagem do cérebro, as mãos sobre um controle, e os deixa jogar. Então registra a atividade cerebral e identifica as áreas que se acendem e obtêm mais atividade elétrica. Esse tipo de experimento era desconhecido há poucos anos. Avançamos muito desde que "Pong" entrou em cena em 1972 e "Tetris" reinou na década de 1980.

Quando me encontrei com Gazzaley em seu laboratório no Centro de Neurociência Integrativa da UCSF, tive o prazer de assistir ao vivo à pesquisa com indivíduos ligados a seu modelo revolucionário do cérebro, o Glass Brain ("cérebro de vidro"), simulação do cérebro da pessoa que mostra exatamente o que acontece no instante em que ela joga e é desafiada em termos mentais e, às vezes, físicos. É a pintura de um quadro vivo e selvagem de toda a sinalização que ocorre em cada momento. Ele consegue ver (como eu vi) onde o cérebro dispara e com quanta força, e relaciona isso com o conhecimento do que essas áreas cerebrais significam para nós em termos neurológicos. "Nós nos concentramos nos processos de atenção – como direcionamos nossos recursos limitados para onde e quando os queremos", diz ele. "Quando essa capacidade se reduz, vemos surgir doenças de todos os tipos, do TDAH e da depressão ao autismo e até à doença de Alzheimer." Gazzaley passou os últimos anos construindo seu Glass Brain e imaginando como desafiar o cérebro do jeito certo. Para um neurocientista como eu, foi emocionante ir aos bastidores desse laboratório extremamente exclusivo. Senti que observava a origem da medicina inovadora do cérebro. Agora avalio os videogames de um ponto de vista totalmente diferente, porque em breve eles podem se tornar dispositivos médicos.

"A experiência promove a plasticidade do cérebro", me lembra Gazzaley. "Com base na neuroplasticidade, podemos criar experiências fortes e direcionadas para gerar mudanças significativas no cérebro que melhorem e protejam a função cerebral." Seu trabalho não deixou de ser notado. Recebeu destaque em 2013 na revista *Nature*, em que ele descreveu um de seus estudos que mostrava que, quando projetado para abordar um déficit cognitivo preciso – nesse caso, a multitarefa em idosos –, o jogo pode ser eficaz.[12] O incrível foi descobrir que, depois de jogar NeuroRacer três vezes por semana durante um mês, os participantes melhoraram a capacidade de multitarefa além do nível de pessoas de 21 anos que jogaram uma única vez. E foi demonstrado que a melhora dura seis meses sem prática. A equipe realizou uma série de testes cognitivos nos participantes antes e depois do treinamento. Algumas capacidades cognitivas não especificamente visadas pelo jogo melhoraram e assim permaneceram, como a memória de trabalho e a atenção sustentada. Essas habilidades são importantes nas tarefas cotidianas, como cuidar das contas e da correspondência e planejar e preparar refeições.

Gazzaley concordaria que não devemos superpromover o poder dos jogos para melhorar a cognição. Os videogames nunca serão uma panaceia garantida e continuará a haver em campo atores inescrupulosos que vendem videojogos com declarações falsas. Perguntei a Gazzaley sobre "uma única coisa" que todos podem fazer para preservar a função cerebral e prevenir o declínio neurodegenerativo; seu conselho vai lhe soar conhecido: "Tenha uma vida rica, ativa, dinâmica, complexa." Não posso discordar disso! Gazzaley tem vários jogos em desenvolvimento que estão passando pelo rigor dos estudos clínicos; ele espera que, algum dia, os jogos aprovados pela FDA estejam no mercado e sejam tão importantes quanto qualquer medicamento.

UMA FORTE NOÇÃO DE PROPÓSITO NA VIDA

Minha mãe, Damyanti, é um dos meus heróis. Ela sempre teve uma noção de propósito na vida e trabalhou duro para instilar isso em mim e no meu irmão mais novo. O ímpeto da minha mãe nasceu da miséria. Com 5 anos, ela foi forçada a fugir de uma região do mundo que hoje é o Paquistão, na época da sangrenta partição do subcontinente indiano. Junto com sua família, minha mãe participou de uma das maiores migrações humanas da história. Quando chegou à Índia, ela viveu vários anos como refugiada, lutando para sobreviver. Naqueles campos de refugiados ninguém tinha o luxo da esperança, dos sonhos e das aspirações. Mas Gopibai Hingorani, mãe dela (minha avó), que só estudara até a quarta série, disse à filha que garantiria que ela recebesse algo que ninguém jamais lhe poderia tirar: a educação.

Ainda me arrepio ao imaginar uma menina presa em um campo de refugiados ouvindo que um dia se tornaria alguém importante. Para cumprir a promessa, a princípio minha avó passou para minha mãe sua noção de propósito na vida. Minha mãe terminou a faculdade de engenharia na Índia e fez história como a primeira engenheira do país. Esse foi só o começo da sua vida em um espaço dominado pelos homens. Depois de ler a biografia de Henry Ford, ela sonhou em trabalhar na empresa que ele construíra. Mais uma vez, meus avós entraram em cena. Pegaram as economias da vida inteira para mandar minha mãe para os Estados Unidos em 1965. Aos 24 anos, ela se tornou a primeira mulher contratada como engenheira pela Ford Motor Company.

Hoje meus pais estão aposentados na Flórida, mas se mantêm ativos: jogam muito bridge, cantam no karaokê, viajam. Minha mãe passa muito tempo com as cinco netas e lhes ensina o valor de ter uma vida com propósito. Por causa dos meus pais, comecei a estudar o valor objetivo do propósito na vida do ponto de vista médico. Nas últimas duas décadas, dezenas de estudos mostraram que idosos com noção de propósito na vida têm menos probabilidade de apresentar uma série de enfermidades – da deficiência cognitiva leve e da doença de Alzheimer a deficiências físicas, enfarte e AVC –, além de ter mais probabilidade de viver mais do que as pessoas sem essa base sólida. Na verdade, sentir agora que você tem um propósito na vida pode reduzir em até 20% seu risco de demência futura. Algumas pesquisas são esclarecedoras. Em 2017 a revista *JAMA Psychiatry* publicou um estudo de Harvard que revelou que os adultos mais velhos com noção mais elevada de propósito na vida tendem a manter as mãos mais fortes e a andar mais depressa.[13] Parece uma coisa esquisita a se medir, mas faz tempo que essas características são indicadoras da rapidez do envelhecimento. Você ficaria surpreso com a correlação entre a velocidade ao andar e a velocidade do envelhecimento. Outro grande previsor de saúde também é se você consegue se levantar do chão sem usar as mãos para se apoiar.

A explicação do poder do propósito faz sentido. Com o propósito vem a motivação para se manter fisicamente ativo e se cuidar mais. Por sua vez, isso ajuda as pessoas a controlar o estresse e a ficar menos propensas a inflamações perigosas. Também sabemos, por autópsias realizadas em adultos octogenários, que os que viam significado na vida sofreram muito menos enfartes microscópicos, que são pequenas áreas de tecido morto que resultam da obstrução do fluxo sanguíneo.[14] Esses enfartes aumentam o risco de AVC e de demência.

Ter noção de propósito também ajuda a manter a plasticidade cerebral e a preservar aquela reserva cognitiva. Com o propósito vem o amor à vida e a todas as experiências que ela propicia. O propósito também amortece a depressão, que pode ser comum no fim da vida e é um imenso fator de risco de declínio da memória, de AVC e de demência. Devo acrescentar que *ikigai* é uma palavra muito ouvida no Japão, principalmente em Okinawa, onde algumas populações têm taxas baixíssimas de demência. Em tradução livre, significa algo como a sua razão de ser. Penso nisso como a coisa que me faz querer pular da cama pela manhã. Seria bom se todos definíssemos nossa *ikigai*, porque ela é um lembrete diário do nosso propósito aqui na Terra. E não podemos esquecer que, com a noção de propósito, vem o otimismo. Em 2018, um relatório do Conselho Global de Saúde Cerebral afirmou que o otimismo está entre os elementos mais importantes do bem-estar mental, ao lado de coisas como autoaceitação, vitalidade e relacionamentos positivos.[15]

ENTRAR NO FLUXO

Não faltam maneiras de se manter engajado e sustentar a noção de propósito. Como este capítulo já indicou, não é preciso ter um emprego regular. Você pode se matricular em aulas para aprender algo novo, ser voluntário, ensinar, renovar o cartão da biblioteca, trabalhar em seus hobbies, ser um bom vizinho, transformar seu jardim em um santuário – qualquer coisa que você considere alegre, satisfatória e significativa. Também é importante encontrar coisas que o deixem no "fluxo". Durante mais de quatro décadas, o teórico social Mihaly Csikszentmihalyi (pronuncia-se Mi-rrai Tchitch-sent-mi-rrai) estudou o conceito que chamou de *fluxo* e que se tornou um pilar da pesquisa em psicologia positiva.[16]

Todos já vivenciamos estar "no momento", "no clima", "em chamas". *Fluxo* é a palavra usada para descrever esse fenômeno. Significa que você fica em um estado mental em que mergulha plenamente em uma atividade, sem distrações nem qualquer sensação de agitação. Fica profundamente concentrado, gozando de uma sensação de energia intensa, absorto na atividade. Não está necessariamente estressado; em vez disso, pode se sentir relaxado e, ao mesmo tempo, desafiado ou "com a corda no pescoço". O conceito de fluxo foi reconhecido em muitas áreas, inclusive na terapia ocupacional, nas artes e nos esportes. Mihaly Csikszentmihalyi pode ter nos dado o termo popular dos tempos modernos, mas o conceito de fluxo existe há milhares de anos com outra roupagem, notadamente em algumas religiões orientais.

Não se pode entrar realmente no fluxo sem uma noção clara de propósito. Pense na última vez que você entrou no fluxo. O que estava fazendo? Quanto tempo se passou desde essa ocasião? Com quem estava? Incentivo você a escrever essas experiências. Elas podem inspirá-lo a encontrar novos caminhos para o fluxo hoje.

CAPÍTULO 6

A necessidade de sono e relaxamento

> Mesmo a alma submersa no sono trabalha com afinco e
> ajuda a compreender o mundo.
>
> HERÁCLITO

Como você dormiu ontem à noite? Lembra-se de ter sonhado? Dormiu direto, sem acordar? Usou um alarme para despertar? Se não consegue dizer que dorme bem, você não é o único. Dois terços dos que vivem no mundo moderno e desenvolvido estão cronicamente privados de sono. São centenas de milhões de pessoas. Como mencionei na Parte 1, subestimei tristemente o valor do sono por tempo demais e gostaria de poder recuperar todas aquelas horas – anos, provavelmente – que perdi. Agora ponho o sono lá no alto da lista em termos de prioridade.

O tema do sono produziu muita informação errada. As pessoas que lhe dizem que conseguem viver com quatro horas de sono não sabem do que estão falando.* E, se realmente só dormem isso, estão vivendo com um risco muito maior de problemas de saúde de todo tipo.[1] A inadequação crônica do sono causa risco mais alto de demência, depressão e transtornos do humor, problemas de memória e aprendizagem, doença

---

* Uma percentagem bem pequena das pessoas tem o chamado gene do sono breve, uma mutação rara de um gene que reduz a necessidade de sono. Essas pessoas costumam dormir de quatro a seis horas por dia e funcionam normalmente. Mas não temos dados de longo prazo sobre esse fenômeno e a imensa maioria das pessoas não está geneticamente equipada para dormir pouco, mesmo que treine para acordar cedo.

cardíaca, pressão alta, ganho de peso e obesidade, diabetes, lesões ligadas a quedas e câncer. A falta de sono pode até provocar vieses de comportamento, levando a pessoa a se concentrar em informações negativas na hora de tomar decisões. Dormir pouco não é uma medalha de honra nem um sinal de integridade. Se acha que se levantar às 4 da manhã tendo ido dormir à meia-noite vai lhe trazer mais sucesso, pense melhor. Não há dados que mostrem que os bem-sucedidos dormem menos, apesar da tendência entre celebridades e empreendedores de exaltar as virtudes das manhãs madrugadoras. Não se pode enganar o relógio do corpo. Quando aprender até que ponto o sono é importante na vida, minha esperança é de que você comece a lhe dar prioridade. Todos precisamos de sete a oito horas de sono por noite, mas em média os americanos dormem menos de sete – cerca de duas horas menos do que há um século. O Dr. Matthew Walker, professor de neurociência e psicologia da Universidade da Califórnia em Berkeley, está entre os pesquisadores de vanguarda da atualidade que tratam do poder do sono.[2] Ele costumava dizer que o sono é o terceiro pilar da boa saúde, ao lado da alimentação e do exercício. Mas, de acordo com seus últimos achados sobre o modo como o sono sustenta o cérebro e o sistema nervoso, ele agora ensina que o sono é a coisa mais eficaz que temos para reiniciar o cérebro e o corpo, além de aumentar a duração da vida saudável. Como algo que ocupa cerca de 25 anos da nossa vida poderia ser inútil?

Ao contrário da crença popular, o sono não é um estado de ociosidade neuronal. Ele é uma fase crítica na qual o corpo se reabastece de várias maneiras que, em última análise, afetam todo o sistema, do cérebro ao coração, ao sistema imunológico e a todo o funcionamento interno do metabolismo. É normal que o padrão de sono mude com a idade, mas passar a ter sono de má qualidade não é normal. Embora os transtornos do sono, como a apneia e despertar cedo demais, fiquem mais comuns à medida que se envelhece, em geral podem ser tratados com mudanças simples do estilo de vida visando a dormir melhor.

A apneia do sono, que afeta milhões de pessoas, é causada pelo colapso das vias aéreas ao dormir; os músculos do fundo da garganta não conseguem manter as vias aéreas abertas. Isso resulta em interrupção frequente da respiração, o que fragmenta o sono. O sono sem sonhos e o ronco alto são sintomas reveladores do problema. A apneia do sono pode ser tratada, em geral com a ajuda de um aparelho de pressão positiva contínua nas vias aéreas (CPAP) usado para dormir. Como o excesso de peso também exacerba a apneia do sono, é comum que pessoas com sobrepeso que emagrecem sintam alívio e não precisem mais do CPAP.

MITO: O corpo se desliga durante o sono. Perder um pouco de sono não tem muita importância e, mesmo que aconteça, dá para recuperar no fim de semana.

VERDADE: O sono não tem nada de desperdício de tempo. É nele que o corpo cura os tecidos, fortalece a memória e até cresce. Perder o sono terá consequências de curto e longo prazos sobre sua saúde, e não se consegue necessariamente recuperar o sono dormindo até tarde no fim de semana ou tirando férias longas e sonolentas.

A MEDICINA DO SONO

O tema do sono e a razão de sua existência permaneceram um mistério até as últimas décadas. A medicina do sono era desconhecida algumas gerações atrás, mas hoje é uma área de estudo respeitadíssima que continua a nos informar sobre o poder do sono no apoio à saúde e ao bem-estar mental. Se dormir não fosse importante, não haveria tantas criaturas que dormem; até as mais simples, como moscas e minhocas, precisam dormir. Mas parece que nós, mamíferos, dependemos especialmente do sono. Os ratos forçados a ficar acordados morrem dentro de um mês, às vezes em poucos dias.

A qualidade e a quantidade do sono têm um impacto espantoso

sobre nós. O corpo não aperta o botão de pausa momentaneamente durante o sono. É mais como o botão de reiniciar, porque o sono é uma fase necessária de regeneração. Bilhões de tarefas moleculares ocorrem no nível celular durante o sono para assegurar que você viva mais um dia. O sono suficiente nos mantém afiados, criativos, atentos e capazes de processar informações rapidamente. Estudos provaram de forma convincente que os hábitos de sono, em última análise, governam tudo em nós: o apetite, a rapidez do metabolismo, a força do sistema imunológico, a engenhosidade, o controle do estresse, o gosto pelo aprendizado e a forma como consolidamos experiências no cérebro e recordamos as coisas. Dormir seis horas ou menos em uma única noite reduz a atenção diurna em cerca de um terço e pode até prejudicar a capacidade de dirigir um carro ou operar outras máquinas.

Vários anos atrás, conheci o Dr. William Dement, do Centro de Pesquisa do Sono da Universidade Stanford, que faz parte da faculdade de medicina de lá. Ele é carinhosamente conhecido como o pai da ciência do sono. Começou a estudar o tema na década de 1950, quando pouca gente percebia quanto havia a descobrir. Ele logo identificou que o sono é algo complexo, com muitos elementos desconhecidos. No verão de 1970 abriu o primeiro laboratório e clínica de transtornos do sono do mundo para estudar o sono e tratar o problema número um de seus pacientes: a síndrome da apneia obstrutiva do sono (SAOS). Ela ocorre quando os tecidos do fundo da garganta entram em colapso e bloqueiam as vias aéreas. É causada por excesso de peso, amígdalas palatinas grandes ou simplesmente pela estrutura da garganta do indivíduo. Durante 10 segundos a cerca de um minuto, a pessoa com apneia do sono para de respirar, o que baixa o nível de oxigênio no sangue e força o coração. Esses microdespertares podem acontecer centenas de vezes por noite, fragmentando o sono e impedindo que a pessoa passe por todos os ciclos, inclusive o mais restaurador: o sono profundo. A SAOS é comuníssima hoje em dia e afeta cerca de 20% dos adultos nos Estados Unidos. Mas até nove em dez dessas pessoas não têm diagnóstico, de acordo com a American Academy of Sleep Medicine (Academia Americana de Medicina do Sono).[3] A condição predomina em pessoas com mais de 50 anos e em homens (afeta 24% dos homens, contra 9% das mulheres). A doença aumenta o risco de doença cardíaca, diabetes, AVC e câncer. Também aumenta o risco de acidentes de trânsito e prejudica a qualidade de vida em geral, devido, principalmente, à exaustão diurna e à falta de energia. Há tratamentos disponíveis, mas o principal, é claro, é ter o diagnóstico.

O Dr. Dement estudou todos os aspectos do sono, da importância de dormir adequadamente ao perigo da privação de sono. Suas realizações abriram caminho para a moderna pesquisa do sono, que pode se aprofundar no que realmente acontece dentro do cérebro quando fechamos os olhos e relaxamos. Por exemplo, um aspecto do sono que é subvalorizado e tem influência inigualável sobre nossa sensação de bem-estar é o controle dos ciclos hormonais. Cada um de nós, homens e mulheres, tem um ritmo circadiano que inclui o ciclo de sono e vigília, o aumento e a redução dos hormônios e as flutuações da temperatura corporal relacionadas ao dia solar. Ele se repete mais ou menos a cada 24 horas, mas, se seu ritmo não estiver adequadamente sincronizado com o dia solar, você não se sente 100% bem. Se já viajou cruzando fusos horários e teve *jet lag*, você sabe – muitas vezes de forma dolorosa – o que significa ter o ritmo circadiano desorganizado.

Seu ritmo circadiano gira em torno dos hábitos de sono. O ritmo saudável direciona os padrões normais de secreção hormonal, dos associados à fome aos relacionados ao estresse e à recuperação celular. Nossos principais hormônios do apetite, a leptina e a grelina, por exemplo, regem o vaivém do padrão alimentar. A grelina nos diz que precisamos comer; a leptina, que já comemos bastante. Você já se perguntou por que sente fome de repente pouco antes de se deitar? Não faz nenhum sentido biológico, porque você está prestes a ir dormir. Provavelmente é o ritmo circadiano fora de sincronismo. A ciência que tornou esses hormônios digestivos tão populares ultimamente é incrível: agora temos dados que demonstram que o sono inadequado cria desequilíbrio dos dois hormônios e afeta de forma prejudicial a fome e o apetite. Um estudo bastante citado revela que quem só dormiu quatro horas em duas noites consecutivas teve um aumento de 24% da fome e se sentiu atraído por petiscos muito calóricos, lanches salgados e alimentos com amido.[4] Provavelmente isso se deve à busca de energia rápida pelo corpo sob a forma de carboidratos, muito fáceis de encontrar em alimentos refinados e industrializados. E todos sabemos que aumentar a ingestão de carboidratos refinados leva a engordar. Esse excesso de peso, então, vai perseguir seu metabolismo e aumentar o risco de declínio cerebral.

Livros inteiros foram escritos sobre o valor do sono, mas aqui vou delinear especificamente a importância do sono para a saúde e a função do cérebro.

> **MITO:** Quanto mais velho você fica, de menos sono precisa.
>
> **VERDADE:** Embora os padrões de sono mudem com a idade – tendemos a ter mais dificuldade para adormecer e permanecer dormindo do que quando jovens –, a necessidade de sono permanece constante durante a idade adulta.

O CÉREBRO DESCANSADO É UM CÉREBRO SAUDÁVEL

As primeiras explorações do sono examinaram, a princípio, seu impacto sobre a memória. No início do século XX, os psicólogos John J. Jenkins e Karl M. Dallenbach, da Universidade Cornell, estiveram entre os primeiros cientistas a fazer experimentos e escrever sobre o papel do sono para melhorar a memória. Na época não sabíamos ainda se o sono tinha alguma relação com a memória, mas esses pesquisadores prescientes decidiram testar e quantificar a relação do sono com o que recordamos. Eles recrutaram estudantes desavisados para o experimento e lhes deram listas de sílabas sem sentido para decorar pela manhã ou pouco antes de se deitarem. Digo "desavisados" porque os estudantes não faziam ideia das metas e perguntas que embasavam o experimento. Sua lembrança das listas foi testada uma, duas, quatro e oito horas depois. Quando decoravam as listas à noite, o tempo entre aprender e recordar as sílabas era passado dormindo; no outro caso, as pessoas estavam acordadas no período intermediário. Quem você acha que conseguiu recordar melhor as sílabas? Resposta: o grupo que dormiu entre os testes. Talvez seja melhor descrever o fenômeno como uma taxa mais lenta de esquecimento. Esse estudo foi repetido de maneiras diferentes com o passar dos anos. O influente artigo de Jenkins e Dallenbach, publicado em 1924 no periódico *American Journal of Psychology*, preparou o cenário das pesquisas futuras que continuam até hoje. (Dado interessante: a palavra inglesa *oblivescence* utilizada no título do artigo é aplicada para descrever o processo de esquecimento, nesse caso durante o sono; *oblivisci* significa "esquecer" em latim.)[5]

Pesquisadores propuseram várias hipóteses para explicar como a privação de sono induziria uma "névoa cerebral" quase universal que dificulta as capacidades de concentração ou de recordação de fatos interessantes. Uma das teorias mais recentes sobre sono e memória diz que o sono nos ajuda a fazer a triagem das lembranças importantes para assegurar que codifiquemos no cérebro os eventos mais significativos. O sono é essencial para consolidar nossa memória e arquivá-la para recordação posterior. Pesquisas mostram que surtos breves de atividade cerebral durante o sono profundo, os chamados fusos do sono, realmente transferem as lembranças recentes, inclusive o que aprendemos no dia, do espaço de curto prazo do hipocampo para o "disco rígido" do neocórtex.[6] Em outras palavras, o sono limpa o hipocampo para que este possa receber novas informações a serem depois processadas. Sem o sono, essa organização da memória não pode acontecer. Mais do que só afetar a memória, o déficit de sono nos impede de processar informações em geral. Portanto, além de perder a capacidade de lembrar, não conseguimos nem mesmo *interpretar* as informações – absorvê-las e pensar sobre elas.

A perda de sono estaria nos preparando para os problemas irreversíveis de memória? É uma boa pergunta que finalmente a ciência está abordando. Um estudo alarmante de 2013 constatou que adultos mais velhos com sono fragmentado são mais propensos a desenvolver a doença de Alzheimer.[7] Sua taxa de declínio cognitivo também era mais alta do que a das pessoas que tinham rotineiramente uma boa noite de sono. Embora saibamos que o mau sono crônico esteja comumente associado a doenças neurodegenerativas como a demência, dados recentes nos mostram que esse problema pode ocorrer anos antes de a pessoa ter o diagnóstico. Em outras palavras, os problemas de sono podem ser um sinal de alerta precoce. E dormir o suficiente agora aumenta nossa probabilidade de afastar a demência no futuro.

A privação de sono causa vários outros problemas, todos relacionados. Um artigo de 2017 publicado pela American Heart Association mostrou que, em pessoas que sofreram redução ou obstrução súbita do fluxo de sangue no coração (em geral, devido a um coágulo nas artérias coronárias ou à ruptura de uma placa), menos de seis horas de sono estavam associadas a um risco 29% maior de ter outro grande evento desse tipo.[8] Outro estudo de 2017, este com 18 mil adultos, revelou que dormir menos de seis horas por noite estava associado a um aumento de 44% do risco de pessoas com pré-diabetes desenvolverem diabetes pleno; dormir menos de cinco horas por noite aumentava o risco em 68%.[9]

Essas informações são fundamentais devido à relação bem documentada entre o diabetes e a saúde cerebral. Pelo que vimos na Parte 1, você recordará que as pessoas com diabetes tipo 2 podem ter uma taxa muito mais alta de declínio cognitivo do que quem não tem a doença (e consegue manter o nível normal de açúcar no sangue). Como já mencionei, isso levou alguns cientistas a se referirem à doença de Alzheimer como um tipo de diabetes. Quando o sistema da insulina no organismo dá defeito e os neurônios, especificamente, não conseguem usar a insulina direito para alimentar seu metabolismo, está pronto o cenário do declínio.

Por fim, a inflamação crônica também tem seu papel. Ainda temos muito a aprender sobre dados específicos da relação entre sono e inflamação, mas um forte corpo de indícios já mostra que a falta de sono eleva o nível de inflamação. Isso foi demonstrado na privação aguda de sono, ou seja, não dormir durante um período completo de 24 horas, e na privação parcial – sono insuficiente e recorrente, que muitos vivenciamos em nossa vida noturna. Uma única noite de sono inadequado basta para ativar processos inflamatórios no corpo, principalmente nas mulheres, por razões que ainda não conhecemos.[10]

Embora seja natural considerar uma única noite maldormida como algo pouco relevante, raramente se trata de um fato isolado, e esses episódios periódicos de inflamação se somam para causar danos reais. Um dos estudos longitudinais mais inspiradores a documentar a relação entre inflamação sistêmica e neurodegeneração foi publicado em 2017 por um grande grupo de pesquisadores de várias instituições, como a Universidade Johns Hopkins, a Universidade Baylor, a Universidade de Minnesota e a Clínica Mayo.[11] Ele se baseava no estudo "Atherosclerosis Risk in Communities" (Risco de aterosclerose em comunidades), o ARIC, que começou em 1987 e segue em andamento, para estudar os fatores de risco da aterosclerose com o acompanhamento durante anos de mais de 15 mil indivíduos de quatro comunidades. O estudo de 2017 mediu os marcadores biológicos de inflamação em um grupo de 1.633 indivíduos cuja média de idade era de 53 anos no seu início. Os pesquisadores acompanharam os participantes durante 24 anos e avaliaram sua memória e o volume cerebral com o passar do tempo. Os que tinham, a princípio, o nível mais alto de inflamação no corpo mostraram um risco maior de encolhimento do cérebro. Na verdade, seus centros de memória eram 5% menores em comparação com os de quem tinha menos marcadores de inflamação no início. Embora 5% não pareça um número expressivo, não pense nisso como um fenômeno linear. Até uma pequena queda percentual afeta a capacidade de pensar e recordar. Nas pessoas cujo cérebro encolheu, a capacidade de recordar palavras era muito menor do que nas que mantiveram o volume cerebral. Esses achados revelam muito e trazem uma mensagem convincente aos jovens que não conseguem visualizar como seus hábitos afetariam a capacidade de preservar o cérebro a longo prazo. Cada noite de sono conta.

> **MITO:** Não há nada de mais em tomar remédios para dormir. Eles ajudam a adormecer mais depressa e você acaba dormindo mais.
>
> **VERDADE:** Praticamente todos os medicamentos do gênero, exijam ou não receita médica, ajudam a adormecer mais depressa, mas não lhe permitem ter um sono tão reparador quanto o natural. Alguns até aumentam o risco de declínio cerebral e demência. Os benzodiazepínicos (como Valium e Xanax), geralmente receitados para insônia ou ansiedade, geram dependência e foram associados ao desenvolvimento da demência. Em estudos clínicos, demonstrou-se que outros sedativos, como Ambien e Lunesta, prejudicam o pensamento e o equilíbrio. E medicamentos que não precisam de receita, como os anticolinérgicos (Benadryl, Nyquil, as formulações "PM", ou seja, para a noite), foram ligados à maior probabilidade de desenvolver doença de Alzheimer. Esses remédios têm a propriedade química de bloquear o neurotransmissor acetilcolina, essencial para o processamento da memória e da aprendizagem, que se reduz, tanto em concentração quanto em função, nos pacientes com Alzheimer. Na verdade, o medicamento para Alzheimer cloridrato de donepezila (Aricept) é um *inibidor* da colinesterase, ou seja, ele inibe a enzima que decompõe a acetilcolina.

O CICLO DO ENXÁGUE

Entre os achados mais recentes e cativantes sobre o sono está a descoberta de seu efeito de "lavagem" do cérebro. O organismo elimina os resíduos e fluidos dos tecidos por meio do sistema linfático. A linfa é o líquido incolor que circula em vasos especializados e carrega os resíduos tóxicos e os detritos celulares. Esses compostos são filtrados quando passam pelos nódulos linfáticos. Então a linfa volta à corrente sanguínea. Os cientistas pensaram durante muito tempo que o cérebro não tinha sistema linfático e recorria à difusão lenta dos resíduos do tecido cerebral para o líquido cefalorraquidiano. Mas aí surgiu um artigo que reescreveu a narrativa científica.

Em 2012 o Dr. Jeffrey J. Iliff e sua equipe na Universidade de Saúde e Ciência do Oregon publicou uma descrição da função autolimpante do cérebro para se livrar dos resíduos.[12] A pesquisa gerou uma nova área de exploração da via de drenagem que hoje é chamada de sistema glinfático. Um ano depois, outro artigo do Dr. Iliff e duas colegas, a Dra. Lulu Xie e a Dra. Maiken Nedergaard, do Departamento de Neurocirurgia da Universidade de Rochester, documentou que o sistema glinfático fica mais ativo à noite, indicando que o sono oferece o ambiente para um tipo de limpeza ou lavagem.[13] E a falta de remoção desse lixo cerebral pode estar ligada ao risco mais alto de apresentar demência. Assim como uma noite sem sono aumenta o nível de inflamação, uma noite maldormida pode estar associada ao acúmulo de beta-amiloide, a proteína do cérebro associada à doença de Alzheimer.[14] Além disso, hoje há dados que indicam a relação entre o nível mais alto de amiloide no cérebro e a incidência de depressão, e isso acontece principalmente com quem tem transtorno depressivo maior e não responde a nenhum tratamento.[15] A equipe da Universidade de Rochester mostrou que o fluxo de líquido cefalorraquidiano pelo cérebro só começa quando os camundongos estão dormindo.[16] Esse líquido, encontrado no cérebro e na medula espinhal, banha e protege o sistema nervoso central e elimina os resíduos. A hipótese da equipe de Rochester é a de que ele funcione como o sistema linfático do corpo, drenando dos tecidos os resíduos e produtos da decomposição celular para o descarte final. Assim como arruma o hipocampo, nosso centro de memória, o sono também faxina o cérebro para tirar o refugo metabólico. O sono tem dupla função: arrumar e levar o lixo para fora.

Depois desses estudos inspiradores, outros mostraram que, de fato, o cérebro tem um sistema de "ciclo de limpeza" para lavar o lixo e os detritos metabólicos, inclusive as proteínas viscosas que contribuem para aquelas placas amiloides. O Dr. David Holtzman é neurologista da Escola de Medicina da Universidade Washington, em Saint Louis. Em um de seus experimentos inovadores, ele interrompeu o sono dos camundongos no momento em que o cérebro começaria normalmente a limpar a beta-amiloide.[17] Esses animais privados de sono desenvolveram mais que o dobro de placas amiloides no decorrer de um mês, comparados aos colegas que dormiram bem. A equipe também demonstrou que a diferença do nível de amiloide no cérebro de camundongos em sono profundo e em camundongos plenamente despertos é de cerca de 25%. Com o tempo, essas proteínas se juntam para formar as placas. Pense nas placas amiloides como o lixo na sarjeta; elas acabam provocando inflamações e o acúmulo daquelas proteínas tau, que podem destruir neurônios e começar a marcha rumo à doença de Alzheimer.

Um ciclo vicioso pode se instalar entre a capacidade do cérebro de se limpar enquanto envelhece e a capacidade do corpo de dormir. Um artigo de 2014 examinou como o sistema glinfático funciona e mostrou que a taxa de drenagem era 40% pior nos camundongos mais velhos em comparação com a taxa nos mais novos.[18] Embora certamente não possamos mudar alguns efeitos naturais do envelhecimento, essa informação é importante, porque os distúrbios do sono são comuns em idosos e, com demasiada frequência, ignorados ou desdenhados. A primeira meta é descobrir o que pode estar causando o problema. É uma questão médica, como apneia do sono ou artrite? É efeito colateral de alguma medicação? Talvez seja uma mudança do ritmo circadiano que faz a pessoa idosa se sentir mais sonolenta do que quando era mais nova, e assim vai se deitar mais cedo, mas talvez não consiga dormir a noite toda.

A Dra. Kristine Yaffe é professora de psiquiatria, neurologia e epidemiologia da Universidade da Califórnia em São Francisco, onde dirige o Centro de Saúde Cerebral da População. Ela é mundialmente renomada pelo estudo da demência e do declínio cognitivo e membro de governança do Conselho Global de Saúde Cerebral. Em sua clínica de transtornos da memória ela ouve uma queixa comum: a dificuldade de adormecer e permanecer dormindo. As pessoas se sentem fatigadas o dia todo e acabam cochilando. Quando fez uma série de estudos com mais de 1.300 adultos com mais de 75 anos em um período de cinco anos, a Dra. Yaffe documentou que quem dormia mal tinha mais que o dobro do risco de desenvolver demência anos depois.[19] A maioria dessas pessoas tinha doenças que prejudicavam o sono, como respiração desorganizada ao dormir, apneia do sono, quebras do ritmo circadiano natural ou despertar crônico no meio da noite.

A outra questão é o fato de que a doença de Alzheimer *em si* atrapalha o sono. Provavelmente você consegue ver o ciclo perigoso que pode se instalar aqui: o sono de má qualidade impede que o cérebro limpe os detritos, deixando mais amiloide solta para provocar doença de Alzheimer. A doença, então, põe o cérebro no caminho do cemitério de neurônios e do sono precário. Enquanto isso, a privação de sono atrapalha o ritmo circadiano e afeta tanto o metabolismo do corpo quanto o nível de melatonina, hormônio que ajuda o corpo a dormir. Essa desorganização do metabolismo e dos hormônios importantes ligados ao sono exacerba o transtorno do sono e o ciclo continua. A menos que se rompa o ciclo, o dano aumenta.

O que todos esses estudos começam claramente a mostrar é a probabilidade de uma relação bidirecional entre o sono e o risco de declínio cognitivo. A demência não só dificulta dormir; o sono ruim também pode promover o desenvolvimento do declínio cerebral. Mais pesquisas são necessárias, principalmente em seres humanos, mas a lição deveria ser óbvia: dormir é remédio. Precisamos dormir para funcionar durante o dia e nos renovar durante a noite. Assim, com isso em mente, vejamos algumas estratégias para promover uma boa noite de sono.

OS DEZ MAIORES SEGREDOS DO SONO

1. *Mantenha o horário e evite cochilos prolongados.* Levante-se à mesma hora todos os dias, inclusive em fins de semana e férias. Embora muita gente tente mudar os hábitos de sono no fim de semana para compensar a deficiência de sono acumulada durante a semana, isso pode sabotar rapidamente o ritmo circadiano saudável. Se ficar acordado até mais tarde nas noites de sexta e sábado para socializar e dormir até tarde na manhã seguinte, você terá o chamado "*jet lag* social"; um padrão de sono irregular como esse é prejudicial à saúde. Os indícios

de que os cochilos seriam benéficos para a saúde cerebral de idosos ainda não são claros. Se precisar, limite o cochilo a meia hora no início da tarde. Cochilos mais longos e mais tarde podem atrapalhar o sono noturno. Em 2019 foi relatado na revista *Alzheimer's & Dementia* que cochilar pode ser um sinal de alerta precoce da doença de Alzheimer.[20] É claro que cochilar não causa Alzheimer; mesmo assim, cochilar durante o dia poderia indicar que certas redes do cérebro que deveriam nos manter acordados estão danificadas. Especificamente, as áreas do cérebro que promovem a vigília degeneram devido ao acúmulo de tau, o que pode acontecer em silêncio desde cedo. Isso também explicaria por que as pessoas com a doença têm a tendência de cochilar excessivamente antes que surjam sinais mais clássicos como esquecimento e confusão.

2. *Não vire coruja.* A melhor hora de dormir é quando você sente mais sono, antes da meia-noite. O sono não REM (movimentos rápidos dos olhos) tende a dominar o ciclo de sono na primeira parte da noite. Quando a aurora se aproxima, o sono REM rico em sonhos começa a assumir o controle. Embora os dois tipos sejam importantes e tragam benefícios distintos, o sono não REM de ondas lentas é mais profundo e restaurador do que o sono REM. Observe que a hora ideal de dormir provavelmente mudará com a idade. Quanto mais velho, mais cedo você irá dormir e mais cedo acordará naturalmente, mas o total de horas de sono não deveria mudar.

3. *Acorde às primeiras luzes.* Exponha os olhos à luz do sol assim que acordar pela manhã, para ajustar seu relógio corporal. Tudo em nossas biologia e neurociência evolutivas comprova a importância das manhãs. Somos configurados para acordar cedo e absorver o sol nascente.

4. *Mexa-se.* A atividade física regular promove o sono reparador e ajuda a atingir e manter o peso ideal, que também melhora o sono.

5. *Observe o que come e bebe.* Evite cafeína depois do almoço (principalmente depois das 14 horas) e não coma nem beba três horas antes de se deitar, para não se levantar para ir ao banheiro. Um jantar pesado atrapalha se você comer perto demais da hora de dormir. Atenção também à ingestão de álcool. Embora nos deixe sonolentos, o efeito do álcool no corpo atrapalha o ciclo normal do sono, principalmente o sono restaurador de ondas lentas.

6. *Atenção aos remédios.* Os fármacos, exijam ou não receita, podem conter ingredientes que afetam o sono. Por exemplo, muitos remédios para dor de cabeça contêm cafeína. Alguns remédios para resfriado contêm descongestionantes estimulantes (como pseudoefedrina). Os efeitos colaterais de muitos medicamentos bastante usados, como antidepressivos, esteroides, betabloqueadores e antiparkinsonianos, também afetam o sono. Tome cuidado com o que toma e, se os remédios forem necessários, veja se pode tomá-los mais cedo, quando terão menos impacto sobre o sono.

7. *Fresco, silencioso e escuro.* A temperatura ideal para dormir é entre 15,5°C e 19,5°C. Durma no escuro e minimize as fontes próximas de luz, inclusive a de aparelhos eletrônicos (veja a dica 8 a seguir). Pense em usar uma máscara para dormir se não for possível escurecer por completo o ambiente. Experimente uma máquina de som ou um gerador de ruído branco para bloquear os barulhos da rua, se você mora em ambiente urbano. E deixe os animais de estimação fora do quarto, principalmente se atrapalham seu sono andando ou fazendo barulho à noite.

8. *Elimine os aparelhos eletrônicos.* Configure o quarto para dormir, não para olhar algum tipo de tela, inclusive o celular. Quase toda luz, seja a natural do sol ou a artificial de lâmpadas, telas de TV, computadores e celulares, contém comprimentos de onda azuis que são um potente supressor da melatonina, hormônio

necessário para dormir, e estimulam os centros de alerta do cérebro – uma desgraça dupla para o sono. Em 2015 a neurocientista Anne-Marie Chang e colegas mostraram que os aparelhos que emitem luz, como os leitores de livros digitais, faziam as pessoas demorarem mais para adormecer pela redução da sensação de sonolência e da secreção de melatonina, hormônio que induz o sono, e um horário circadiano atrasado; na manhã seguinte elas ficavam menos alertas do que quem leu livros de papel.[21] O problema é que os diodos emissores de luz (LEDs) produzem muitos comprimentos de onda azuis e são onipresentes em televisores, celulares, tablets e computadores. Evite a luz azul por algumas horas antes de se deitar para otimizar a produção de melatonina. Use comprimentos de onda quentes na iluminação doméstica com LED (2.700 K a 3.000 K são um bom parâmetro). Se tiver problemas persistentes para adormecer, talvez seja mais prático obter óculos que filtram a luz azul. Cuide para que relógios, luzes noturnas, *dimmers*, etc. usem lâmpadas vermelhas ou de "brilho quente" em vez de azuis ou verdes. A luz vermelha tem menos poder de alterar o ritmo circadiano e suprimir a melatonina. Instale um aplicativo que muda a temperatura de cor da tela para evitar a luz azul, principalmente se você gosta de ler na cama.

9. ***Crie rituais para dormir.*** Tente reservar pelo menos 30 minutos a uma hora antes de dormir para relaxar e cumprir tarefas que ajudem o corpo a saber que a hora de se deitar está chegando. Desconecte-se de tarefas estimulantes (como trabalhar, usar o computador ou o celular) e dedique-se a atividades calmantes, como tomar um banho morno, ler, tomar chá de ervas ou ouvir música calmante. Alongue-se ou faça algo relaxante. Calçar meias para aquecer os pés também ajuda a adormecer mais facilmente. Evite conversas difíceis e deixe tudo em paz antes da hora de dormir. Nada de discutir nem de conversar sobre tópicos delicados e controvertidos (os problemas sempre parecem menores pela manhã).

10. *Conheça os sinais de alerta.* Talvez você tenha um transtorno do sono genuíno que pode se beneficiar de tratamento se houver vários dos seguintes sintomas: dificuldade de adormecer ou de continuar dormindo três vezes por semana durante pelo menos três meses, ronco frequente, sonolência diurna persistente, desconforto nas pernas antes de dormir, mover-se de acordo com os sonhos durante a noite; ranger os dentes; acordar com dor de cabeça ou no maxilar.

Se experimentou todas essas abordagens e ainda não consegue ter uma boa noite de sono ou percebe que recorre a substâncias indutoras de sono regularmente, converse com um médico, que poderá recomendar um exame do sono para identificar problemas como apneia não diagnosticada. O exame exige que você passe a noite em um laboratório especializado que monitora e grava seu sono. Esses centros não são tão raros quanto você pensa. Muitos hospitais, grandes e pequenos, oferecem o serviço.

NÃO SE ESQUEÇA DE RELAXAR DURANTE O DIA

O sono é uma atividade rejuvenescedora que o corpo exige, mas há uma diferença entre sono e descanso. Precisamos de ambos e temos que incluir outras atividades de repouso e relaxamento em nossa vigília para seguirmos afiados. Em geral, o bem-estar mental também depende disso – e sabemos que maior bem-estar mental está associado à redução do risco de demência. Também sabemos que o contrário é verdadeiro: doenças como certos tipos de ansiedade e depressão podem ser sinais de alerta do declínio cognitivo e da doença de Alzheimer. Assim, é importante combatê-las reduzindo o estresse e criando resiliência mental.

Sou um grande defensor da meditação. Pratico todos os dias, usando um tipo chamado meditação analítica. Peguei o hábito depois de, anos atrás, passar algum tempo com o Dalai Lama no Mosteiro Drepung, em Mundgod, na Índia. Admito que, a princípio, não comprei a ideia. Fiquei apavorado! Só de pensar em meditar com Sua Santidade já fiquei ansioso. Mas quem diz não à oportunidade de meditar com o Dalai Lama? Concordei em me unir a ele de manhã cedinho na sua residência particular.[22]

Todas as minhas inseguranças sobre a meditação começaram a aparecer enquanto eu estava sentado com ele de pernas cruzadas, tentando me concentrar na respiração com os olhos fechados. Depois de alguns minutos, ouvi sua voz profunda de barítono:

– Alguma pergunta?

Ergui os olhos e vi seu rosto sorridente, começando a entrar na risada característica que fazia sua cabeça balançar.

– Isso é difícil para mim – respondi.

– Para mim também! – exclamou ele. – Depois de meditar diariamente durante sessenta anos, ainda é difícil.

Foi ao mesmo tempo surpreendente e tranquilizador ouvi-lo dizer isso. O Dalai Lama, monge budista e líder espiritual do Tibete, também tem dificuldade para meditar.

– Acho que você gostará de um tipo de meditação analítica – disse ele.

Em vez de se concentrar em um objeto escolhido, como na meditação de ponto único, ele sugeriu que eu pensasse em um problema que estivesse tentando resolver, um tópico sobre o qual tivesse lido recentemente ou uma das áreas filosóficas de nossas discussões anteriores. Ele queria que eu separasse o problema, ou a questão, de tudo mais e o colocasse em uma grande bolha transparente. Com os olhos fechados, pensei em algo que me incomodava e que eu não conseguia resolver. Quando coloquei a corporificação física do problema na bolha, várias coisas começaram a acontecer muito naturalmente.

O problema agora estava bem à minha frente, flutuando sem peso. Na minha mente, eu podia girá-lo, rodá-lo, virá-lo de cabeça para baixo. Era um exercício para desenvolver o hiperfoco. Enquanto subia, a bolha também se desemaranhava de outros apegos, como as considerações emocionais subjetivas. Consegui visualizar o problema como se ele isolasse e ficasse bem à vista.

Com demasiada frequência permitimos que fatores emocionais não relacionados desfoquem as soluções práticas e elegantes bem à nossa frente. É frustrante e desanimador. Com a meditação analítica, me disse Sua Santidade, podemos usar a lógica e o raciocínio para identificar mais claramente a questão, separá-la de considerações irrelevantes, apagar as dúvidas e iluminar as respostas. Era simples e sensato. O mais importante para mim é que funcionou.

Como neurocientista, nunca esperei que um monge budista, nem que fosse o Dalai Lama, me ensinasse a incorporar melhor à minha vida a dedução e o pensamento crítico, mas foi o que aconteceu. Isso me transformou e por causa disso sou melhor. Pratico a meditação analítica todos os dias. Os dois primeiros minutos, enquanto crio minha bolha de pensamento e a deixo flutuar acima de mim, ainda são os mais difíceis. Depois disso, alcanço o que posso descrever como a essência do estado de *fluxo*, em que 20 a 30 minutos passam facilmente. Estou mais convencido do que nunca de que até o cético mais ardoroso terá sucesso com a meditação analítica.

Nas festas de fim de ano passei o máximo de tempo possível transmitindo os ensinamentos do Dalai Lama à minha família e aos meus amigos e lhes ensinando os princípios básicos da meditação analítica. Era esse o presente que eu mais queria lhes dar – e dou agora a você. Trata-se de um ingrediente para obter o repouso fundamental no seu dia e é bem diferente do sono.

As práticas de atenção plena estão crescendo. Em 2018 o CDC publicou um relatório que afirmava que, de 2012 a 2017, a prática de ioga aumentou 50%, de 9,5% para 14,3% da população, e o uso da meditação mais que triplicou, de 4,1% para 14,2%.[23] Essas práticas têm um tema em comum: estar presente no momento e observar o que acontece na sua vida. É comum ouvirmos casos episódicos em que as atividades de atenção plena conseguem combater o estresse, mas é importante saber que essa ideia foi bem evidenciada na literatura médica. Esses hábitos estão chegando a lugares onde menos seria de esperar: as zonas de combate militar. Em 2014, por exemplo, um grupo de fuzileiros navais recebeu treinamento em técnicas baseadas em atenção plena e subsequentemente se constatou que tiveram melhor recuperação pulmonar e cardiovascular depois da exposição a simulações muito estressantes de atividade militar.[24]

Não é preciso ser soldado para se beneficiar desse treinamento. Um efeito fácil de generalizar é o que indica que as práticas de atenção plena reduzem o nível de cortisol, o hormônio do estresse. Em um dos artigos mais citados e abrangentes nessa área, uma meta-análise publicada na revista *Journal of the American Medical Association* revisou todos os estudos sobre o tema e constatou que a atenção plena reduz de forma significativa a ansiedade, a depressão e a dor.[25] Outra meta-análise examinou o efeito da meditação transcendental, um tipo de prática de atenção que envolve o uso de um mantra, em 1.295 participantes de dezesseis estudos e também constatou que a prática causou diminuição significativa da ansiedade, ainda mais pronunciada nos que começavam com ela em alto grau.[26]

A meditação tem uma história longa e célebre que só recentemente conquistou validade científica. Finalmente pesquisadores estão começando a entender como ela afeta o próprio processo de envelhecimento. Começou em 2005, quando o Hospital Geral de Massachusetts, de Harvard, publicou um estudo de exames por imagem que mostrava que áreas específicas do córtex cerebral, como a área pré-frontal, eram mais espessas nas pessoas que meditavam com frequência.[27] Desde então, numerosos estudos de acompanhamento do mesmo grupo e de outros pelo mundo documentaram que as pessoas com "cérebro grosso" tendem a ser mais inteligentes e a ter memória mais forte. Essas áreas corticais ajudam na atenção e no processamento sensorial e são usadas para planejar ações cognitivas complexas.

A chamada resposta de relaxamento obtida com a meditação também pode acontecer com várias formas de ioga, tai chi, exercícios respiratórios, relaxamento muscular progressivo, imagens guiadas e até orações repetidas. Uma das razões, por exemplo, para a respiração profunda ser tão eficaz é que ela provoca uma reação nervosa parassimpática em vez da resposta nervosa simpática, que é sensível ao estresse e à ansiedade. Quando você percebe o estresse, o sistema nervoso simpático entra em ação, o que resulta em aumento repentino de cortisol e adrenalina, hormônios do estresse. Em vez disso, o sistema nervoso parassimpático provoca uma resposta de relaxamento, e a respiração profunda é um dos meios mais rápidos de consegui-la. Em um estado profundamente relaxado, os batimentos cardíacos diminuem, a respiração fica mais lenta e a pressão arterial se reduz.

A respiração profunda pode ser feita em qualquer lugar, a qualquer momento. Se você nunca meditou, a prática da respiração profunda duas vezes por dia será um bom começo e lhe dará uma base para experimentar técnicas mais avançadas. Você só precisa se sentar confortavelmente em uma cadeira ou no chão, fechar os olhos e assegurar que o corpo esteja relaxado, soltando toda a tensão do pescoço, dos braços, das pernas e das costas. Inspire pelo nariz da forma mais longa possível, sentindo o diafragma e o tórax subirem enquanto a barriga se move para fora. Inspire um pouco mais quando achar que chegou ao limite dos pulmões. Solte o ar devagar, contando até vinte, forçando todo o ar a sair dos pulmões. Continue por pelo menos cinco rodadas de respirações profundas.

A atenção plena pode ser obtida de muitíssimas maneiras, de aplicativos no celular para guiá-lo em 15 minutos de prática até participar de aulas restauradoras de ioga e banhos de floresta japoneses – o *shinrin-yoku*, ou apenas estar na presença das árvores. O banho de floresta vem ficando popular ultimamente para baixar a frequência cardíaca e a pressão arterial e reduzir a produção de hormônios do estresse. Quando se banha de verde e respira o "aroma da floresta", você também absorve substâncias chamadas fitocidas, que protegem as árvores de insetos e outros estressores. Como aprendemos na última década, esses fitocidas também nos protegem por aumentar nossas células imunológicas assassinas naturais e reduzir o nível de cortisol.[28]

Embora ficar na natureza ou em espaços verdes seja recomendado há muito tempo para aumentar o bem-estar mental, hoje entendemos o que o aroma da floresta realmente faz pelo nosso corpo e o nosso cérebro. Não é preciso viajar até uma floresta distante; você consegue isso cavando a terra do quintal ou visitando um parque local. Sempre amei o antigo conceito indiano de criar uma vida harmoniosa de 100 anos passando o terceiro estágio (entre os 50 e os 75 anos) morando em uma floresta como parte de um estilo de vida tranquilo e contemplativo chamado *vanaprastha* (vida como morador da floresta). Algumas pesquisas indicaram que caminhar na natureza em vez de caminhar em ambientes urbanos ajuda as pessoas a controlar o estresse, acalmar a ruminação mental e regular as emoções.[29] Alguns estudos constataram que os parques e espaços verdes das cidades grandes estão ligados à saúde mental positiva.[30] Passo muito tempo em recintos fechados – e em salas de cirurgia sem janelas – e valorizo as ocasiões em que posso perambular e brincar ao ar livre e absorver os prazeres da natureza.

Eis algumas outras ideias de repouso e relaxamento a considerar em nome do bem-estar mental. Estas estratégias também têm o efeito de ajudar a construir um cérebro mais resiliente e produtivo:

Seja um voluntário regular em sua comunidade. Aqueles que servem voluntariamente tendem a ter menos ansiedade, depressão, solidão e isolamento social, além de mais noção de propósito. A pesquisa AARP de 2018 verificou que adultos de 50 anos ou mais que se voluntariam pelo menos uma vez por ano têm pontuação de bem-estar mental mais alta do que os que não fazem isso com essa periodicidade.[31] Pense em assumir um papel de liderança em um grupo ou uma organização de que você faça parte.

Exprima gratidão. Comece ou termine o dia pensando em coisas pelas quais você é grato. Pense em fazer um diário da gratidão. A pesquisa confirma que a gratidão reduz a depressão e a ansiedade, diminui o estresse e aumenta a felicidade e a empatia.[32] É difícil se zangar ou se angustiar quando se pratica a gratidão. Minha prática ativa de gratidão é uma grande parte da folga que dou a meu cérebro. Ela atua como um botão cerebral de reiniciar e permite que as questões menos importantes (que são um dreno cerebral desproporcional) se dissolvam. Faço isso comigo e com minha família todo dia que posso.

Pratique a arte do perdão. A pesquisa em psicologia positiva constatou que se perdoar e perdoar os outros promove autoestima e satisfação com a vida.[33]

Procure coisas que façam rir. Explore comédias, livros ou vídeos on-line. O riso provoca a secreção de hormônios do bem-estar, como endorfinas, dopamina e serotonina, que aliviam o estresse e reduzem a tensão e a ansiedade – e até diminuem a dor.

Faça pausas no e-mail e nas mídias sociais. Pense em desligar as notificações. Deixe o celular em outro cômodo e desligue o som para se concentrar em uma tarefa. Programe horários para olhar as mídias sociais (como Facebook e Instagram) e evite usar o celular nas refeições e quando estiver com a família. Evite também e-mails de manhã cedinho. As manhãs são um tempo de ouro. Use-as para seu trabalho mais criativo e não burocrático.

Encontre uma hora extra no dia pelo menos uma vez por semana. Se quiser "criar" outra hora em seu dia, seja muito estrito com o tempo que gasta olhando telas (computador, celular, TV, tablet). Se reservar um dia por semana para ficar longe das telas, aposto que você encontrará pelo menos uma hora extra para fazer o que quiser.

Estabeleça um sistema de recompensas. O cérebro e o corpo gostam de recompensas; esperar pela recompensa libera uma dosezinha de dopamina. A técnica Pomodoro funciona por essa razão. Ela é uma estratégia comprovada para extrair o máximo do seu tempo usando como recompensa minipausas a intervalos medidos. E é fácil. Basta escolher uma tarefa – espera-se que a mais importante do dia – e marcar seu temporizador para 25 minutos. Trabalhe somente nessa tarefa, sem qualquer distração, até o temporizador soar. Então faça uma pausa de 5 minutos e repita caso necessário.

Esqueça a multitarefa; aborde o dia como um cirurgião. Tentamos cumprir várias tarefas ao mesmo tempo e o cérebro não gosta disso. É claro que você pode andar e conversar ao mesmo tempo que digere seu almoço, mas o cérebro não consegue se concentrar na execução de duas atividades que exijam esforço consciente, pensamento, compreensão ou habilidade. Quer que eu opere seu cérebro enquanto escrevo um e-mail e atendo ao telefone? O cérebro lida com as tarefas de modo sequencial, mas pode passar tão depressa a *atenção* de uma tarefa a outra que ficamos com a ilusão de que conseguimos realizar várias coisas ao mesmo tempo. Portanto, se quiser fazer mais com menos esforço, procure trabalhar na chamada capacidade atencional: focalize e se concentre em sequência – uma tarefa de cada vez – e evite distrações. Pode ser uma experiência surpreendentemente alegre, que vivencio sempre que estou na sala de cirurgia. Esse é um dos poucos lugares onde não se permitem distrações. Você está de roupa cirúrgica, incapaz de olhar o celular, e entra em um estado totalmente concentrado na tarefa a cumprir. É como levar seu turbocérebro para uma estrada plana e vazia e deixá-lo chegar à velocidade máxima. Na maior parte do tempo nosso cérebro fica preso em engarrafamentos, trabalhando muito sem chegar a lugar algum. Deixe seu cérebro correr livre de vez em quando. Além de fazer mais do que achava possível, você também atingirá um nível de bem-aventurança que é difícil reproduzir. Quando tenta mentalmente fazer multitarefa, você retarda seu pensamento e tudo leva mais tempo para ser realizado. O cérebro adora o ritmo das sequências. Isso também ajuda a sanidade!

Identifique as bolinhas de gude e a areia e planeje de acordo. Se você tiver um vidro para encher de bolinhas de gude e areia, o que porá lá dentro primeiro? As bolinhas de gude. Depois a areia poderá preencher os espaços que sobraram. Essa é uma metáfora fundamental para planejar seu dia e maximizar seu tempo. Pense nas bolinhas de gude como os blocos importantes do dia (compromissos, projetos, tarefas essenciais como se exercitar e dormir) e na areia como o resto (olhar e-mails, retornar um telefonema, lidar com coisas não urgentes). Não fique preso na areia. Dica: toda noite de domingo planeje reservar meia hora para a verificação semanal e faça a si mesmo esta poderosa pergunta: "Que metas preciso cumprir nos próximos sete dias para sentir que esta semana foi um sucesso?"

Faxine sua vida. Limpe os armários, o porão, os depósitos, a garagem. Doe roupas e livros usados que não lhe dão mais prazer. Jogue fora revistas e catálogos velhos. Descarte ou picote a correspondência e as contas de que não precisa. Adote o hábito de se livrar na mesma hora de coisas que não têm relevância pessoal nem criam valor produtivo. Em geral, administre seu ambiente. A bagunça cria estresse, pois desorganização é igual a distração.

Reserve 15 minutos por dia só para si. Use esse tempo para praticar atividades desestressantes, como a meditação, que pode ser simples como se sentar em silêncio alguns minutos e se concentrar em respirar de forma profunda e calmante. Há aplicativos para celular e páginas na internet que podem ajudar com meditações guiadas. Ou use esse tempo para escrever seu diário. Evite tudo que for estimulante demais ou que distraia, como olhar as mídias sociais ou fazer compras on-line. O segredo é realmente se conhecer, e a maioria de nós não é boa na autoconsciência. Não me ensinaram isso na faculdade de Medicina, mas desde então se tornou uma parte importantíssima de minha bússola pessoal. Todos somos diferentes e a melhor pessoa para guiá-lo é *você*.

Permita-se devanear. A mente não pode ficar na mesma marcha o dia todo. Tendemos a forçar o cérebro a dirigir nossos pensamentos o máximo possível em vez de deixar que os pensamentos assumam o controle e se administrem. No entanto, o devaneio pode agir como um botão neural de reiniciar.

Não tenha medo de pedir ajuda a um profissional de saúde se estiver preocupado com sua saúde mental. Transtornos como ansiedade e depressão são comuns e podem ser tratados.

AS TRANSIÇÕES DA VIDA

É importante reconhecer que todos passamos por fases na vida que trazem desafios diferentes. Com a idade, vêm transições marcadas por eventos como o nascimento dos filhos, a morte de entes queridos, mudanças do status conjugal, reveses financeiros, aposentadoria, acidentes, doenças, talvez a perda de certa independência, como a capacidade de dirigir. As pessoas que conseguem se adaptar à mudança das experiências e circunstâncias da vida podem retomar com mais rapidez os sentimentos próximos da normalidade e o estado de bem-estar mental. A tristeza e o luto prolongados não fazem parte da reação normal a essas transições e aumentam o risco de deficiência cognitiva.

No entanto, há um surpreendente lado bom na velhice. Apesar do sentimento de perda que é comum ocorrer quando as pessoas envelhecem, ficar mais velho não significa necessariamente ser menos feliz. Em média, as pessoas relatam mais bem-estar mental quando passam dos 50 e poucos anos e entram nos estágios posteriores da vida. Essa tendência a declarar um nível mais alto de felicidade e bem-estar dos 18 aos 21, que se reduz no início da idade adulta e na meia-idade e aumenta de forma significativa por volta dos 50 anos, geralmente é descrita como a curva em U da felicidade na vida.[34] As pessoas tendem a ser mais felizes quando mais jovens e quando mais velhas e têm uma redução da felicidade na faixa intermediária. Vários estudos também encontraram um efeito de positividade no envelhecimento, ou seja, os adultos mais velhos tendem a recordar melhor e prestar mais atenção nas informações positivas do que nas negativas.[35] Por que o meio da vida – dos 35 aos 55, mais ou menos – é tão deprimente? Em geral, esse é o período em que há mais estressores: você equilibra as exigências adversárias de pais idosos e filhos dependentes ao mesmo tempo que trabalha para manter a carreira e poupar para a aposentadoria. Essa curva em U da vida tem seus críticos e pode ser difícil generalizar a felicidade em populações diferentes no decorrer da vida, mas cito-a aqui porque costuma fazer parte do debate.

É importante que você faça o possível para acompanhar seu bem-estar mental e busque ajuda quando o nível de estresse atingir um grau tóxico. Embora os cientistas não achem que a depressão, principalmente na meia-idade, provoque demência mais tarde, essa área continua a ser estudada. A depressão é um fator de risco da demência, mas não sabemos se a relação é de causa e efeito ou se é só outro tipo de correlação. Temos indícios de que as pessoas que têm depressão com mais idade (depois dos 50 anos) apresentam mais que o dobro da probabilidade de desenvolver demência vascular e 65% a mais de desenvolver doença de Alzheimer do que as não deprimidas.[36] E as pessoas que desenvolvem demência e têm histórico de depressão em geral apresentam um aumento de novos sintomas cerca de uma década antes de a demência ficar evidente.

Em 2019 meu especial *One Nation under Stress* (Uma nação sob estresse) foi ao ar no canal HBO depois que passei dois anos viajando pelo país em busca de entender por que as "mortes por desespero", devidas a suicídio e overdose, estão aumentando. Pessoas demais sofrem do que chamo de estresse tóxico, que alimenta um nível de depressão inimaginável. A meta do filme era chamar a atenção para a necessidade de um modo melhor de a sociedade lidar com os altos e baixos da vida. Desde então, tem sido tranquilizador constatar esse olhar mais atento em relação aos problemas de saúde mental, embora ficasse claro para mim, enquanto viajava pelo país, que todos precisamos nos empenhar mais em cuidar uns dos outros.

O sono e as atividades diurnas que reduzem o estresse podem fazer maravilhas no cérebro e no corpo, mas não são os únicos hábitos que precisamos manter para permanecer afiados e em bom estado mental. Como você está prestes a descobrir, há um poder tremendo naquilo que pomos no prato.

CAPÍTULO 7

Alimento para o cérebro

> A única maneira de manter a saúde é comer o que não se quer, beber o que não se gosta e fazer o que você preferiria evitar.
>
> MARK TWAIN

O humor de Mark Twain é atemporal. Sua piada sobre saúde ainda pode ser parcialmente verdadeira hoje, mais de um século depois. Mas a observação irônica de Twain traz uma verdade subjacente: saber o que comer para ter saúde pode ser complicado, mesmo pelos padrões modernos. Eu me divirto com a quantidade de livros sobre dietas e afins lançada todos os anos, em geral em torno de campanhas "ano novo, você novo". Mas há uma confusão interminável sobre o modo ideal de abastecer o corpo – se a meta é emagrecer ("sem esforço"), prevenir a doença cardíaca, promover a função do cérebro ou algo totalmente diferente.

Pense na sua experiência. Quantas vezes você pensou: paleodieta, cetogênica, sem glúten, pouco carboidrato, pouco colesterol, piscitariana, sem gordura, vegana? Essa é apenas uma pequena fatia das dietas noticiadas nos últimos anos. Os médicos raramente discutem nutrição com os pacientes. Mais uma vez, sugiro que pense na sua experiência. Quando foi a última vez que seu médico dedicou algum tempo a revisar com você suas opções alimentares e dar sugestões baseadas em ciência? Em um artigo publicado na revista *JAMA* em 2017, o Dr. Scott Kahan, da Johns Hopkins, e a Dra. JoAnn Manson, de Harvard, abordaram o problema desse tema importante que fica fora das conversas nas visitas ao consultório.[1] A consequência, dizem eles, é que "os pacientes recebem a maior parte da sua informação nutricional de outras fontes, com frequência pouco confiáveis". Eles citam que apenas 12% das visitas a consultórios incluem orientações alimentares. Portanto, se seu médico teve essa conversa com você (e você foi franco nas respostas às perguntas dele), considere-se um indivíduo de sorte.

Cerca de uma vez por ano, um novo protocolo convincente chega ao centro das atenções, em geral apoiado em hipóteses fracas ou duvidosas e com argumentos científicos escolhidos a dedo, de modo tendencioso – é a chamada "manipulação dos dados". Isso ajuda a explicar por que lemos tantas manchetes contraditórias sobre nutrição. Hoje, vinho tinto, café e queijo protegem da demência (e da doença cardíaca e do câncer); amanhã, outros estudos dirão o contrário. Isso me leva à pergunta que decidi responder: qual é a melhor alimentação possível para o meu cérebro? Ela existe? Ela *pode* existir? Mark Twain gostaria de ter vivido no século XXI?

Para chegar ao âmago do problema, passei incontáveis horas com especialistas de todos os cantos dos Estados Unidos e sintetizei muitas informações, porque não há consenso sobre a resposta a essas perguntas. Encontrar algum tipo de conclusão é como tentar lançar um dardo sem ponta com o braço machucado e atingir um alvo em movimento. Na verdade, me espantei ao ver até que ponto o debate sobre a dieta pode ser controvertido (e o fato cômico é que a palavra *die*, "morrer" em inglês, está contida nessa palavra). Muitos dos principais especialistas em cérebro discordam sobre a resposta a perguntas básicas que achei que seriam objetivas e incontestáveis. O glúten é prejudicial ao cérebro? As dietas cetogênicas são exageradas? Os "superalimentos" para o cérebro realmente existem (e o que se classifica como "superalimento")? Há tempo e lugar para suplementos e vitaminas compensarem as falhas da dieta? Como disse o falecido senador americano Daniel Patrick Moynihan, "todo mundo tem direito à opinião própria, mas não a fatos próprios". Essa afirmativa soa ainda mais verdadeira quando se trata do debate acerca do prato. No entanto, o problema é que não temos todos os fatos. Os próprios especialistas não concordam nem quanto à diferença entre fato e opinião.

Para começar, fico à vontade para dizer: temos provas de que o modo como se abastece o corpo pode ajudar muito a proteger o cérebro. Essa conclusão soa simples, mas se baseou em décadas de pesquisas que, finalmente, deram frutos. A Dra. Manson afirmou: "Fiquei impressionada com os indícios convincentes de que nutrição e estilo de vida reduzem o risco das principais doenças crônicas dos Estados Unidos: diabetes tipo 2, doença cardiovascular, câncer e, mais recentemente, demência. Esses indícios atingiram massa crítica."[2] Sua paixão por transmitir essa mensagem incentivou a Dra. Manson a se afastar do foco na prática clínica rumo à pesquisa em prevenção e saúde da população, na tentativa de abordar os fatores de risco da doença crônica em vez de apenas lidar com a sua gestão.

Pode soltar um suspiro de alívio. Não vou falar sobre nenhuma dieta específica da moda. Vou me referir a um jeito de comer – um estilo alimentar, com diretrizes gerais. Isso parece fazer a maior diferença na saúde, tanto a curto quanto a longo prazo. Quando examinou os hábitos alimentares de mais de 447 mil pessoas do mundo inteiro, Sara Seidelmann, cardiologista e pesquisadora de nutrição do Brigham and Women's Hospital, em Boston, constatou que, não importa onde você mora nem qual é sua alimentação diária, evitar grupos inteiros de alimentos ou restringir alguns deles imaginando assim abrir caminho para a boa saúde não é a abordagem ideal. Pode dar certo por algum tempo, mas o tiro também pode sair pela culatra e antecipar a sua morte. A orientação dela, publicada em 2018 na revista *Lancet*, reflete um conselho antigo e sem graça: tudo com moderação.[3] Acrescentarei também outro lembrete: todos somos diferentes e chegar a um jeito ideal de comer para você pode ser um pouco (ou muito) diferente do que para outra pessoa. Parte da solução é descobrir o que realmente o alimenta da melhor maneira, sem problemas digestivos nem alergias alimentares. Quando se concentrar mais no que deveria comer em vez de pensar no que não deveria, você acabará se abastecendo de calorias boas e evitará naturalmente as ruins.

Diga adeus aos protocolos dietéticos estritos, que são pouco realistas e desafiam sua força de vontade. Chamei este capítulo de "Alimento para o cérebro" por boas razões. Você receberá um arcabouço geral para criar refeições que satisfaçam suas preferências, mantendo-se em um caminho que promove a saúde cerebral. Além disso, quando se preocupa demais em "comer direito", você eleva sua ansiedade e aumenta o nível de cortisol, o que seria mais perigoso do que os benefícios da "alimentação certa" para a saúde cerebral! A comida deveria ser uma fonte de nutrição, sim, mas também de prazer. De vez em quando saio do meu caminho alimentar e não sinto culpa nenhuma por isso. A culpa faz mal ao cérebro e, se for demais, acaba embotando-o.

O que torna essa área da medicina tão complicada e controvertida é que, em geral, os estudos sobre nutrição são limitados. É dificílimo, para não dizer impossível, realizar estudos tradicionais sobre alimentação usando um projeto randomizado e controlado. Essas investigações não podem ser comparadas com os estudos farmacêuticos, porque não podemos usar um verdadeiro grupo placebo para estudar nutrientes essenciais. Não podemos privar as pessoas de determinados nutrientes dos quais precisam para viver só com o propósito de realizar um estudo. Também não se esqueça de que os alimentos contêm um número estonteante de biomoléculas diferentes. Se encontramos associações entre um tipo específico de alimento e um efeito sobre a saúde, é difícil ou mesmo impossível isolar as moléculas exatas que produzem o efeito desejado por causa da composição complexa dos alimentos e das possíveis interações entre nutrientes. Além disso, há fatores genéticos subjacentes a levar em conta nos próprios consumidores. Também há a questão prática de basear um estudo nutricional naquilo que as pessoas relatam ter comido (você se lembra do que jantou na terça-feira passada? Contará sobre aquele delicioso doce de chocolate de ontem à noite?) e no controle do estilo de vida de cada um (quantas vezes você se exercitou na semana passada? Fumou algum cigarro? Quantos?). Todas essas variáveis e outras mais podem entrar na equação alimentar.

Em 2018 essa complexidade provocou a retratação de um estudo influente publicado em 2013 na prestigiada *New England Journal of*

Medicine que endossava a alimentação de estilo mediterrâneo, que sem dúvida você ouviu falar durante anos que era benéfica. Entre os primeiros estudos a destacarem positivamente esse estilo de alimentação rico em azeite, nozes, proteína vegetal, peixe, cereais integrais, frutas, legumes e verduras (e até mesmo vinho às refeições) estava o PERIMED (Prevención con Dieta Mediterránea), projeto de pesquisa realizado na Espanha em meados da década de 2000 e publicado no *Annals of Internal Medicine*.[4] Ele concluía que uma alimentação assim baixaria os fatores de risco cardiovascular. O estudo de 2013 mostrou que as pessoas de 55 a 80 anos que seguiram a alimentação mediterrânea apresentaram risco mais baixo de AVC e doença cardíaca – em até 30% – quando comparadas às que fizeram uma dieta típica pobre em gorduras.

Em 2018 os autores do estudo de 2013 publicaram na mesma revista uma reanálise de seus dados depois de críticas sobre a metodologia.[5] Embora houvesse falhas no estudo original, principalmente devido à limitação de controlar os fatores que já mencionei, sua conclusão geral permaneceu a mesma. Muitos outros estudos também mostraram que as pessoas que seguem uma alimentação de estilo mediterrâneo mantêm volume cerebral maior quando envelhecem, em comparação com quem não se alimenta desse modo.

A Dra. Martha Clare Morris, professora de epidemiologia da Universidade Rush, em Chicago, e diretora do Rush Institute for Healthy Aging (Instituto Rush para o Envelhecimento Saudável), foi membro fundador do Conselho Global de Saúde Cerebral. Antes de sua morte em 2020, ela fez um trabalho pioneiro de busca de protocolos alimentares eficazes para prevenir a doença de Alzheimer.[6] Em 2015 ela publicou a dieta MIND para o envelhecimento saudável do cérebro, baseada em anos de pesquisa sobre nutrição, envelhecimento e doença de Alzheimer. Em seguida veio o livro *A dieta do cérebro*.[7] Sua pesquisa se concentra em estudos que respeitam ao máximo o método científico, apesar das limitações inerentes aos estudos de nutrição. Quando conversamos em 2018 sobre esse trabalho, ela estava empolgada porque sua investigação foi uma das primeiras a mostrar o efeito da alimentação sobre o cérebro. Embora admitisse as limitações dos estudos sobre nutrição, ela acreditava que finalmente passava a ser possível fazer sugestões baseadas em dados sobre o que devemos comer.

A dieta MIND foi criada com os princípios básicos de duas dietas populares – a mediterrânea e a DASH (*Dietary Approaches to Stop Hypertension* – ou Abordagens dietéticas para impedir a hipertensão) –, modificadas para incorporar mudanças alimentares que melhoram a saúde cerebral. MIND ("mente", em inglês) é uma abreviação fácil de lembrar que significa *Mediterranean-DASH Intervention for Neurodegenerative Delay* (Intervenção DASH-mediterrânea para o retardo neurodegenerativo). E não há nada de surpreendente na dieta: polegar para cima para hortaliças (principalmente as verduras), nozes e castanhas, frutas vermelhas, leguminosas, cereais integrais, peixes, aves, azeite e, para os interessados, vinho; polegar para baixo para carne vermelha, manteiga, margarina, queijo, doces e alimentos fritos ou fast food. O que pode surpreender é que essa alimentação funciona muito bem.

Em seu estudo razoavelmente bem controlado sobre essa dieta durante dez anos com quase mil pessoas, ela demonstrou que podia prevenir de forma mensurável o declínio cognitivo e reduzir o risco de doença de Alzheimer. As pessoas com o terço inferior da pontuação MIND (ou seja, as que menos seguiram a dieta) tiveram a taxa mais rápida de declínio cognitivo. Quem ficou no terço superior da pontuação teve a taxa mais lenta de declínio. A diferença entre o terço superior e o inferior no declínio cognitivo foi equivalente a cerca de sete anos e meio de envelhecimento. Eu gostaria de recuperar sete anos e meio de envelhecimento, e tenho certeza de que você também. Quem ficou no terço superior de pontuação da dieta MIND teve redução de 53% do risco de desenvolver Alzheimer e quem ficou no terço intermediário ainda gozou de uma redução de 35% do risco de desenvolver a doença.

Assim, apesar das dificuldades de realizar estudos sobre nutrição, temos dados que mostram o impacto direto da alimentação sobre o cérebro e estamos chegando à melhor maneira de alimentá-lo. Há indícios suficientes nos resultados de estudos clínicos em seres humanos,

nos modelos em camundongos e em estudos epidemiológicos para fazer certas afirmativas com confiança. E sei que lá no fundo você já sabe que comer todo dia no café da manhã bolinhos industrializados com um *mocaccino* provavelmente não o levará na melhor direção. As dietas podem parecer confusas, mas a comida, não.

> **MITO:** Superalimentos como couve, espinafre, nozes e sementes protegerão o cérebro.
>
> **VERDADE:** A palavra *superalimento* não significa nada na medicina. Embora insinue que um alimento faz bem à saúde, trata-se de um termo de marketing que a indústria alimentícia usa para vender mais produtos. Alguns alimentos com a auréola de "super" podem ser muito bons, como mirtilos frescos e um punhado de macadâmias ricas em ômega-3, mas tome cuidado com declarações de que fazem algo específico pelo cérebro. E há "superalimentos" vendidos por aí que não são nada disso; sucos 100% de fruta são principalmente açúcar e não contêm o que torna essas frutas "super": as fibras.

O QUE É BOM PARA O CORAÇÃO É BOM PARA O CÉREBRO

No decorrer da minha carreira assisti a uma grande mudança do modo de ver a relação entre alimentação e saúde cerebral. Depois que a ciência falou e os médicos escutaram, o mantra se tornou "O que é bom para o coração é bom para o cérebro". Essa afirmativa não mostra o quadro completo, mas não é um mau começo. Doenças comuns influenciadas pela alimentação, como hipertensão arterial, colesterol alto e diabetes, prejudicam a saúde cardiovascular e a cognitiva. Como está lendo este livro, provavelmente você já sabe disso, ainda mais se sofre de qualquer uma dessas doenças. Mas, de forma diferente e mais precisa, também podemos dizer que a alimentação saudável para o coração é saudável para o cérebro.

Estudos recentes que avaliaram durante várias décadas a incidência de demência em grandes grupos constataram que a redução da demência ocorria ao mesmo tempo que a melhora da saúde cardiovascular. A pesquisa de Nutrição e Saúde Cerebral de 2017 da AARP, lançada no início de 2018, também constatou que uma quantidade significativamente maior de adultos com 50 anos ou mais sem doença cardíaca classificaram sua agudeza mental/saúde cerebral como "excelente" ou "muito boa", em comparação com os que tinham doença cardíaca.[8] A conexão entre o coração e o cérebro vai bem além do fato de que o cérebro recebe sangue do coração. No entanto, é importante lembrar que o cérebro funciona de modo exclusivo, muitas vezes separado do resto do corpo. Há até uma barreira – a barreira hematoencefálica – que atua como um porteiro: somente determinadas moléculas importantes para a função neural têm permissão de sair do sangue e entrar no cérebro. É isso que torna o cérebro até certo ponto independente.

Minha busca de mais ideias sobre alimentação e saúde cerebral especificamente me levou ao neurologista Dr. Richard Isaacson, diretor da Clínica de Prevenção de Alzheimer da Faculdade de Medicina Weill Cornell – uma inovadora clínica de prevenção que está na vanguarda da medicina na área da saúde cerebral. Ele também é um dos autores de *The Alzheimer's Prevention and Treatment Diet* (Dieta para prevenção e tratamento da doença de Alzheimer).[9] A princípio o diretor da faculdade achou que Isaacson estava maluco por criar uma clínica de "prevenção", porque a doença de Alzheimer sempre foi considerada impossível de prevenir. Mas os tempos – e o pensamento – mudaram. Hoje surgem no mundo todo estudos clínicos de intervenções no estilo de vida com efeito protetor em pessoas com risco acentuado de declínio cognitivo e demência. Um deles, o estudo finlandês de Intervenção Geriátrica para Prevenir Deficiência e Incapacidade Cognitiva (ou estudo FINGER, na sigla original), encabeçado pela Dra. Miia Kivipelto, também membro fundador de governança do Conselho Global de Saúde Cerebral, terminou em 2014. O estudo acompanhou dois anos de um tratamento com foco combinado em alimentação saudável e exercícios e confirmou que essas estratégias podem realmente preservar a cognição. Nos Estados

Unidos, a Alzheimer's Association está encabeçando o U.S. Study to Protect Brain Health Through Lifestyle Intervention to Reduce Risk (Estudo norte-americano para proteger a saúde cerebral por intervenções no estilo de vida para reduzir o risco, U.S. POINTER), que também envolve dois anos de estudo clínico. E, em Nova York, o Dr. Isaacson dá o próprio mergulho nesses mares ainda inexplorados.

O diretor de Cornell apostou no Dr. Isaacson, impressionado com as credenciais que ele, com tão pouca idade (mal tinha 30 anos quando defendeu sua clínica), já apresentava e o deixou "fazer os tais exames". Hoje o Dr. Isaacson supervisiona equipes que constroem aplicativos tecnológicos, auxiliam programas de pesquisa e desenvolvem novos métodos de testagem cognitiva. No fim de 2018 seu trabalho foi capa da revista *Alzheimer's & Dementia*, uma das mais prestigiadas da área e principal publicação da Alzheimer's Association.[10]

No ano seguinte, seu influente estudo foi apresentado na conferência anual da associação e publicado na mesma revista.[11] Esse estudo gerou manchetes na grande imprensa por boas razões: ele demonstrou que as pessoas podem retardar *em dois ou três anos*, em média, o avanço do declínio cognitivo relacionado à idade com intervenções simples no estilo de vida, mesmo que tenham histórico familiar de doença de Alzheimer. "A doença de Alzheimer começa no cérebro décadas antes dos primeiros sintomas de perda de memória, o que dá bastante tempo para que as pessoas em risco façam escolhas cerebrais mais saudáveis", reiterou-me ele. "Nosso estudo mostrou que as pessoas podem ser proativas e trabalhar junto com o médico, não só para melhorar a função cognitiva como para reduzir o risco cardiovascular e de Alzheimer. Em média, as pessoas recebem 21 recomendações diferentes e personalizadas. Considerando o resultado do estudo e a totalidade dos indícios prévios, as pessoas deveriam se sentir capacitadas a assumir o controle de sua saúde cerebral a partir de hoje. Um em cada três casos de Alzheimer pode ser prevenido se a pessoa fizer tudo certo, e acredito que o controle individualizado é o modo mais promissor de avançar na luta contra essa doença." Seus métodos vêm provocando uma revolução na medicina cerebral. Ao contrário de seus antecessores, que não levavam em conta o efeito da alimentação sobre o cérebro, o Dr. Isaacson "receita" determinados alimentos porque sabe que a nutrição é importante. E vê a diferença na evolução dos pacientes. Ele também prescreve outras estratégias básicas do estilo de vida, como exercício, sono e controle do estresse – que descreverei em detalhes no fim da Parte 2. Acredito realmente que ele esteja estabelecendo um modelo novo para abordar a doença e a saúde cerebrais no século XXI. As pessoas com DCL diagnosticada no começo do estudo que seguiram pelo menos 60% das recomendações mostraram melhora cognitiva.

O Dr. Isaacson adota uma nova abordagem da maneira tradicional de controlar a doença e compara seus métodos ao modo como prevenimos e tratamos outras doenças crônicas, como hipertensão e diabetes. Prevenir e tratar a demência exige um plano personalizado para cada indivíduo porque não há dois pacientes iguais. Embora se pareçam em sintomas e patologia, as forças que promovem a doença e seus fatores de risco pessoais podem ser muito diferentes, e o que funciona com um pode não ajudar outro. Sua filosofia está alinhada aos princípios do que será a medicina futura para todos nós: medicina de precisão, em que recebemos protocolos específicos e abrangentes e receitas personalizadas para nossa necessidade e nossa fisiologia. O tratamento personalizado leva em conta nossos genes, ambiente e estilo de vida. Isaacson gosta de concentrar seus esforços na prevenção porque sabe que a doença começa décadas antes de haver sintomas perceptíveis. Para apoiar sua missão, ele lançou cursos on-line gratuitos em AlzU.com, que leigos (e médicos) podem fazer para se instruir sobre a saúde cerebral e saber mais sobre a pesquisa em andamento, traduzida para o público em geral. Na Parte 3 dou mais detalhes sobre o resultado espantoso de seus estudos de intervenção. O Dr. Isaacson está entre os primeiros cientistas a documentarem o efeito benéfico dos hábitos de vida sobre o risco de declínio cognitivo e a redução dos sintomas. O melhor é que ele está revelando melhoras em períodos curtos de até dezoito meses depois de inserir os pacientes em seus programas – alguns deles com pouco mais de 20 anos, sem sinais óbvios de problemas cognitivos, mas que querem virar a probabilidade a seu favor para evitar a demência quando envelhecerem.

O Dr. Isaacson concentrou boa parte de sua prática na redução de riscos (ele e o irmão se inspiraram no histórico de saúde da família para se tornarem neurologistas). A experiência que mais afetou Isaacson envolve seu tio Bob. Quando tinha 3 anos, Isaacson caiu na piscina da tia e afundou. O tio Bob, que na época estava na Marinha, pulou e o salvou. Quando Isaacson estava no ensino médio, enviando pedidos de matrícula a programas de medicina, Bob, com 70 anos, recebeu o diagnóstico de doença de Alzheimer. Isaacson ficou arrasado, se perguntando se conseguiria desenvolver um tratamento para ajudar o homem que salvara sua vida. Sua missão na vida estava decidida.

A missão de Dean Ornish não é muito diferente. No Instituto de Pesquisa em Medicina Preventiva, na área da baía de São Francisco, ele e seus colegas, como o Dr. Bruce L. Miller, diretor do Centro de Memória e Envelhecimento da UCSF, estão realizando estudos clínicos controlados e randomizados para determinar se o avanço da doença de Alzheimer do início ao estado moderado pode ser revertido com um programa abrangente de medicina com intervenções no estilo de vida – sem medicamentos, aparelhos nem cirurgia. No centro dos protocolos está a alimentação, além de outras mudanças básicas (baratas e não invasivas) que qualquer um pode fazer. Faz tempo que o Dr. Ornish propõe intervenções na dieta para tratar e, às vezes, reverter uma grande variedade de doenças crônicas, como doença arterial coronariana, diabetes tipo 2, câncer de próstata em estágio inicial, hipertensão arterial, colesterol alto e obesidade. Autor de vários livros de sucesso, como *Reverta!*, o mais recente, ele tem sido um pioneiro da área da medicina do estilo de vida e agora se concentra na doença de Alzheimer.[12] Ele acredita que estamos em um estágio das provas científicas muito parecido com o de quarenta anos atrás em relação à doença arterial coronariana. Em outras palavras, os dados epidemiológicos, os indícios episódicos clínicos e os estudos em animais mostram que a doença de Alzheimer pode ser prevenida ou retardada com mudanças abrangentes do estilo de vida.

Toda a ideia de prevenir a doença de Alzheimer ou até mitigar seus sintomas depois do diagnóstico é um conceito do século XXI.

Depois de ouvir pesquisadores do mundo inteiro, acredito que essa realização está ao nosso alcance e que, provavelmente, começa com o modo como abastecemos o corpo. O que você come pode ser um dos maiores benefícios à saúde cerebral agora e no futuro. Afinal de contas, você come todos os dias e, em última análise, o modo como seu corpo reage ao que entra pela boca influencia toda a sua fisiologia, até mesmo o seu cérebro.

Embora nenhum alimento isolado seja o segredo da boa saúde cerebral, uma combinação saudável de alimentos ajudará a proteger o cérebro de ataques e nunca é tarde demais para começar. Pense nisso. A comida que você ingere na juventude pode começar a preparar o terreno para proteger seu cérebro na velhice.

Não surpreende que a alimentação ocidental típica, rica em sal, açúcar, calorias em excesso e gorduras saturadas, não faça bem ao cérebro. Como a pesquisa conclui, a dieta de base vegetal, rica em frutas e hortaliças variadas, inteiras e frescas, principalmente frutas vermelhas e verduras, está associada à melhor saúde cerebral. Sei que você já ouviu isso tantas vezes que talvez já nem ouça mais quando essa recomendação é repetida. Eu também. Mas há algumas estatísticas simples que costumo mostrar a meus pacientes para reforçar a questão, como esta: "Estima-se que aumentar a ingestão de frutas em apenas uma porção por dia tem o potencial de reduzir em 8% o risco de morte por um evento cardiovascular, o que equivale a menos 60 mil mortes por ano nos Estados Unidos e 1,6 milhão no mundo todo."[13]

A boa notícia é que mudanças muito pequenas podem ter um efeito significativo. Quem vai se queixar de estender a mão para uma maçã suculenta ou para um doce punhado de amoras? Lembre-se: estamos falando de um estilo de alimentação, não de diretrizes rígidas e impositivas do tipo *coma isso, não coma aquilo*. Só 10% dos americanos comem o número recomendado de frutas e hortaliças por dia. Em 2018 noticiou-se que mais de um terço come fast food diariamente.[14] Pelo menos uma refeição por dia vem em uma caixa de pizza ou é comprada em um *drive-thru*. E tivemos uma surpresa: a ingestão de fast food aumenta com a renda.

Mas comer bem significa comida de verdade – não comprimidos e suplementos. Embora todos gostemos da ideia de um comprimido com todos os micronutrientes arrumadinhos em uma só dose, essa abordagem não é efetiva nem mesmo possível. Aquele vidro com brócolis no rótulo não contém brócolis em comprimidos. Os indícios mostram que os micronutrientes, como as vitaminas e os sais minerais, trazem mais benefícios à saúde quando consumidos dentro de uma alimentação equilibrada, porque todos os outros componentes da comida saudável permitem que os micronutrientes sejam bem absorvidos e façam seu serviço da melhor maneira. Pense nisso como um "efeito *entourage*". Embora possa haver alguns elementos especiais, eles não funcionam tão bem sem o *entourage* de outros ingredientes. Em outras palavras, obter as vitaminas B nos ovos e os ácidos graxos ômega-3 no peixe é muito melhor do que tomar vitaminas e suplementos isoladamente.

Mudar a alimentação na tentativa de otimizar o cérebro levará algum tempo, eu sei – e é assim que deve ser. A maioria tem uma ideia geral do que nos faz bem, do que gostamos ou não. Alguns anos atrás fiz um diário da minha alimentação para descobrir o que funcionava melhor comigo. Alimentos fermentados, como os picles, são uma arma secreta para mim, mas talvez não para você. Às vezes lancho um deles para aumentar minha produtividade. Descubra o que funciona com você e inclua na sua rotina. No capítulo 9 dou ideias para um plano de refeições para que você saiba inserir o tipo certo de alimento durante o dia e personalizar o plano. Uma sugestão que dou agora é buscar todos os dias sete alimentos de cores diferentes (comida de verdade, não jujubas). Em geral, o impacto é receber todo o necessário em termos de micro e macronutrientes. Talvez seja um pouco mais difícil do que parece. Seja rápido: cite sete alimentos de cores diferentes.

Nos últimos anos me concentrei em criar um estilo alimentar que consigo manter com facilidade mesmo quando viajo, mas isso exige planejamento e compromisso. Você deveria se esforçar para fazer o mesmo, o que talvez exija aprender novos métodos de comprar mantimentos e encontrar para você e para sua família os melhores alimentos e os mais frescos que couberem no seu orçamento. No entanto, o que se pode fazer de imediato é interromper o ataque externo ao cérebro. Reduzir a ingestão de açúcar e de bebidas adoçadas artificialmente, carnes processadas, doces e alimentos muito salgados não é mais uma sugestão educada; é uma ordem. Pare de comprar alimentos que um fazendeiro ou hortelão (ou sua bisavó) não reconheceriam. Quando substitui as batatas fritas e o molho de queijo industrializado por nozes ou cenouras e homus, você reduz as gorduras trans e saturadas e ainda tem um lanche que satisfaz. Isso é fácil e utilíssimo para o cérebro.

De acordo com aquela mesma pesquisa de Saúde e Nutrição Cerebral da AARP de 2017, adultos com 50 anos ou mais que consomem a quantidade recomendada de frutas e hortaliças em um dia típico relatam saúde cerebral bem melhor do que quem não obtém a quantidade recomendada (70% contra 61%).[15] A pesquisa constatou que quanto mais frutas e hortaliças homens e mulheres consomem, maior a probabilidade de que deem nota mais alta à saúde cerebral. Dos que dizem que não comem nenhuma hortaliça, menos da metade (49%) considerou sua saúde cerebral "excelente" ou "boa".

MEU GUIA DA BOA ALIMENTAÇÃO

Com a diversidade de práticas culturais e estilos de vida no mundo inteiro, há muitas maneiras de abordar as escolhas alimentares. Sei que minhas três filhas comem de jeitos diferentes e têm paladar diferente do meu, mas todos nos esforçamos para ingerir comida de verdade em vez de pegar qualquer coisa dentro de uma caixa, de um pacote ou de uma garrafa. Não há um alimento isolado que aja como solução mágica para melhorar ou manter a saúde do cérebro, apesar da fama de superalimento de alguns. Lembre-se: é a combinação de alimentos e nutrientes das refeições (o *entourage*) que provavelmente determina os benefícios à saúde. Para deixar mais fácil de decorar, resumi meu guia da boa alimentação usando a sigla S.H.A.R.P. – "afiado", em inglês.

S: Sai, açúcar! Siga o ABC.

Não se pode argumentar contra o fato de que seria bom para todos reduzir a ingestão de açúcar. Esse é o modo mais fácil de pender para os alimentos mais saudáveis em geral e limitar a quantidade de lixo industrializado. Em média, um americano consome 163 gramas de açúcar refinado (652 calorias) por dia e, disso, cerca de 76 gramas (302 calorias) vêm da forma extremamente processada da frutose do xarope de milho.[16] Eu diria que boa parte dessa ingestão de açúcar ocorre em forma líquida – refrigerantes, bebidas energéticas, sucos, chás aromatizados e coisas assim – ou em produtos alimentícios industrializados. Quando eliminei da alimentação o açúcar adicionado, depois de fazer uma reportagem no programa *60 Minutes* sobre como o açúcar pode ser tóxico para o organismo, senti falta por um tempinho, mas hoje não tenho dificuldade nenhuma de evitar alimentos tipicamente cheios de açúcar (sem falar de outros ingredientes desnecessários). Foi um sucesso em todos os aspectos. Meu peso se mantém estável, mesmo em épocas em que não fico tão ativo, e não há como questionar que a alimentação rica em açúcar afeta bastante a "duração de meu dia cognitivo". Não consigo me manter produtivo tanto tempo quando como açúcar, pois o revertério inevitável acontece.

    A ingestão de açúcar está ligada à saúde cerebral de várias maneiras – um número grande demais para detalhar sem, provavelmente, causar tédio. Ainda assim, dou algumas razões para o açúcar em excesso ser tão venenoso para o cérebro, e elas se reduzem à nossa relação com o controle do açúcar no sangue.

    Na Parte 1 falei que hoje a doença de Alzheimer pode ser considerada o diabetes tipo 3, em que o cérebro não consegue usar a insulina normalmente. Também observei que assumir o controle da glicemia se iguala a manter a saúde cerebral; vários estudos bem projetados constataram que pessoas com glicemia elevada – sendo esse nível considerado diabetes ou não – tinham uma taxa mais rápida de declínio cerebral do que pessoas com glicemia normal. A glicemia elevada pode ser discreta em pessoas com peso normal, mas nos obesos é praticamente um fato dado. Além de deixar as pessoas resistentes à insulina, o excesso de gordura libera hormônios e citocinas, proteínas que causam o aumento da inflamação, criam um fogo lento no corpo e no cérebro e agravam a deterioração cognitiva.

Quando seguir seu ABC (darei mais detalhes sobre isso adiante), você cortará automaticamente o consumo de açúcar e reduzirá o risco de desequilíbrios do açúcar no sangue, de resistência à insulina e de demência. Não estou lhe pedindo que elimine o açúcar por completo; todos amamos um pouco de doçura na vida. Mas reduzir o volume e ser mais seletivo quanto às fontes de açúcar é a mudança a fazer. O açúcar de um chocolate ao leite ou do suco de fruta de caixinha não é o mesmo do chocolate amargo ou do melão pingo de mel. Quando tiver que acrescentar um toque de doçura, experimente uma pitada de stévia natural, um fio de mel ou uma colher de sopa de melado ou de xarope de bordo (conhecido também como *maple syrup*) verdadeiro.

E os adoçantes artificiais? Sinto muito, mas não são um bom substituto. Embora gostemos de pensar que fazemos um favor a nós mesmos quando substituímos o açúcar refinado por substâncias como aspartame, sacarina ou até produtos seminaturais como a sucralose, nada disso é ideal. O corpo humano não consegue digeri-los direito, por isso eles não têm calorias, mas ainda assim passam pelo trato gastrointestinal. Durante muito tempo achamos que, no máximo, os adoçantes artificiais eram ingredientes inertes que não afetavam nossa fisiologia. Mas em 2014 um artigo histórico, desde então muito citado, foi publicado na revista *Nature* e provou que os adoçantes artificiais afetam as bactérias intestinais (o microbioma) de maneira a causar disfunção metabólica, como resistência à insulina e diabetes, e contribuem para a mesma epidemia de sobrepeso e obesidade para a qual são vendidos como solução.[17] Como você agora sabe, essas são as mesmas doenças que aumentam o risco de declínio e disfunção cerebral grave. Tente evitar esses substitutos do açúcar. Em geral, reduzir as farinhas refinadas e os açúcares, reais e artificiais, é uma boa ideia. Isso significa eliminar ou limitar bastante salgadinhos de pacote, biscoitos, doces, bolinhos, tortas, bolos, balas, flocos de cereais e pãezinhos. Cuidado com produtos rotulados como "diet", "light" ou "sem açúcar", porque em geral isso significa que há adoçantes artificiais. Lembre-se de que os melhores alimentos não têm rótulos nem declarações sobre saúde. São os alimentos de verdade, aqueles frescos e integrais encontrados nas feiras e nos mercados.

Vamos àquele ABC. Trata-se de um método para discernir os alimentos de alta qualidade da lista A dos que deveríamos incluir (lista B) ou limitar (lista C). O Conselho Global de Saúde Cerebral, no relatório *Brain Food: The GCBH Recommendations on Nourishing Your Brain* (Alimento cerebral: as recomendações do CGSC para nutrir seu cérebro), de 2019, descreveu os tipos de alimentação ao redor do mundo que mais fazem bem ao cérebro e ofereceu um arcabouço útil para os alimentos a incentivar ou limitar. Mais adiante neste capítulo darei algumas ideias de refeição, para você ver como esse ABC funciona na vida real; é parecido com a alimentação mediterrânea.

LISTA A: ALIMENTOS A CONSUMIR REGULARMENTE

- Hortaliças frescas (especificamente, verduras como espinafre, acelga, couve, rúcula, mostarda em folhas, alface-romana, couve-nabiça)
- Frutas vermelhas inteiras (não o suco)
- Peixes e frutos do mar
- Gorduras saudáveis (como azeite extravirgem, abacate, ovo)
- Nozes, castanhas e sementes

LISTA B: ALIMENTOS A INCLUIR

- Feijões e outras leguminosas
- Frutas inteiras (além das frutas vermelhas)
- Laticínios desnatados sem açúcar (como iogurte natural, queijo cottage)
- Aves
- Cereais integrais

LISTA C: ALIMENTOS A LIMITAR

Frituras
Bolos e doces
Alimentos industrializados
Carne vermelha (por exemplo, de boi, cordeiro, porco, búfalo, pato)
Produtos de carne vermelha (por exemplo, bacon)
Laticínios integrais, ricos em gorduras saturadas, como queijo e manteiga*
Sal

H: Hidrate-se com inteligência

Com a idade, a capacidade de perceber a sede diminui. Isso ajuda a explicar por que a desidratação é comum em pessoas com idade avançada, a ponto de ser a principal causa de internação de idosos em prontos-socorros e hospitais. Uma boa regra é que, se sente sede, é porque você já esperou demais. (Do mesmo modo, quando se sente empanturrado é porque comeu demais.)

Um de meus mantras é "Beba em vez de comer". É comum confundirmos sede com fome. Até uma desidratação moderada pode reduzir seu nível de energia e o ritmo do cérebro. Como o cérebro não é muito bom em distinguir fome de sede, se houver comida por perto tendemos a comer. Em consequência, andamos por aí empanturrados e com desidratação crônica.

---

* Tem havido muito barulho em torno do debate sobre a gordura saturada. O que causa mais doença cardíaca: gordura saturada ou açúcar? A gordura saturada, principalmente de produtos animais, não é inofensiva. Se você come muita carne gordurosa, manteiga, banha e queijo, essa ingestão elevada de gordura saturada pode aumentar o risco de todas as causas de morte prematura, inclusive demência. No entanto, o que a pesquisa mostra é que substituir manteiga, queijo e carne vermelha por carboidratos altamente refinados (como produtos de farinha branca e arroz branco) não reduz o risco de doença cardíaca. É melhor apreciar um prato de queijo artesanal com pão ou bolacha integrais do que comer sobrecoxas de frango fritas mergulhadas em molho de gorgonzola ou batatas fritas com pimenta. Você entendeu.

O vínculo entre hidratação, humor e capacidade cognitiva é bem reconhecido. É comum a desidratação causar problemas cognitivos em idosos, que podem ser avaliados por mudanças da memória de curto prazo, da capacidade numérica, da função psicomotora e da atenção sustentada. Os pesquisadores constataram que até uma desidratação moderada está associada a confusão, desorientação e déficit cognitivo.[18] O grau em que a capacidade de pensar é afetada depende da gravidade da desidratação, e a extensão em que o desempenho cognitivo observado e a atividade neural associada são reversíveis com a reidratação é tema de investigação em andamento. Aqui a lição é se manter hidratado, e a melhor maneira é com água. Você também pode tomar seu chá ou café pela manhã.

A maioria das pessoas obtém sua dose de antioxidantes com a cafeína. Vários estudos encontraram uma associação entre o uso de chá e café e a redução do risco de declínio cognitivo e a demência.[19] Não sabemos exatamente como nem por que é assim. Sabemos que foi demonstrado que o efeito a curto prazo da cafeína é aumentar a atenção e o desempenho cognitivo (além do atlético), mas o efeito a longo prazo é menos compreendido. Vários estudos indicaram que quem toma café tem melhor função cognitiva com o tempo do que quem toma menos café. Mas é possível que a cafeína ou outros compostos do chá e com café não sejam a causa da melhora do resultado; em vez disso, também é mais provável que as pessoas que tomam chá ou café tenham nível de instrução mais alto ou saúde melhor, ligados à melhora do desempenho cognitivo e ao risco menor de demência. O bom é que não fará mal algum ao cérebro tomar café ou chá, a menos que você engula quantidade copiosa de bebidas energéticas cafeinadas combinadas com seu café (o que você não deveria fazer, de qualquer modo). Só tome cuidado para o consumo de cafeína não interferir no seu sono. Para a maioria, o ideal é reduzir a ingestão de cafeína à tarde e ficar sem ela depois das 14 horas.

As bebidas alcoólicas não contam como fonte de hidratação, mas podem fazer parte de uma alimentação saudável. Ouvimos mensagens conflitantes no noticiário sobre os benefícios do álcool (ou de sua falta).

Embora haja indícios substanciais de que o consumo moderado de álcool pode trazer benefícios protetores à saúde cardíaca e cognitiva, alguns estudos também indicam que o consumo de álcool causa efeitos prejudiciais ao cérebro. Mesmo em pequena quantidade, o consumo de álcool foi associado a resultados negativos da saúde cerebral em algumas pessoas. E aí está a diferença: *em algumas pessoas*. Para você, um copo de vinho por dia pode ajudar o coração e o cérebro a funcionarem de modo mais eficiente com o tempo, mas, para um amigo seu, o contrário pode ser verdadeiro. O problema do álcool é que as pessoas podem passar a abusar dele, desenvolver tolerância à quantidade excessiva e criar um mau hábito – ou, pior, uma adicção. Há riscos de curto e longo prazos associados ao consumo excessivo de álcool, inclusive problemas de aprendizagem e memória. Qualquer ingestão excessiva de álcool terá efeito negativo sobre todos os órgãos do corpo. E, conforme envelhecemos, a capacidade de metabolizar o álcool diminui. Em 2017, um relatório publicado na *JAMA Psychiatry* revelou uma tendência chocante: o abuso do álcool vem crescendo em idosos.[20] Os pesquisadores especulam que a causa pode variar do aumento generalizado da ansiedade à crença dos idosos mais saudáveis de que é possível manter os hábitos da juventude.

O debate sobre a análise de custo-benefício do álcool e os estudos a ele relacionados com certeza continuarão, mas eis o que sugiro: se você não bebe, não comece a beber, para proteger a saúde cerebral. Se bebe, não exagere, porque não se sabe qual é o nível benéfico de consumo para a saúde cerebral. Nos homens, a moderação vai até duas doses por dia (uma dose são 350 ml de cerveja, 150 ml de vinho ou 45 ml – um copinho de cachaça – de bebida destilada); nas mulheres, até uma dose. Embora em parte isso se deva ao fato de as mulheres serem fisicamente menores, nelas o álcool também aumenta o risco de câncer de mama. O ideal é escolher o vinho tinto, principalmente por conter polifenóis, micronutrientes que atuam como antioxidantes, afetam a pressão arterial e, em geral, não estão presentes na cerveja nem nos destilados.

A: Acrescente mais ácidos graxos ômega-3 de fontes alimentares naturais

Hoje em dia ouvimos falar muito dos benefícios dos ácidos graxos ômega-3 – as pedras preciosas da nutrição cerebral, encontrados em frutos do mar e nas nozes, castanhas e sementes. Infelizmente, a alimentação americana é riquíssima em outro tipo de ômega – as gorduras ômega-6, abundantes no milho e nos óleos vegetais usados em tantos produtos industrializados, fritos e assados. Por conta disso, consumimos uma quantidade desproporcional de ômega-6. De acordo com as pesquisas antropológicas, nossos ancestrais caçadores-coletores consumiam ômega-6 e ômega-3 em uma razão de cerca de 1:1. Hoje os americanos ingerem, em média, uma quantidade desproporcional de gorduras ômega-6 em relação às ômega-3: de 12:1 a 25:1, respectivamente. Como se pode adivinhar, isso acontece principalmente porque ingerimos ômega-6 demais; ao mesmo tempo, a ingestão de gorduras ômega-3, mais saudáveis e boas para o cérebro, caiu drasticamente em relação aos padrões evolutivos.

Os peixes gordurosos são uma fonte abundante de ácidos graxos ômega-3 (principalmente salmão, cavala e sardinha) e até a carne selvagem, como a de bovinos, cordeiro, veado e búfalo, contém essa gordura saudável. As fontes vegetais de ácidos graxos ômega-3 são linhaça, óleos vegetais (azeite, canola, linhaça, soja), nozes e sementes (de chia, abóbora e girassol). As fontes alimentares – *não* os suplementos – são a melhor maneira de obter ácidos graxos ômega-3. Na verdade, os suplementos de óleo de peixe têm sido criticados ultimamente devido ao resultado inconclusivo dos estudos. Embora esses suplementos sejam vendidos como um modo fácil de proteger o coração, reduzir inflamações e melhorar a saúde mental, os indícios não são definitivos nem convincentes (mesmo assim, os americanos gastam mais de 1 bilhão de dólares em óleo de peixe vendido sem receita médica).

Em janeiro de 2019, por exemplo, pesquisadores de Harvard relataram na *New England Journal of Medicine* que os suplementos de ácido graxo ômega-3, também chamados de *marine n-3*, nada fizeram para reduzir a probabilidade de enfarte em homens de 50 anos ou mais e de mulheres com 55 anos ou mais sem nenhum fator de risco de doença cardíaca.[21] Outros estudos também demonstraram que ingerir óleo de peixe em excesso, o que é fácil de fazer com suplementos, pode ter efeitos colaterais surpreendentemente negativos, como glicemia elevada, aumento do risco de hemorragia devido ao efeito sobre a coagulação do sangue, diarreia e refluxo ácido (azia).[22] A não ser que haja de fato uma deficiência, é melhor obter ômega-3 da comida, não de suplementos. Seria difícil ter uma overdose de peixe e nozes! Lembre-se: quase todos os estudos que ligam o ômega-3 à saúde cerebral foram feitos principalmente com fontes alimentares, não com suplementos. Esse fato, por si só, já diz muito.

O impacto dos ácidos graxos ômega-3 no cérebro tem sido extensamente estudado, e há informações valiosíssimas sobre o vínculo entre eles e o envelhecimento cerebral saudável. Em geral, os estudos que examinam o papel dos ácidos graxos ômega-3 os consideram em conjunto, como um todo, em vez de olhar os tipos específicos: EPA (ácido eicosapentaenoico), ALA (ácido alfalinolênico) e DHA (ácido docosa-hexaenoico). O DHA é o ácido graxo ômega-3 predominante no cérebro e já se demonstrou que tem um papel importante na manutenção da membrana neuronal; peixes e algas são muito ricos nesse ácido. Não surpreende, portanto, que, em pesquisas em grande escala, quem come peixe e outros frutos do mar toda semana relata mais saúde cerebral do que quem nunca come.

Acho que é seguro dizer que faria bem a todos comer mais peixe. Só tome o cuidado de ver de onde vem esse peixe. Evite aqueles de águas poluídas ou de lugares onde o teor de mercúrio seja alto demais. O mercúrio é um metal pesado que prejudica o cérebro e não é fácil de eliminar do corpo.

> **MITO:** Complementar a alimentação com vitaminas, ômega-3 de óleo de peixe e vitamina D é bom, ajuda a compensar as falhas alimentares.

> **VERDADE:** Os suplementos não ocupam o lugar da comida de verdade e alguns podem ser prejudiciais. O setor de suplementos não é regulamentado; os fabricantes não têm que testar a eficácia nem a segurança de seus produtos. Embora haja fabricantes de suplementos de boa qualidade, com um registro ético constante, o uso deveria ser pensado individualmente, por recomendação de um médico.

Vou falar de suplementos de maneira geral, além do óleo de peixe. Uma regra básica é que, quando comemos direito, não deveríamos precisar de suplementos. Embora tomar um multivitamínico por dia possa ter efeito placebo (você acha mesmo que lhe faz bem e compensa déficits nutricionais), provavelmente isso não vai ajudá-lo a prevenir nenhuma doença nem o declínio cerebral, a menos que você de fato tenha uma deficiência de nutrientes. Embora no mundo ocidental desenvolvido as deficiências nutricionais sejam raríssimas, alguns neurologistas recomendam determinados suplementos com base na biologia e nas circunstâncias de cada paciente. A maioria já faz uma alimentação enriquecida. Hoje até os cogumelos frescos são "enriquecidos" com vitamina D por meio de irradiação. Pesquisadores como Pieter Cohen, de Harvard, ressaltaram que, mesmo na alimentação americana padrão, não é provável que haja grande deficiência da maioria das vitaminas, graças ao enriquecimento. O problema é a quantidade do que comemos, não a deficiência.

Quando trabalhei em um filme sobre o setor de suplementos, me espantei ao ver como ele é desregulamentado. Só em 2019 a Food and Drug Administration (FDA) – responsável pelo controle dos alimentos nos Estados Unidos – enviou doze cartas de aviso a empresas que vendiam ilegalmente 58 suplementos alimentares afirmando que preveniam, tratavam ou curavam Alzheimer e outras doenças graves. Os fabricantes de suplementos não têm obrigação de provar que seu produto é seguro ou eficaz antes de lançá-lo no mercado. E, como explica o Dr. Dean Sherzai, da Universidade de Loma Linda e autor de *A solução para o Alzheimer*, tirar a parte "boa" da comida e colocá-la em comprimidos na verdade é mais difícil do que se pensa.[23] Embora se consiga isolar e até sintetizar os ingredientes ativos, a comida de verdade é formada por muitíssimas moléculas, e mal começamos a definir o que todas elas fazem. Algumas moléculas aparentemente inertes podem ajudar os ingredientes ativos a viajar pelo corpo, atuando como veículos. Outras podem ajudar a destravar os receptores, permitindo que as moléculas ativem seu alvo. Como já mencionei, esse é o efeito *entourage*, que ajuda a explicar por que a comida de verdade sempre será uma opção melhor do que um suplemento.

Não se esqueça de que a maioria dos estudos que examinam a utilidade dos suplementos recorre a relatos pessoais sobre o uso e os sintomas. Isso deixa muito espaço para vieses e interpretações, e explica, em parte, por que temos estudos sempre conflitantes – em um dia, um dado elemento é o grande salvador; no seguinte, ele não traz benefício algum. Se está pensando em suplementos, tome-os sob supervisão médica. Essa área precisa de prescrições personalizadas.

MITO: Tomar suplementos vendidos para melhorar a saúde cerebral, como ginkgo biloba, coenzima Q10 e aequorina (proteína da água-viva) é um jeito ótimo de prevenir a demência.

VERDADE: Todos adoramos pensar que podemos manter a potência cognitiva tomando alguns comprimidos por dia. Esses suplementos antidemência são divulgados com anúncios espertos e, em geral, vendidos por grandes lojas que lhes dão um ar de total legitimidade. Mas eles não têm respaldo científico. Nenhum suplemento dietético conhecido melhora a memória nem previne o declínio cognitivo ou a demência, não importa o que os fabricantes afirmem com promessas ousadas na internet, nos anúncios de jornal e na TV. Em geral, esses suplementos são promovidos com depoimentos que atraem as pessoas preocupadas com a saúde cerebral. Não se deixe enganar. Gaste o dinheiro que desperdiçaria nesses produtos com algo que ajude seu cérebro: um bom par de tênis ou um bom travesseiro para uma boa noite de sono.

R: Reduza as porções

Você já viu esta lição: o controle das porções é uma habilidade poderosa e uma estratégia potente de prevenção em qualquer meta ligada à saúde. Nós, ocidentais, adoramos nossos pratos bem servidos com montanhas de comida. Nos Estados Unidos, basta olhar a ceia de Ação de Graças ou o domingo do Super Bowl (como país, comemos mais no domingo do Super Bowl do que em qualquer outro dia do ano). Exageros ocasionais não matam (nem você, nem seu cérebro), mas em todos os outros dias é preciso ficar atento à ingestão de calorias. Todos os especialistas com quem falei para escrever este livro mencionaram o controle de porções e calorias. É um fato presente em qualquer conversa sobre bem-estar cerebral.

O modo mais fácil de obter o controle sobre suas porções e calorias é você mesmo preparar suas refeições em casa, medir com precisão e não repetir. Você sabe o que põe nas refeições que prepara e tem mais controle sobre os ingredientes e o tamanho das porções. A pesquisa também diz: cozinhar em casa com frequência traz mesmo mais qualidade à alimentação, melhor peso e mais saúde. No entanto, algo em que não pensamos com frequência são os métodos culinários e seu impacto sobre a nutrição. Por exemplo, há benefícios no preparo lento em temperatura baixa, como nos refogados, em comparação com o preparo rápido em alta temperatura, como nas frituras. Em geral, fritar gera compostos químicos nocivos que podem promover inflamações e prejudicar a saúde cerebral. Quando possível, prefira ferver, escaldar, cozinhar no vapor ou assar. Essa é outra razão para cozinhar mais em casa: você decide que método usar. Tendemos a preferir frituras e grelhados quando comemos fora. No entanto, em casa, além de controlar o método de preparo, você também pode evitar os óleos, molhos e ingredientes misteriosos. Se o tempo for um problema e você tiver um pouco mais de dinheiro para gastar, aproveite os serviços crescentes de entrega domiciliar de mantimentos.

Que tal jejuar? Nos últimos anos o jejum intermitente voltou aos refletores como método de reduzir o consumo de calorias, outro tema que encontrei muito na pesquisa para este livro. Há duas abordagens comuns do jejum. Uma é comer pouquíssimas calorias em determinados dias e comer normalmente no resto do tempo. A outra envolve só comer em determinados horários e pular refeições no resto do dia. Conheço muitos colegas médicos que só fazem duas refeições por dia e passam períodos extensos sem comer. Jejuam à noite, do jantar até o almoço do dia seguinte, ou seja, durante 12 a 16 horas ininterruptas. Isso ajuda a reduzir a ingestão calórica total (a menos, é claro, que consumam porções imensas quando comem). Embora ainda faltem estudos expressivos de longo prazo sobre o benefício do jejum, há alguns indícios em modelos animais de que ele pode retardar o avanço de certas doenças relacionadas à idade e melhorar a memória e o humor. Também já se demonstrou que o jejum melhora a sensibilidade à insulina, algo excelente para o metabolismo e, em última análise, para a saúde cerebral.[24]

O Dr. Mark Mattson é professor de neurociência da Escola de Medicina da Johns Hopkins e também chefe do Laboratório de Neurociências do Instituto Nacional de Envelhecimento americano. Ele dedicou boa parte da vida a estudar o cérebro e o efeito de reduzir a ingestão calórica com jejuns em vários dias por semana.[25] Em experimentos de laboratório, o professor Mattson e seus colegas constataram que o jejum intermitente, que, na definição deles, consiste em limitar a ingestão calórica em pelo menos dois dias da semana, ajuda a melhorar as conexões neurais do hipocampo e protege os neurônios do acúmulo daquelas perigosas placas amiloides.[26] De acordo com sua teoria, o jejum desafia o cérebro e o força a reagir ativando reações adaptativas ao estresse que o ajudam a lidar com a doença. Do ponto de vista evolutivo, faz sentido. Sabemos que, quando feito corretamente, o jejum aumenta a produção do fator neurotrófico derivado do cérebro (BDNF), proteína que já defini e que ajuda a proteger e fortalecer as conexões neurais ao mesmo tempo que promove o crescimento de novas células cerebrais. O esforço físico e as tarefas cognitivas também podem provocar alto nível de BDNF.

O jejum não é para todos (pode exigir algum tempo para se acostumar, como acontece com o exercício quando você é sedentário), mas lhe darei algumas ideias no capítulo 9 caso queira experimentar e tenha consultado seu médico. Já tentei várias vezes e, depois da primeira, fica muito mais fácil do que você pensa.

P: Planeje as refeições

Em outras palavras, não se pegue morrendo de fome, com necessidade de recorrer a junk food (carboidratos simples, sem fibras, com gorduras saturadas). Há comida por toda parte, principalmente do pior tipo. Quando a fome chega e não estamos preparados, nosso instinto animal nos empurra na direção errada. Procuraremos o que for rápido, gostoso e revigorante (oi, cheeseburger com fritas e refrigerante).

Uma ou duas vezes por semana, experimente planejar as principais refeições e comprar os respectivos ingredientes. A meta é incorporar mais fibras a essas refeições, com frutas e hortaliças inteiras (entre as frutas, banana, maçã, manga e frutas vermelhas têm alto teor de fibras; entre as hortaliças, quanto mais escura a cor, maior a quantidade de fibras); feijões e leguminosas; cereais integrais e sementes, como arroz integral e preto. Não falei muito sobre as fibras, mas elas são fundamentais para a saúde cerebral porque mudam a química geral da refeição. Quando faltam fibras, os carboidratos ingeridos são absorvidos mais depressa, elevando assim o nível de glicose e insulina e, potencialmente, aumentando a inflamação. Já se demonstrou faz tempo que a ingestão de fibras previne depressão, hipertensão e demência por várias vias biológicas.[27] As fibras também foram associadas ao envelhecimento bem-sucedido em geral. Há dois tipos de fibra alimentar: as solúveis e as insolúveis. A fibra solúvel se dissolve em água e se transforma em um tipo de gel que baixa o nível de colesterol e glicose; encontra-se em aveia, ervilha, feijão, maçã, cenoura e frutas cítricas como a laranja. A fibra insolúvel, como o nome indica, não se dissolve e forma a aspereza que mantém os outros fluidos digestivos em movimento pelo intestino. Esse tipo de fibra se encontra em nozes, cereais integrais, farelo de trigo e legumes como a vagem. Trata-se da matéria rija que não se decompõe no intestino nem é absorvida pela corrente sanguínea (permanece intacta enquanto se desloca pelo sistema digestório).

O jeito mais fácil de consumir mais fibras é planejar as refeições, concentrando-se em acrescentar ao prato mais vegetais fibrosos e evitando os produtos sem fibras encontrados em caixas ou em restaurantes genéricos.

Dicas adicionais

Orgânico? Alimentado no pasto?

Ao contrário das notícias na mídia, não temos nenhuma prova de que os alimentos orgânicos sejam mais nutritivos do que os alimentos da agricultura convencional. A maioria dos que se preocupam com orgânicos e convencionais pensa nos agrotóxicos, herbicidas e vestígios de hormônios e antibióticos que podem ter efeito negativo potencial sobre a saúde, mesmo que isso não tenha sido adequadamente provado. Quando me perguntam se o ideal é só comer orgânicos, digo que, pela ciência atual, em geral não é necessário. Mas, se você se preocupa com a exposição química decorrente de práticas agrícolas bastante comuns, pesquise na internet informações sobre a procedência dos produtos que consome. Em geral, produtos cultivados de forma convencional com mais probabilidade de conter resíduos de agrotóxicos são: morango, espinafre, nectarina, maçã, uva, pêssego, cereja, pera, tomate, aipo, batata e pimentão. As frutas e legumes com casca mais grossa tendem a conter menos resíduos, porque a casca protege a polpa interna. Remova a casca, como faria com uma banana ou um abacate, e removerá a maior parte dos resíduos. Os alimentos que costumam conter menos resíduos agrotóxicos são: abacate, milho-verde, abacaxi, repolho, cebola, ervilha-torta, mamão, aspargo, manga, berinjela, melão amarelo, melão-cantalupo, kiwi, couve-flor e brócolo.

De vez em quando, se quiser saborear um bom bife, o boi criado no pasto é uma alternativa melhor ao boi criado em confinamento. A composição da carne do boi criado no pasto, que não recebe cereais como o milho, é diferente: há menos gordura total, mais ácidos graxos ômega-3 bons para o coração e para o cérebro, mais ácido linoleico conjugado (outro tipo de gordura saudável) e mais antioxidantes, como a vitamina E. Outra estratégia que funciona comigo é não ter carne em casa; só a consumo quando como fora. Isso me ajuda a manter uma alimentação de base mais vegetal, pobre em carne vermelha.

Mais tempero

A culinária indiana, das minhas origens, é rica em temperos. A cúrcuma (ou açafrão-da-terra), especificamente, é considerada um dos sete temperos indianos essenciais; além de ser a queridinha da culinária tradicional indiana, está ganhando status de estrela também nos círculos de pesquisa. Atualmente a curcumina, principal ingrediente ativo da cúrcuma, substância que lhe dá a cor viva, é tema de intenso inquérito científico, principalmente em relação ao cérebro. A raiz é usada há milhares de anos na medicina tradicional da China e da Índia. Estudos em laboratório mostraram repetidas vezes que a curcumina tem ação antioxidante, anti-inflamatória, antimicótica e antibacteriana, embora não saibamos ao certo como ela causa esse efeito. Seu poder atraiu o interesse de cientistas pesquisadores do mundo inteiro, inclusive de epidemiologistas em busca de pistas que expliquem por que a prevalência da demência é muito mais baixa em comunidades onde a cúrcuma é um produto básico na cozinha.

Em 2018, um estudo realizado na UCLA, encabeçado pelo já mencionado Dr. Gary Small, médico e importante pesquisador do cérebro envelhecido, chegou à mídia em função de um resultado espantoso: as pessoas com problemas leves de memória que tomaram 90 miligramas de curcumina duas vezes por dia durante dezoito meses tiveram melhora significativa da capacidade de memória e de atenção.[28] Também viram o humor melhorar. Trata-se de um estudo bem projetado, duplo-cego e controlado por placebo que envolveu quarenta adultos com idades entre 50 e 90 anos. Trinta desses voluntários fizeram exames PET do cérebro para determinar o nível de amiloide e tau no início do estudo e dezoito meses depois. (A proteína tau, você vai se lembrar, é um componente microscópico dos neurônios, essencial para sua estabilidade e sobrevivência. Mas, quando passa por mudanças químicas, ela sofre danos, se altera, se aglomera e se torna nociva.) Ao fim do estudo, os exames do cérebro exibiram bem menos sinais de tau e amiloide nas regiões cerebrais que controlam a memória e as funções emocionais do que nas pessoas que tomaram placebo. Até agora não há nenhum medicamento aprovado que consiga fazer a mesma coisa de forma confiável. Os pesquisadores estão embarcando em um estudo de acompanhamento com um número maior de pacientes.

A cúrcuma é um dos vários temperos que dão sabor aos pratos. É um dos meus favoritos, muito usado em casa. Além de temperos e ervas clássicos, condimentos e molhos também fazem parte das refeições. Eles podem ser uma fonte de sabor e nutrição, mas um aviso: também podem ser combinados com açúcar, sal, gorduras saturadas e outros ingredientes que é melhor limitar. Isso é ainda mais verdadeiro com certos condimentos, molhos preparados e temperos prontos para salada. Leia os rótulos.

O debate do glúten

Tenho certeza de que você já ouviu falar de glúten ou, mais exatamente, da dieta sem glúten. O glúten é o principal componente proteico do trigo, do centeio e da cevada. É encontrado em muitos alimentos, como pão, macarrão, biscoitos, bolinhos industrializados e flocos de cereais (e, em geral, ele é a razão de esses alimentos terem uma textura agradável e gostosa de mastigar). Provavelmente você também já ouviu falar de pessoas que evitam o glúten por várias razões, para emagrecer ou para melhorar a saúde intestinal. A alimentação sem glúten é o único tratamento comprovado para a doença celíaca, enfermidade autoimune que afeta cerca de 1% da população americana. Em pessoas com doença celíaca, o glúten da alimentação provoca uma reação imunológica que resulta em danos intestinais. Essas pessoas têm que evitar o glúten para não sofrer consequências graves, como dor abdominal, diarreia e até sintomas não intestinais, como dor de cabeça, osteoporose e fadiga. Em casos analisados, muitos pacientes com doença celíaca relatam que, quando se expõem sem querer ao glúten, desenvolvem sintomas recorrentes que, em geral, incluem problemas cognitivos transitórios, como não encontrar as palavras e dificuldade de memória. Esse fenômeno, muitas vezes chamado de *brain fog*, ou "névoa cerebral", não é bem compreendido e o mecanismo pelo qual o glúten provoca esses sintomas cognitivos é desconhecido.

Além dos celíacos, também há pessoas que descrevem sintomas como a "névoa cerebral" que melhoram com a alimentação sem glúten, mas que não têm doença celíaca. Diz-se que essas pessoas têm sensibilidade não celíaca ao glúten. Como não há um exame definitivo para diagnosticar a doença, em geral o diagnóstico é feito depois que um exame de doença celíaca traz resultado negativo. Apesar de afirmativas populares de que o glúten contribui para problemas cognitivos na população em geral, não há indícios que mostrem que o glúten afeta a função mental em pessoas sem doença celíaca nem sensibilidade não celíaca. Segundo o princípio de que, se é bom para o coração, é bom para o cérebro, devo observar que a dieta rica em glúten não foi associada ao risco de enfarte. Na verdade, a dieta pobre em glúten, se for pobre também em cereais integrais benéficos, pode trazer um *aumento* do risco de doença arterial coronariana.[29] Também acrescento que quem afirma se sentir muito melhor quando fica sem glúten tende a limpar a alimentação de um modo realmente benéfico, mas que não tem nada a ver com o aspecto do glúten. Essas pessoas consomem alimentos frescos e saudáveis. Dedicam-se mais a outros bons hábitos, como os exercícios. E assim esses indivíduos veem resultados como emagrecimento e ganho de energia, o que os motiva a manter esses hábitos.

Não é preciso cortar o glúten se você não é celíaco. O segredo é escolher com cuidado os alimentos que contêm glúten. Evite as farinhas refinadas que contêm glúten encontradas no pão branco, em biscoitos, doces e salgadinhos industrializados porque não vão lhe fazer muito bem, e prefira os alimentos integrais mais fibrosos que ajudam a saúde do coração e, por sua vez, a do cérebro.

Alimente o seu cérebro

- Usar pratos menores é um método eficaz para controlar o tamanho das porções.
- Coma peixe (não frito) pelo menos uma vez por semana.
- Veja o teor de sódio dos alimentos preparados que estiver consumindo. Pães, sopas em lata ou em pó e pratos congelados costumam ser ricos em sal e talvez você não perceba quanto sal há no que está comendo.
- Prefira legumes e frutas congelados, tipicamente pobres em sal e ricos em nutrientes essenciais, a comprar refeições prontas congeladas.
- Coma várias hortaliças de cores diferentes. Os nutrientes que dão cor aos pimentões verdes, por exemplo, são diferentes dos que colorem os pimentões vermelhos ou amarelos. Quando "come um arco-íris" de legumes e verduras, você ingere uma variedade mais diversificada de nutrientes, muitos deles antioxidantes amigos do cérebro. Tente acrescentar novas hortaliças à alimentação e experimente novas maneiras de prepará-las.
- Use vinagre, limão, ervas aromáticas e temperos para dar sabor à comida sem aumentar o teor de sal.
- Leia o rótulo das misturas de temperos para ver se contêm sal.
- Use na cozinha gorduras mono e poli-insaturadas, como azeite de oliva extravirgem ou óleo de canola, girassol e gergelim. Para o preparo em alta temperatura, experimente o óleo de abacate.
- Mantenha distância dos óleos parcialmente hidrogenados. Esse é o codinome das gorduras trans, que estão sumindo dos alimentos mas ainda se apresentam em muitos produtos industrializados, em alimentos fritos como sonhos e rosquinhas, em assados como bolos, pizzas congeladas e biscoitos, na margarina e em outros cremes para passar no

> pão. As gorduras trans elevam o nível de colesterol ruim (LDL) e baixam o de colesterol bom (HDL). A ingestão de gorduras trans aumenta o risco de doença cardíaca, AVC e diabetes tipo 2. Todas essas doenças podem prejudicar o cérebro e aumentar o risco de declínio cognitivo.
> - Prepare as refeições em casa. Isso lhe dá mais controle do teor de sal, açúcar e gordura do que se você comprar refeições prontas ou comer em restaurantes.

Minha palavra final de sabedoria alimentar é *fio dental*. O Dr. Gary Small acrescentou essa parte à nossa entrevista e vale a pena compartilhar aqui. Passar fio dental e escovar os dentes duas vezes por dia remove os restos de comida e o acúmulo de bactérias, que podem provocar gengivite e aumentam o risco de AVC. A conexão com o cérebro? A gengivite envolve inflamação. A periodontite é uma infecção da gengiva, o tecido mole na base dos dentes, e do osso que a sustenta. Conforme a barreira natural entre o dente e a gengiva se reduz, as bactérias da infecção conseguem entrar na corrente sanguínea. Essas bactérias podem aumentar o acúmulo de placas nas artérias e talvez causar coágulos. Portanto, hoje o uso do fio dental é um hábito bom para o cérebro.

CAPÍTULO 8

Conectar-se para se proteger

Sejamos gratos aos que nos deixam felizes;
são eles os jardineiros encantadores
que fazem nossa alma desabrochar.

MARCEL PROUST

Depois que seu marido, com quem foi casada por mais de quarenta anos, morreu de repente de insuficiência cardíaca, a saúde e a cognição de Helen declinaram aceleradamente em poucos meses. O marido tinha sido seu principal companheiro social e, sem a presença dele, ela não tinha oportunidade de interagir com os outros e seus amigos eram pouquíssimos. Fazia muito tempo que Helen não socializava fora de casa. Ela ficou cada vez mais isolada e deprimida, morando sozinha em uma casa grande e atulhada, sem ter o que fazer além de se sentar no sofá e assistir à TV. Se os filhos não tivessem insistido para ela se mudar para uma comunidade de aposentados, vivenciar uma rede social e participar de atividades conjuntas, Helen talvez continuasse a se deteriorar mentalmente e tivesse uma morte precoce.

A saúde de um cônjuge é importante para a do outro. O impacto das relações íntimas, principalmente do casamento, na saúde do indivíduo foi investigado do ponto de vista da saúde física e psicológica. Nos seis primeiros meses depois da perda do cônjuge, viúvas e viúvos têm probabilidade 41% maior de morrer. Sem dúvida, parte desse aumento do risco se deve à perda da companhia. Um relacionamento profundo com outra pessoa traz amor, felicidade e conforto à vida do indivíduo. No entanto, além do bem-estar psicológico, já se constatou que os relacionamentos estão associados a uma grande variedade de outras funções da saúde, ligadas aos sistemas cardiovascular, endócrino e imunológico.

Também há muita ciência por trás do fato de que precisamos de conexão social para desabrochar, principalmente quando se trata da saúde cerebral. Uma olhada nos dados mostra que ter laços íntimos com amigos e familiares, assim como participar de atividades sociais significativas, ajuda a manter a mente afiada e a memória forte.[1] E não se trata apenas do número de conexões sociais que você tem. O tipo, a qualidade e o propósito dos relacionamentos também afetam as funções do cérebro. Até seu estado civil influi no risco. Pesquisadores da Universidade do Estado de Michigan verificaram que os casados têm menos probabilidade de apresentar demência na velhice e os divorciados têm o dobro da probabilidade dos casados (os viúvos e quem nunca se casou têm perfil de risco entre os casados e os divorciados).[2]

É possível que manter a sociabilidade e interagir com outras pessoas de maneira significativa ofereça proteção contra o efeito prejudicial do estresse no cérebro. Todos os dias vejo exemplos concretos dessa relação de causa e efeito no meu trabalho como neurocirurgião e como jornalista. As pessoas mais animadas e alegres que encontro, que parecem estar se divertindo muito apesar da idade avançada, são as que mantêm amizades de alta qualidade, famílias amorosas e uma rede social dinâmica e expansiva. Meu coração se aperta quando encontro um paciente que não tem família próxima nem amigos íntimos. Não há nada mais entristecedor do que ver alguém sofrer sozinho durante uma doença grave ou talvez até a própria morte.

O isolamento social e o sentimento de solidão vêm crescendo na nossa sociedade. É o paradoxo da nossa era: estamos hiperconectados pelas mídias digitais, mas cada vez nos separamos mais uns dos outros e sofremos de solidão por nos faltarem conexões autênticas. Essa ausência de conexões reais é epidêmica e a medicina reconhece cada vez mais suas calamitosas consequências físicas, mentais e emocionais, principalmente em adultos mais velhos; hoje, cerca de um terço dos americanos com mais de 65 anos e metade dos que têm mais de 85 moram sozinhos.[3] Uma nova pesquisa do Conselho Global de Saúde Cerebral sobre socialização e saúde cerebral de adultos acima de 40 anos constatou que, embora a maioria esteja pelo menos um pouco engajada socialmente (com uma média de dezenove pessoas em sua rede social), surpreendentes 37% disseram sentir falta de companhia às vezes, 35% acharam difícil se engajar socialmente e quase 30% disseram se sentir isolados.[4] Em geral, a pesquisa revelou que 20% dos adultos com mais de 40 anos estavam socialmente desconectados. Isso é importante, porque os adultos que se disseram felizes com os amigos e atividades sociais tiveram mais probabilidade de relatar um aumento da memória e da capacidade de pensamento nos cinco anos anteriores, ao passo que os insatisfeitos com a vida social disseram o oposto – que suas habilidades cognitivas tinham se reduzido. A Dra. Michelle C. Carlson, professora da Escola de Saúde Pública Johns Hopkins Bloomberg, em Baltimore, especialista em problemas do Conselho Global de Saúde Cerebral, que participou da pesquisa, diz que esse é um "problema de saúde pública", e ela está certa.

As pessoas com menos conexões sociais têm perturbações do padrão de sono, sistema imunológico alterado, maior incidência de inflamação e nível mais alto de hormônios do estresse. Em um estudo de 2016 verificou-se que o isolamento aumenta em 29% o risco de doença cardíaca e em 32% o de AVC.[5] Outra análise que reuniu dados de 70 estudos e 3,4 milhões de pessoas constatou que os indivíduos que em geral ficavam sozinhos tinham risco 30% mais alto de morrer nos sete anos seguintes e que esse efeito era maior na meia-idade (abaixo dos 65 anos).[6] Foi demonstrado que a solidão, especificamente, acelera o declínio cognitivo em adultos mais velhos.[7] Esses dados são importantes para mim. Eles me dizem para prestar atenção e cuidar dos meus relacionamentos tanto quanto cuido da minha saúde com alimentação e exercícios. Aparentemente, a socialização de alta qualidade é semelhante a um sinal vital.

Os estudos de neuroimagem foram muito reveladores nessa nova área da ciência cerebral. Algumas investigações foram realizadas pelo AARP Foundation Experience Corps, um programa que liga adultos mais velhos a crianças que ainda não leem bem. O programa visa a ser mutuamente benéfico: ajuda os idosos a se engajarem na comunidade como tutores, enquanto as crianças aprendem habilidades de que precisam para ir bem na escola. Extraordinariamente, a ressonância magnética funcional mostrou que a cognição dos adultos que participaram do programa melhorou em um período de dois anos e que até declínios do volume cerebral em regiões vulneráveis à demência (como o hipocampo) foram revertidos.[8]

Outro estudo randomizado, o Synapse Project, também usou a ressonância funcional para comparar a diferença entre um grupo de idosos que realizou atividades desafiadoras em conjunto, como patchwork e fotografia digital, e outro que só socializou.[9] O resultado: a análise da ressonância funcional revelou que os engajados nas atividades desafiadoras obtiveram melhoras na cognição e na função cerebral que não foram vistas no grupo só de socialização. Finalmente, o Memory and Aging Project (Projeto Memória e Envelhecimento) da Universidade Rush demonstrou que quem tinha redes sociais maiores estava mais protegido dos declínios cognitivos ligados à doença de Alzheimer do que as pessoas com grupo mais reduzido de amigos.[10] Parece que engajar-se socialmente em um grupo maior, principalmente quando centrado em torno de algum tipo de atividade desafiadora, é o que mais protege.

Os efeitos prejudiciais do isolamento social começam cedo. As crianças socialmente isoladas têm a saúde bem pior vinte anos depois, mesmo com o controle de outros fatores. As histórias que descobri no meu trabalho investigativo sobre a solidão me fizeram pensar. Isso se deu, em parte, porque nunca esperei ouvi-las das pessoas ao meu redor – pessoas sem nenhum sinal exterior de problemas –, mas principalmente porque a descrição da sua sensação de isolamento era perturbadora: "É incessante, tóxica, violenta." "Eu me sinto invisível." "É como viver com um buraco no meio do peito, uma sensação oca." "Minha solidão amplia todas as dores do corpo." A apresentadora de TV Oprah Winfrey me pediu que falasse e escrevesse sobre isso na sua revista.[11] Em qualquer recorte de tempo que façamos, pelo menos uma em cada cinco pessoas, ou cerca de 60 milhões de americanos, sofre de solidão – e quase metade dos americanos sempre se sentem sozinhos ou abandonados.[12] Têm surtos agudos de melancolia e uma falta crônica de intimidade que os deixa desejosos de alguém especial na vida, alguém que os entenda.

A dor da solidão realmente me chamou a atenção. Um estudo notável encabeçado por Naomi Eisenberger, professora associada de psicologia social da UCLA, constatou que ser excluído provocava atividade em algumas regiões do cérebro, as mesmas que registram a dor física.[13] O sentimento de exclusão causa sentimentos de solidão. Isso faz sentido evolutivo, porque, em toda a nossa história, a sobrevivência dependeu do grupo social e do companheirismo. Ficar perto da tribo dava acesso a abrigo, comida, água e proteção. A separação do grupo significava perigo. A solidão não discrimina: pode afetar tanto pessoas solteiras que moram sozinhas quanto indivíduos cercados de gente que moram em uma unidade familiar. E ela afeta tanto moradores da cidade quanto quem mora em áreas rurais.

"Forme seu moai!"

Em Okinawa, no Japão, onde um número incomum de idosos vive além dos 100 anos (é uma das Zonas Azuis, regiões com as pessoas mais velhas do mundo), o *moai* é uma das tradições de longevidade. São grupos de apoio social que começam na infância e duram a vida toda. O nome surgiu centenas de anos atrás como um sistema de apoio financeiro da aldeia. Os moais eram criados para reunir os recursos da aldeia para projetos pessoais e obras públicas. Quem precisasse de capital para comprar terras ou resolver uma emergência, por exemplo, poderia pedir ajuda ao moai. Hoje o conceito de moai engloba as redes de apoio social, uma tradição cultural de companheirismo inerente. As pessoas se reúnem para trocar conselhos, pedir ajuda e fofocar. Sim, a fofoca pode ser uma coisa boa nas trocas sociais; ela é um portal da rede de segurança de amigos e é usada pelos seres humanos desde os tempos tribais.

O MOLHO SECRETO DA VIDA LONGA E AFIADA

Durante mais de oitenta anos, pesquisadores do renomado Estudo sobre o Desenvolvimento Adulto de Harvard acompanharam de que modo a saúde é influenciada pelas conexões entre as pessoas. Eles começaram a registrar dados em 1938, durante a Grande Depressão, e acompanharam a saúde de 268 estudantes do segundo ano da universidade. O que encontraram traz lições para todos nós. (Do grupo original, só dezenove ainda estão vivos; entre os participantes estavam o presidente John F. Kennedy e Ben Bradlee, que foi por muito tempo editor do jornal *Washington Post*. Não havia mulheres no estudo original porque, na época, Harvard só aceitava homens, mas, desde então, os pesquisadores expandiram a diversidade dos recrutas e incluíram a prole dos participantes originais.) Atualmente o estudo é encabeçado pelo Dr. Robert Waldinger, psiquiatra do Hospital Geral de Massachusetts e professor de psiquiatria da Escola de Medicina de Harvard. Sua palestra TED sobre o tema "O que torna a vida boa?" teve mais de 29 milhões de visualizações.[14]

Os achados do Dr. Waldinger são relevantes porque refutam mitos comuns sobre saúde e felicidade. Eles se baseiam em uma revisão abrangente da vida e da biologia dos participantes. Além de responder a questionários, sua ficha médica é analisada em detalhes, tiram-se amostras de sangue, o cérebro é examinado e os familiares, entrevistados. A lição aprendida é que saúde e felicidade não têm a ver com riqueza, fama ou trabalho duro. Elas estão ligadas a bons relacionamentos. Ponto. De acordo com o Dr. Waldinger, "aprendemos três grandes lições sobre os relacionamentos. A primeira é que as conexões sociais nos fazem muito bem e a solidão mata. Acontece que as pessoas mais socialmente ligadas à família, aos amigos e à comunidade são mais felizes, fisicamente mais saudáveis e vivem mais do que as pessoas menos conectadas. E a experiência de solidão é tóxica. As pessoas que vivem mais isoladas do que gostariam se sentem menos felizes, sua saúde piora mais cedo na meia-idade, o funcionamento do cérebro declina antes e elas têm vida mais curta do que as pessoas não solitárias".[15]

O Estudo sobre Desenvolvimento Adulto de Harvard também descobriu que o importante não é o número de amigos que se tem nem se há necessariamente algum relacionamento de compromisso, mas a qualidade dos relacionamentos íntimos. Em termos do cérebro, especificamente, acontece que "estar em um relacionamento de apego seguro com outra pessoa aos 80 anos gera proteção". Como explicou o Dr. Waldinger em sua palestra TED, "uma das conclusões mais relevantes foi a de que as pessoas em relacionamentos nos quais sentiam que realmente podiam contar com o parceiro em momentos de necessidade ficaram mais tempo com a memória afiada. E as pessoas com relacionamentos em que não havia esse tipo de confiança foram as que tiveram declínio da memória mais cedo. Aliás, esses bons relacionamentos não precisam ser tranquilos o tempo todo. Alguns dos nossos casais de octogenários implicavam um com o outro todos os dias, mas, contanto que sentissem que podiam realmente contar com o outro quando a situação piorasse, essas discussões não cobravam nenhum preço de sua memória".[16]

O Dr. Waldinger incentiva as pessoas a se apoiarem em relacionamentos com a família, os amigos e a comunidade. Pode ser algo simples, como passar mais tempo com pessoas queridas ou fazer contato com alguém com quem você não fala há anos mas tem lugar reservado em seu coração. E sempre podemos fazer novos amigos, não importa a idade. O que acontece naturalmente quando envelhecemos é perdermos as conexões devido à morte, à dificuldade de movimentação e à separação geográfica. Nossas redes sociais podem encolher por efeito da aposentadoria ou de uma doença. Buscar novas conexões contrabalança essa evolução.

> **MITO:** Dinheiro e fama darão felicidade a vida toda.
>
> **VERDADE:** Os relacionamentos íntimos protegem as pessoas dos descontentamentos da vida, ajudam a retardar o declínio físico e mental e são melhores preditores da vida longa e feliz do que a classe social, o QI, a condição financeira (e até mesmo que os genes).

Embora possam isolar, as mídias sociais também trazem novas oportunidades para adultos mais velhos se engajarem socialmente quando usadas de modo adequado. Mais de 80% dos americanos, inclusive os idosos, usam a internet diariamente. Sem dúvida, esse tipo de engajamento digital deveria complementar, e não substituir, a comunicação presencial, mas o e-mail, os aplicativos de mensagens instantâneas, as redes sociais, as comunidades on-line e os blogs nos ajudam a manter o relacionamento com a família e os amigos e expandem nosso mundo social. Estudos de comunidades on-line para idosos mostraram que os membros da comunidade relatam numerosos benefícios, como estímulo intelectual, experiências divertidas e apoio emocional.

Esse engajamento social pode ser valiosíssimo para idosos que moram em lugares remotos ou não podem se deslocar. Até certo ponto, as conexões virtuais compensam a perda de relacionamentos e trazem alívio e distração de circunstâncias estressantes. Além disso, graças à anonimidade, à invisibilidade e à oportunidade de ler e responder à comunicação quando o horário permitir, o engajamento digital permite que as pessoas se comuniquem mais facilmente e transmitam seus sentimentos, opiniões e habilidades. Achamos que isso tem o efeito de criar mais confiança e senso de controle da própria vida, o que faz bem à saúde.

Vi muita disparidade nas minhas viagens. Depois do básico, um dos maiores motores de disparidade é se alguém tem ou não acesso à internet. Claro, para algumas comunidades é melhor se desconectar da tecnologia moderna. Eu não incentivaria as tribos muito unidas que visitei no Amazonas a começar a instalar Wi-Fi. Mas cabem algumas considerações a esse respeito quando tratamos da imensa maioria dos habitantes do mundo desenvolvido, que se mantêm conectados e atualizados, adquirindo novas habilidades no computador. Os idosos que encontro e que aprendem a usar o computador e ferramentas como o e-mail, as mídias sociais e as de pesquisa on-line parecem ter uma noção de independência muito maior e, em geral, se mostram mais felizes do que quem se mantém off-line. Sei que isso contrasta com o modo como tanta gente vê a tecnologia, mas há muitos estudos que me apoiam. A internet nos oferece muitas oportunidades de aprender e de nos conectarmos uns com os outros. Há até indícios de que o engajamento digital tem efeito positivo sobre as habilidades cognitivas em idade avançada no mesmo nível que a comunicação presencial. Um estudo australiano com mais de 5 mil homens idosos constatou que os que usavam computador tinham risco mais baixo de receber diagnóstico de demência em até oito anos e meio,[17] e um estudo experimental realizado nos Estados Unidos revelou que os idosos tiveram resultado 25% melhor em tarefas de memória depois que aprenderam a usar o Facebook.[18]

Eis algumas dicas para se manter socialmente engajado:

- Concentre-se nos relacionamentos e nas atividades de que mais gosta, como esportes em equipe, grupos de interesse ou atividades políticas.
- Peça ajuda aos outros para remover barreiras à interação social – por exemplo, a dificuldade de andar devido às limitações físicas ou o fato de que você não dirige mais.
- Faça questão de se conectar regularmente com parentes, amigos e vizinhos. O contato digital também é importante.
- Mantenha ligações sociais com pessoas de todas as idades. Isso significa pessoas mais velhas e mais novas do que você.
- Seja voluntário em uma escola ou em um centro comunitário.
- Procure na sua comunidade programas que lhe permitam passar adiante as habilidades que tem, como cozinhar ou treinar um time. Você pode começar procurando o tipo de atividade disponível na escola ou no centro recreativo da comunidade local.
- É bom ter pelo menos um confidente digno de confiança com quem se comunicar rotineiramente (por exemplo, toda semana), alguém com quem você possa contar.
- Acrescente uma nova atividade ou um novo relacionamento. Coloque-se em situações cotidianas em que possa encontrar e interagir com outras pessoas (como lojas ou praças).
- Desafie-se a experimentar clubes e grupos organizados, como os de viagens e leitura.

- Pense em adotar um animal. Cuidar de um gato, cachorro ou passarinho pode ser um catalisador de interação social. Cuidar de animais dá uma noção de propósito e estrutura ao dia do dono. Os benefícios específicos da interação de adultos com animais vão da redução da depressão, da ansiedade e do isolamento social à queda da pressão arterial e do risco de enfarte e ao aumento de atividade física. Os cães podem quebrar o gelo social e servir para puxar conversa entre desconhecidos ou conhecidos não íntimos. Em consequência, quem passeia com o cachorro tem mais probabilidade de obter contatos sociais e conversas com outras pessoas do que quem caminha sem cachorro.
- Caso se sinta isolado, procure profissionais que possam ajudá-lo, como líderes religiosos, grupos de suporte por telefone e terapeutas.

Quando entrevistei o Dr. Gary Small, da UCLA (aquele que promove o fio dental), ele falou da "tríplice ameaça": faça uma caminhada com um amigo ou vizinho e converse sobre o que o preocupa. A combinação de exercício, interação presencial e falar da sua ansiedade é um medicamento maravilhoso para o cérebro. Dan Johnston, da BrainSpan, acrescentou uma boa ideia sobre a base dos relacionamentos em geral: "É preciso um bom cérebro para ter bons relacionamentos." Há um belo círculo de sucesso aqui: bons relacionamentos melhoram o cérebro e o cérebro saudável melhora os relacionamentos.

Mas, como sabem as pessoas que convivem com os primeiros estágios da demência, o cérebro não precisa estar afiadíssimo para ainda haver bons relacionamentos. Gente demais se preocupa com o estigma da perda de memória e do declínio cognitivo e começa a se isolar ou perde relacionamentos duradouros porque os velhos amigos não sabem o que lhe dizer. É o oposto do círculo virtuoso descrito anteriormente. Para os que vivem com demência e seus cuidadores, é importantíssimo que os outros façam contato para manter esses relacionamentos ou desenvolver novos. Lembre-se: não se pode pegar demência dos outros e compartilhar um sorriso ou uma risada pode ser o melhor remédio que existe.

Finalmente, não subestime o poder do toque apropriado. Já se constatou que ficar de mãos dadas reduz o nível do cortisol, um hormônio do estresse. O toque amigo também pode ser calmante. Em outras palavras, o simples ato de tocar outro ser humano é um modo de se conectar com os outros para nos proteger – e protegê-los.

CAPÍTULO 9

Como juntar tudo

Doze semanas para a mente *mais afiada*

> Um, lembre-se de olhar para as estrelas e não para seus pés. Dois, nunca desista de trabalhar. O trabalho dá significado e propósito, e sem isso a vida é vazia. Três, se tiver a sorte de encontrar o amor, lembre-se de que ele está lá e não o jogue fora.
>
> STEPHEN HAWKING

Tive a oportunidade de passar alguns dias com Stephen Hawking no fim da década de 1990. Eu trabalhava na Casa Branca e ajudei a planejar uma série de eventos para o presidente e a primeira-dama. Quando pensamos na melhor maneira de comemorar a ciência, concordamos unanimemente em ter o famoso físico teórico como nosso convidado especial. Por causa da ELA (esclerose lateral amiotrófica), Hawking digitou (com um só dedo) toda a sua palestra no computador e depois a tocou quando subiu ao palco. Planejamos com antecedência até a parte de perguntas e respostas da noite. Eu sabia que o público ficaria interessado e entretido com seu brilho no mundo da física, mas suas lições de vida são o que ainda permanece em minha mente mais de vinte anos depois. A doença de Hawking lhe roubou a capacidade de andar, falar e participar da vida como a maioria de nós, mas nada nem ninguém poderia lhe tirar sua mente. Ela permaneceu afiada até sua morte tranquila, que, por acaso, aconteceu no 139º aniversário do nascimento de Einstein.

Desde a minha juventude apreciei a ideia de que cada um de nós "possui" seu cérebro. E, como Hawking, nunca considerei o meu como algo garantido. Quando eu era criança, meu pai foi assaltado. Foi bem traumático para todos na família e não percebi até que ponto internalizei o sentimento de que minha família tinha sido agredida. Foi praticamente como se *eu* tivesse sido agredido – como se o ladrão tivesse me tirado alguma coisa. Certa vez, quando falei com um professor sobre isso, ele me disse (apontando sua cabeça): "Eles podem lhe tirar tudo, mas nunca *isto*."

É verdade. Sempre haverá pessoas más por aí tentando roubar nossas posses e desorganizar momentaneamente nossa vida, mas elas não podem nos furtar a mente. Nossa mente é apenas nossa e, em consequência, nossa percepção do mundo é também só nossa. Assim que chegam, os estímulos sensoriais – olfato, visão, audição, tato, paladar – passam por centenas de estações de transmissão, cada uma alterando o estímulo um pouquinho, de modo que a interpretação final do estímulo é extremamente individual. É isso também que torna distinta a vida de cada um de nós. Planejo continuar levando uma vida totalmente exclusiva, de aventura e descoberta, pelo máximo tempo possível. Isso criará uma mente que é como uma impressão digital, diferente de todas as outras. Desejo o mesmo para você.

Já lhe dei muitas informações nesta parte do livro, incluindo várias estratégias que o ajudarão a se manter afiado. Agora ofereço um esboço de programa de 12 semanas que você pode usar para pôr minhas ideias em prática diariamente. Nunca esqueça que o cérebro é excepcionalmente plástico: ele pode se reconectar e se reconfigurar por meio de seus hábitos e experiências, e muita remodelagem ocorre em meras 12 semanas. É como reconstruir um músculo.

Talvez você se sinta arrasado ou em pânico com a ideia de seguir esse programa se ele exigir que abra mão dos seus pratos prediletos, comece uma rotina de exercícios depois de ser sedentário por muito tempo, tente aprender a meditar e saia de casa com mais frequência para socializar. Percebo que, para algumas pessoas, romper o vício em açúcar e suar com mais frequência podem ser difíceis. A mudança é um desafio, e mudar hábitos antigos exige esforço. Você se pergunta se isso será mesmo factível no mundo real, considerando sua força de vontade fraca.

Bom, vou lhe dizer que você consegue. Mergulhe e experimente os efeitos iniciais. Em poucas semanas, prevejo que você terá menos pensamentos ansiosos, dormirá melhor e aumentará sua energia. Você se sentirá com a mente clara e o humor mais estável e ficará mais resiliente diante dos estressores cotidianos. Com o tempo, é provável que emagreça e exames específicos de laboratório mostrem melhoras significativas em muitas áreas da sua bioquímica – desde o que acontece no seu cérebro até como seu metabolismo e seu sistema imunológico estão funcionando.

É bom conversar com o médico sobre o início desse novo programa, principalmente se você tiver algum problema de saúde, como diabetes. Não mude sua medicação nem ignore outras recomendações feitas pelo médico. Mas pense em fazer com ele alguns exames iniciais para ver se pode reduzir seu risco do ponto de vista metabólico. Como delineei, coisas como pressão arterial e nível de colesterol, açúcar no sangue e inflamação são fatores de risco de declínio cognitivo. Você pode lutar com esses números e trazê-los para uma faixa saudável com mudanças do estilo de vida ou em combinação com determinados medicamentos. São exames de sangue padrão, feitos em check-ups regulares. Isso pode motivá-lo ainda mais. O programa a seguir vai ajudá-lo automaticamente a abordar essas áreas importantes. Recomendo a conferência dos dados após o término. Acredito que você verá melhoras.

Adote o programa com calma, um dia e uma mudança de cada vez. Não é preciso segui-lo com precisão. Só lhe peço que faça o possível para estabelecer pelo menos um hábito novo por semana.

No decorrer das 12 semanas você atingirá cinco metas importantes:

1. Mexer-se mais durante o dia todo e inserir na sua vida uma rotina de exercícios.
2. Encontrar novas maneiras de estimular seu cérebro, aprendendo e desafiando a mente.

3. Priorizar o sono rotineiro e reparador à noite e incorporar práticas diárias para se desestressar.
4. Adotar um novo modo de nutrir o corpo.
5. Conectar-se autenticamente com os outros e manter uma vida social vibrante.

Na primeira semana, a cada dia você iniciará cinco novos hábitos, com base nos cinco pilares, e repetirá a nova série de hábitos na semana seguinte. Na terceira semana, irá incorporar mais hábitos aos seus dias até chegar à décima segunda semana com um ritmo inteiramente novo. Você pode levar mais algum tempo para estabelecer e manter plenamente esses comportamentos saudáveis pelo resto da vida, mas as 12 primeiras semanas serão o começo. Serão a sua plataforma de lançamento. Não é preciso fazer nada para se preparar; você pode começar hoje. Embora haja algum planejamento envolvido, como marcar a hora dos exercícios, comprar mantimentos para seguir minhas ideias de cardápio ou montar uma reunião com amigos no fim de semana, você pode encaixar essas sugestões na sua vida como achar melhor.

Não vou lhe pedir que compre nada para que este programa dê certo para você. Adoraria que investisse em si se matriculando em um curso de escrita criativa, por exemplo, ou em um estúdio de ioga local, mas talvez isso não se alinhe com suas preferências. Personalize este programa de acordo com suas necessidades e inclinações. Se eu fizer uma sugestão de que você não goste, pule ou substitua por outra. Quero que este programa seja flexível, factível e personalizado. Não tente adivinhar sua capacidade de sucesso; projetei este roteiro para ser o mais prático e fácil de seguir possível. O mais importante é que se torne personalizado e muito individualizado por você.

SEMANAS 1 E 2: MERGULHE NOS CINCO

Você pode abordar cinco áreas da sua vida nas próximas duas semanas e começar a construir um cérebro melhor.

Mexa-se mais

Se já se exercita regularmente, continue, mas tente algo diferente esta semana para surpreender seu corpo e usar novos músculos. Se corre, tente nadar ou pedalar. Busque aumentar as sessões de exercício até o mínimo de meia hora por dia pelo menos cinco dias por semana. Não se esqueça do treinamento de força duas ou três vezes por semana, evitando dias sucessivos, para seus músculos terem tempo de se recuperar. Nos dias em que não quiser nada extenuante, dê uma longa caminhada ou faça uma aula restauradora de ioga.

    Caso você não se mexa há algum tempo, chegou a hora de começar. Se era totalmente sedentário, comece com 5 a 10 minutos de exercícios intercalados (30 segundos de esforço máximo e 90 de recuperação) e se exercite até 20 minutos pelo menos três vezes por semana. Você pode fazer isso de várias maneiras: caminhar ao ar livre e variar a velocidade e o nível de intensidade nas ladeiras; usar equipamento de ginástica clássico, como a esteira e o simulador de escadas; ou fazer aulas on-line, realizando as rotinas no conforto do lar (a maioria desses programas cobra uma taxa ou assinatura mensal, mas oferece sessões gratuitas de experiência para você encontrar sua preferida). Pegue a agenda e marque suas atividades físicas.

    Se estiver sem tempo de se exercitar de maneira contínua, pense em encaixar mais minutos de atividade física no decorrer do dia. Na rotina diária, muitas vezes deixamos de andar, ficar em pé e mexer o corpo regularmente para contrabalançar todo o prejuízo de ficar sentado a maior parte do tempo. Todas as pesquisas indicam que você obtém o mesmo benefício à saúde fazendo três séries de 10 minutos de exercício ou uma única sessão de 30 minutos. Quando não tiver tempo em determinado dia, decomponha sua rotina e pense em maneiras de combinar exercícios com outras tarefas; por exemplo, realizar uma reunião com um colega caminhando ao ar livre ou assistir ao seu programa favorito enquanto faz uma série de posturas de ioga no chão. Limite os minutos que passa sentado. Toda vez que estiver prestes a se sentar, pergunte-se: "Posso ficar em pé e me mexer?" Ande enquanto fala ao telefone, suba de escada e não de elevador e estacione a certa distância da porta da frente do prédio. Faça questão de se levantar a cada hora para andar 5 minutos ou correr no mesmo lugar. Quanto mais você se mexer durante o dia, mais seu corpo e seu cérebro se beneficiarão.

Ame aprender

No capítulo 5 falei da importância de participar de atividades cognitivamente estimulantes. Com que frequência você lê livros e aprende tópicos fora do seu interesse profissional? Já quis aprender outra língua? Fazer aulas de pintura ou culinária? Participar de um grupo de escrita para terminar aquele seu livro? Agora é a hora de fazer isso acontecer. Não espero que você se matricule neste momento, mas comece a examinar as possibilidades disponíveis. Veja os cursos de educação de adultos na universidade próxima ou talvez um centro recreativo local tenha programas. Provavelmente você pode fazer boa parte desse dever de casa pela internet.

Higiene do sono

Eu lhe dei várias dicas para adotar a boa higiene do sono no capítulo 6. Se tiver menos de seis horas de sono por noite, comece aumentando esse período para, pelo menos, sete horas. Esse é o mínimo se você quiser ter uma fisiologia normal, saudável e funcional do cérebro até os pés. Se não sabe por onde iniciar os bons hábitos do sono, concentre-se no seguinte:

- *Calcule com inteligência a hora da sua última refeição.* Deixe cerca de três horas entre o jantar e a hora de dormir para que seu estômago esteja tranquilo e preparado para o sono. Evite lanchinhos tarde da noite. Pare com a cafeína depois das 14 horas.

- *Seja ritualista com seus hábitos de sono.* Deite-se e levante-se mais ou menos à mesma hora todos os dias, aconteça o que acontecer. Uma hora antes de se deitar, faça algo calmante: tome um banho morno ou leia um livro. Mantenha o quarto em silêncio, escuro e sem eletrônicos.

Além disso, escolha uma estratégia redutora de estresse para praticar uma vez por dia durante pelo menos 15 minutos. Pode ser respirar profundamente, meditar ou escrever no diário. Só 15 minutos.

Coma ao estilo Sanjay

Tento só comer quando o sol está brilhando. Alguns chamam isso de "cronoalimentação" – "crono" é um termo ligado à noção de tempo do corpo e seu ritmo circadiano durante as 24 horas do dia solar. Acredito que *quando* comemos também é importante, não só *o que* comemos. Tenho um café da manhã de rei, um almoço de príncipe e um jantar de camponês. Parece que ingerir mais calorias no início do dia me ajuda, e estudos mostram que tendemos a comer menos, no geral, desde que sejamos constantes. Raramente faço lanchinhos, que, para a maioria, são apenas uma forma de consolo ou recreação.

Passar vários dias com a tribo indígena tsimane na floresta tropical amazônica no verão de 2017 foi uma das experiências mais loucas da minha vida. De La Paz, na Bolívia, fomos de avião para Rurrenabaque, uma cidadezinha boliviana à beira da floresta amazônica. De lá, pegamos um 4x4 até onde dava para ir na floresta. Então embarcamos em canoas feitas de troncos e passamos horas no rio Amazonas e seus afluentes até encontrarmos a tribo. Fiz essa viagem porque ouvira dizer que a tribo tsimane quase não tem indícios de doença cardíaca, diabetes e demência. É algo extraordinário, considerando que, nos Estados Unidos, gastamos 1 bilhão de dólares por dia com as cardiopatias, que ainda são a maior causa de morte entre homens e mulheres. No meio da Amazônia eles nem tinham assistência médica e parecia que tinham achado algo que escapava a um dos países mais ricos do mundo. Eu estava decidido a aprender seus segredos de saúde. Fui pescar com lança com um membro da tribo que achava ter 84 anos mas não sabia com certeza. Ele estava sem camisa e se equilibrava na canoa, olhando só a água, pescando com a lança. Tinha visão perfeita, assim como a audição. Toda a tribo era como ele. O que descobri é que, tipicamente, eles comem 70% de carboidratos (não refinados nem industrializados), 15% de gordura e 15% de proteína, percentagem que também tento seguir.

Os membros da tribo tsimane normalmente andam (não correm) cerca de 17 mil passos por dia, raramente se sentam e dormem nove horas todas as noites – e acordam com o canto do galo. Para ser franco, sua expectativa de vida não é muito alta, porque tendem a morrer de trauma: acidentes, picadas de cobra, parto, etc. Mas, até a morte, em geral são muito saudáveis.

Quando começar o programa Sharp ("afiado"), evite comer fora nas duas primeiras semanas para se concentrar em entender o protocolo alimentar. Isso vai prepará-lo para o dia em que sair de casa para comer e tiver que tomar boas decisões. As duas primeiras semanas também reduzirão drasticamente as compulsões alimentares e haverá menos tentações quando você olhar um cardápio cheio de pratos que detonam o cérebro. Quando estiver sem tempo e sem acesso a uma cozinha, como costuma acontecer no almoço no trabalho, leve marmita. Lembre-se de S.H.A.R.P. (veja os detalhes no capítulo 7):

- **S** Sai, açúcar!
- **H** Hidrate-se com inteligência.
- **A** Acrescente mais ácidos graxos ômega-3 de fontes naturais, como salmão, arenque, atum e sardinha.
- **R** Reduza as porções.
- **P** Planeje as refeições.

A seguir, algumas ideias para o preparo das refeições.

Monte um café da manhã melhor

Em vez de bolos, rosquinhas, pães ou flocos de cereal, experimente uma das seguintes opções:

- Omelete com diversos legumes coloridos acompanhada de torrada integral com manteiga de amêndoas.
- Flocos de aveia com canela, amoras, nozes cruas picadas e um fio de mel.
- Iogurte grego (puro, 2% de gordura) com sementes de linhaça, frutas vermelhas frescas e uma colher de sopa de xarope de bordo (*maple syrup*) verdadeiro (não o tipo feito com xarope de milho rico em frutose).
- *Waffles* ou panquecas de trigo integral com amoras, nozes picadas e uma colher de sopa de xarope de bordo verdadeiro.

Esqueça o suco, as vitaminas e os *frappuccinos* e, em vez disso, tome um copo grande de água, café preto ou chá. Em geral, não tomo muito sucos e vitaminas, apesar da sua popularidade. Como a digestão começa na boca, os sucos e vitaminas, mesmo os supersaudáveis, não são absorvidos tão bem porque passam pelo estômago e pela primeira parte do intestino delgado antes mesmo que a digestão comece. Em consequência, você não aproveita tão bem as "coisas boas" da comida. Lembre-se de que bebemos mais para nos hidratar do que para obter calorias ou nutrientes. Para isso, prefiro comida de verdade.

Nos últimos anos andei bebendo suco "mastigável". Com nozes e pedaços de frutas e hortaliças, somos forçados a mastigar o suco para liberar a amilase da saliva e começar o processo digestivo. Como você está mastigando, seu estômago e o trato digestivo se preparam para esse bolo de alimento e a absorção é muito mais completa e eficiente. Assim, se você gosta de sucos e vitaminas – e eles podem ser muito úteis se você tiver manhãs apressadas –, procure uma dessas variedades mastigáveis que tenha pouco açúcar.

Almoço mais inteligente

Em vez de ir a uma lanchonete ou comprar uma refeição industrializada, experimente o seguinte:

- Uma salada verde com muitas outras cores e uma porção de proteína saudável, como frango, salmão ou tofu, cobertas com sementes, nozes, um fio de azeite e vinagre balsâmico.
- Um sanduíche de frango ou peru grelhado em pão integral ou de fermentação natural, acompanhado de salada verde.

Troque a dose diária de refrigerante ou bebida energética açucarada por água, chá sem açúcar ou kombucha. Para um toque de doçura depois do almoço, coma uma porção de fruta ou dois quadrados de chocolate amargo.

Meu tipo de jantar

Mais uma vez, evite as opções de fast food e dedique algum esforço à conversa animada à mesa do jantar com amigos e família. Experimente:

- Picadinho de peru com uma salada rica em legumes e verduras.
- Peixe ou frango grelhado com temperos de sua preferência (vou com a cúrcuma, você já sabe!), acompanhado de legumes assados e arroz preto.
- Um prato simples de macarrão com pesto feito em casa e salada.

Beba água e, se quiser, acrescente um copo de vinho, de preferência tinto. Veja se consegue ficar sem sobremesa.

Bônus: Se recebeu o ok do médico para experimentar o jejum intermitente, faça uma versão leve uma ou duas vezes por semana, parando de comer lá pelas 7 ou 8 da noite e esperando até as 9 ou 10 da manhã seguinte, respectivamente, para fazer a próxima refeição. É um jejum de 12 horas, e a maioria delas você passará dormindo. Uma versão mais rigorosa de 16 horas pode ser feita pulando inteiramente o café da manhã. Novamente, confira se pode fazer isso, devido a qualquer problema de saúde pessoal. Se tiver diabetes, peça orientação ao médico.

Conecte-se com os outros

O capítulo 8 listou várias maneiras de promover a vida social. Parabéns a você se já se considera um indivíduo socialmente ativo. Continue assim. Caso você se sinta mais isolado, adote a meta de ligar para alguém com quem não conversa há algum tempo e convide essa pessoa para jantar.

SEMANAS 3 E 4

Aumente a nova rotina escolhendo pelo menos duas das seguintes opções:

- ☐ Faça uma caminhada acelerada de 20 minutos depois do almoço na maioria dos dias da semana.
- ☐ Convide um vizinho para jantar.
- ☐ Em pelo menos duas refeições por semana, coma peixe de água fria, como salmão ou truta.
- ☐ Baixe um aplicativo de meditação, se ainda não fez isso, e comece a usá-lo diariamente.
- ☐ Se ainda toma refrigerantes comuns ou *diet*, tente eliminá-los da sua vida e passe a beber água. Você pode tomar água com gás e saborizada desde que não contenha açúcar nem adoçantes artificiais. Pela manhã, café e chá vão bem.

SEMANAS 5 E 6

Acrescente mais à nova rotina escolhendo pelo menos três das seguintes opções:

- ☐ Se ainda não tentou fazer seu diário da gratidão, comece. Toda manhã, dedique 5 minutos a fazer uma lista de pelo menos cinco pessoas ou situações pelas quais você se sente grato. Se o tempo permitir, faça isso ao ar livre, ao sol da manhã. Se repetir itens das listas anteriores, tudo bem. Pense em coisas que aconteceram no dia anterior que possam ser acrescentadas à lista. Podem ser pequenas, como se sentir grato por estar bem e ter cumprido as metas do dia.
- ☐ Acrescente 15 minutos à sua rotina de exercícios.
- ☐ Experimente aulas de ioga ou Pilates ou vá caminhar com um amigo.
- ☐ Evite todos os alimentos industrializados.
- ☐ Acrescente uma atividade relaxante à rotina da hora de dormir, como um banho morno com sais ou meditação de atenção plena, na qual você só fica sentado em um lugar silencioso e confortável e observa seus pensamentos e sentimentos. Só isso! Sem julgamentos, sem solução de problemas, sem fazer listas; só alguns momentos silenciosos de imobilidade, concentrando-se na sua respiração.

SEMANAS 7 E 8

Acrescente mais à rotina experimentando estas cinco ideias:

- ☐ Procure oportunidades para fazer serviço voluntário na sua comunidade ou na escola dos seus filhos ou netos. Encontre tempo. Vai valer a pena.
- ☐ Visite a feira local e compre alimentos frescos.

- Marque um check-up médico se o último já tem mais de um ano. Não se esqueça de avaliar os medicamentos atuais, se toma algum, e fale francamente sobre seus fatores de risco de declínio cognitivo.
- Escreva uma carta à mão para uma pessoa querida mais nova, descrevendo algo que aprendeu na vida e que gostaria de passar adiante como uma lição importante.
- Leia um livro de um gênero ou assunto que o interesse mas que você não esteja acostumado a ler. Se geralmente lê romances policiais mas adorou a peça *Hamilton*, experimente ler a biografia com o mesmo título de Ron Chernow.

SEMANAS 9 E 10

Neste ponto do programa, recomendo que faça as seguintes perguntas e se ajuste de acordo com as respostas:

- Estou fazendo pelo menos meia hora de exercício ao menos cinco dias por semana e incluindo treinamento de força ou resistência no mínimo duas vezes por semana?
- Estou aprendendo algo novo que desafia a minha mente e exige o desenvolvimento de habilidades diferentes?
- Tenho regularmente um sono mais repousante e controlo melhor o estresse?
- Estou seguindo o protocolo alimentar S.H.A.R.P.?
- Tenho contato com amigos e familiares regularmente?

Se não responder afirmativamente a alguma dessas perguntas, volte e leia o capítulo que trata dessa área específica e veja se consegue fazer as alterações necessárias. Se ainda não obteve resultado, talvez esteja na hora de buscar auxílio profissional. Por exemplo, se seu sono ainda o incomoda, peça ao médico um estudo do sono e veja se algum remédio que você toma está interferindo. Se o estresse crônico é um problema ou se acha que se encaixa na definição de depressão, busque um psiquiatra ou psicoterapeuta, ou ambos.

Seu ambiente é aquilo que tem mais influência sobre a formação e a manutenção de seus hábitos, mais do que os genes, inclusive, portanto preste atenção específica nele. Em 2019 dois estudos clínicos de fase 3 para um medicamento promissor para tratar a doença de Alzheimer foram repentinamente interrompidos por não beneficiarem os pacientes mais do que o placebo. O medicamento deveria remover as placas prejudiciais de beta-amiloide. Foi uma decepção, mas isso destacou mais uma vez a complexidade da doença e o fato de que talvez não possamos recorrer a uma cura milagrosa com remédios para nos salvar. No entanto, o que salvará muitos cérebros da doença são o foco na prevenção e as várias coisas que podemos controlar no nosso ambiente para promover a saúde cerebral. Dê uma olhada em volta e veja onde passa mais tempo. É um ambiente favorável a uma vida saudável?

SEMANA 11

Nesta semana, pense em como gostaria que sua família lidasse com um diagnóstico de demência, inclusive doença de Alzheimer. Esse é um tema delicado, algo em que muita gente não quer pensar. Mas é importante ter essas conversas com antecedência para estarmos preparados. Como Maria Shriver me lembrou, uma doença como a de Alzheimer é uma jornada física, financeira e emocional. Converse com seus filhos. Escreva seus desejos e seja o mais explícito possível quanto aos "se". Na Parte 3 vou lhe dar mais ideias para abordar essa área e saber quais seriam suas opções.

SEMANA 12

Parabéns. Você está na última semana. Faça uma lista de todas as coisas diferentes que fez nessas últimas semanas e pergunte-se: *O que deu certo? O que não deu? Onde posso melhorar?* Então use esta semana para planejar. Dê uma caminhada acelerada com um amigo e discuta o que o estiver incomodando.

Crie itens não negociáveis e se comprometa regularmente com eles, como praticar exercício físico todo dia, deitar-se à mesma hora toda noite e comer de acordo com o plano S.H.A.R.P. Pense em aplicativos que o ajudem a medir quantos passos você dá por dia e se dorme bem. Essas ferramentas não são para todos, mas talvez você encontre alguns programas que o ajudem a manter um estilo de vida que faça bem ao cérebro. Lembre-se de ser flexível, mas constante. Quando acontecer de sair do programa, não se condene e simplesmente volte. Procure metas que sejam motivadoras e as escreva. Pode ser qualquer coisa: caminhar ou correr no evento de 10 quilômetros da sua cidade ou planejar uma viagem de ecoturismo com a família. Quem decide se concentrar na saúde geralmente faz isso por razões específicas, como "Quero ser mais produtivo e ter mais energia", "Quero viver mais tempo sem doenças" e "Não quero morrer como minha mãe". Tenha sempre em mente uma visão do todo. Isso o ajudará não só a manter um estilo de vida saudável como a voltar aos trilhos caso você saia ocasionalmente. É clichê, mas é verdade: progresso é melhor do que perfeição.

PARTE

3

O DIAGNÓSTICO

O QUE FAZER, COMO PROGREDIR

O diagnóstico de Alzheimer provoca mais medo do que todas as outras principais doenças fatais, inclusive câncer e AVC, de acordo com uma pesquisa do Marist Institute for Public Opinion. Cada um de nós conhecerá em algum momento alguém que convive com alguma forma de demência, seja parente, amigo ou nós mesmos, e o diagnóstico provavelmente será o mais arrasador que a pessoa já teve. Quando alguém recebe a notícia, as estatísticas horríveis sobre a doença de Alzheimer começam a ser compreendidas. Não há cura, e nenhum remédio novo para tratar sintomas de demência é aprovado há quinze anos, pois 99,6% dos estudos de medicamentos terminam em fracasso, e bem mais de quatrocentos becos sem saída custaram bilhões de dólares. (A FDA continua a examinar medicamentos experimentais, e algum já pode ter sido aprovado quando você ler este livro.)

Conhecemos a doença de Alzheimer há mais de um século e não sabemos tratá-la adequadamente, muito menos curá-la. É uma doença difícil e complexa que continua a matar. A demência também cobra um preço físico, financeiro e emocional arrasador da família dos diagnosticados. Em 2016, quase 16 milhões de familiares e amigos ofereceram mais de 18 bilhões de horas de assistência não paga a pessoas com Alzheimer e outros tipos de demência.

A notícia sem dúvida é ruim, mas, enquanto eu escrevia este livro, muita gente me lembrou os sinais de esperança que estão começando a surgir. Lembre-se: todas as formas de câncer eram incuráveis quarenta anos atrás, mas hoje as pessoas sobrevivem. Em 1981 o HIV entrou em cena e hoje até a ele se sobrevive – alguns diriam que o que existe já é quase uma cura. Os pesquisadores acreditam firmemente que veremos não só novos tratamentos para a demência em futuro próximo como também novas abordagens diagnósticas para perceber os problemas cedo e intervir bem antes para obter um resultado melhor. Eles acreditam que em breve pode haver alguma grande mudança que melhorará tanto a duração quanto a qualidade de vida de quem convive com a demência. Esse não precisa ser o fim da conversa; a antiga noção de "diagnóstico e *adiós*" precisa ser reconfigurada. A vida não termina para as pessoas com demência. Pelo contrário, muita gente pode achar novos objetivos e amor à vida depois do diagnóstico, embora a maioria das pessoas passe por um período de luto enquanto aceita o diagnóstico e planeja o futuro. Esse futuro parece um grande desconhecido, que envolve muita incerteza. A jornada de cada um é diferente, mas todos podem personalizá-la para combinar com suas necessidades e seus recursos individuais.

Nesta última parte do livro volto-me para os desafios de diagnosticar e tratar as doenças cerebrais, principalmente as formas de demência. Também ofereço soluções para aproveitar o que sabemos, administrar de modo mais eficaz esses diagnósticos difíceis e continuar tendo uma vida satisfatória. A demência não precisa ser uma sentença de morte nem nada do gênero – seja para o paciente, seja para os cuidadores. Minha esperança é lhe dar esperança. Daqui a apenas oito anos, as primeiras pessoas da geração do milênio estarão fazendo 49 anos, os primeiros da geração X, 65 e os primeiros *baby boomers*, 84 – idade em que a demência é mais prevalente. Chegou a hora de dar fim a essa doença.

CAPÍTULO 10

Diagnosticar e tratar um cérebro doente

> Esse aumento da expectativa de vida e do número de cidadãos idosos traz aos Estados Unidos um aumento de oportunidades: a oportunidade de aproveitar sua habilidade e sua sagacidade e a de lhes oferecer o respeito e o reconhecimento que merecem. Não basta, para uma grande nação, meramente somar mais anos à vida; nosso objetivo tem que ser também somar mais vida a esses anos.
>
> JOHN F. KENNEDY

Quando comecei no mundo do jornalismo, achei que faria reportagens sobre políticas de saúde e sobre os rumos do nosso sistema de assistência médica. Era o tipo de trabalho que eu tinha feito na Casa Branca e que constituía a base de muito do que escrevi no início da carreira. No entanto, por mais que tenha planejado a minha vida, a grande virada veio de repente e de forma completamente inesperada. Comecei na CNN em agosto de 2001 e, três semanas depois, aconteceram os ataques trágicos de 11 de setembro. Subitamente, eu era o único médico trabalhando em uma rede internacional de notícias durante o desenrolar da crise. Pouco depois, fui cobrir o conflito no Afeganistão, os ataques com antraz e a guerra no Iraque. Foi um caso de brusca mudança pessoal e profissional.

Nascido em uma cidadezinha rural do estado de Michigan, sem nenhuma exposição a zonas de guerra ou a Forças Armadas, foi desafiador estar completamente mergulhado em um mundo estranho com apostas tão altas e onde a segurança pessoal era uma preocupação real. Espantei-me de cara com os socorristas de emergência, enfermeiros e médicos que, com tanta frequência, corriam para salvar a vida dos outros colocando-se na linha de fogo. Nunca esquecerei a primeira vez que vi aquele altruísmo completo e genuíno. Em geral, as pessoas que eles salvavam eram totalmente desconhecidas, às vezes até inimigos capturados, e, ainda assim, eles diziam a si mesmos: *Hoje me disponho a arriscar minha vida para salvar alguém que nem conheço*. Continua a ser a reportagem mais humana que já fiz. Então assumi o compromisso de sempre contar a história dos socorristas e, nas últimas duas décadas, foi essa a razão de eu cobrir praticamente todas as guerras e todos os desastres naturais e surtos do mundo. Mesmo no meio da escuridão e da total devastação, quis contar a história das luzes que nos lembram a nossa humanidade.

Escrever este livro sobre saúde cerebral não foi diferente de escrever sobre minhas experiências no campo de batalha ou em uma área arrasada por um desastre. Quando se trata da demência, estamos em guerra. Algumas pessoas se irritam com metáforas que lembram batalhas. Mas vi a doença causar tanta devastação e tantas trevas nas famílias quanto qualquer outro tipo de calamidade. Há numerosas baixas quando se trata das doenças neurodegenerativas. Não é só o paciente que sofre; todos em torno dele também sofrem – dos amigos e da família aos cuidadores adicionais trazidos para ajudar (muitos deles voluntários). É emocional e fisicamente extenuante. E há o custo em tempo e dinheiro. Para aumentar o preço cobrado, há a pura frustração que vem da falta geral de progresso nos círculos de pesquisa para encontrar a cura. As vítimas definham no limbo das doenças arrastadas, que podem durar anos e até décadas sem esperança de cura. As conversas sempre titubeiam estranhamente entre a esperança e a franqueza. Mas, como descrevo mais adiante, a abordagem do tratamento da demência está começando a mudar. A conversa não precisa mais ser só de desespero.

Em vez disso, podemos nos concentrar em melhorar a assistência e reconfigurar a experiência, principalmente com diagnóstico e intervenção precoces, mostrando aos doentes e a seus cuidadores que é possível conviver com a doença até que se encontre a cura tão esquiva.

Recentemente me encontrei com Bill Gates e conversei com ele sobre a pesquisa da doença de Alzheimer. Ele queria me falar do seu compromisso financeiro pessoal de encontrar cura ou tratamento. Acontece que perder a memória é um de seus maiores temores, como acontece com a maioria de nós. Um dos assuntos que mais discutimos foi a trajetória da pesquisa do cérebro e como podemos configurá-la com mais eficiência. No caso específico da doença de Alzheimer, muita energia foi aplicada para tentar encontrar a cura. Isso é compreensível, mas também significa que se retiraram recursos de metas mais simples, como o diagnóstico precoce e as estratégias de gestão, que também são importantes. Lembre-se de que o acúmulo de amiloide começa no cérebro décadas antes do surgimento dos sintomas. Infelizmente, isso também significa que a doença está bem desenvolvida e muito mais difícil de tratar quando o paciente finalmente apresenta sintomas clínicos. No entanto, isso oferece oportunidades para impedir que a doença se torne sintomática, ainda que não seja curada. Seria, digamos, o "Alzheimer assintomático". Estou empolgadíssimo com essa possibilidade.

No mundo da neurocirurgia sempre lembramos que o objetivo não é fazer o exame do cérebro do paciente melhorar; queremos fazer *o paciente* melhorar. A questão é que, mesmo que haja placas de amiloide no cérebro, se não houver perda de memória nem outros sintomas, teremos um resultado muito desejável. Na verdade, sabemos que há muita gente com tau e amiloide no cérebro que nunca chega a desenvolver os sintomas de demência. A ciência está apenas começando a explorar por que isso acontece, mas os indícios por trás do fato de que as escolhas saudáveis na vida retardam o surgimento ou reduzem a gravidade dos sintomas sustentam a estratégia de reduzir agora mesmo seu risco de demência. Assim, como ponto de partida, eu me asseguraria de que a trajetória da pesquisa cerebral estivesse centrada primeiro nos pacientes, mesmo que não signifique uma nova terapia certeira. Sim, os pacientes querem um tratamento eficaz e até a cura, mas conquistas incrementais na pesquisa cerebral também deveriam ser buscadas e comemoradas.

Escrever este livro me fez perceber que a área da pesquisa científica pode sofrer com o pensamento de grupo. Assim que um cientista importante apresenta uma teoria e recebe recursos para prová-la, muitos outros laboratórios começam a seguir o exemplo. O problema é que a maioria desses estudos se concentra no mesmo mecanismo, que, no caso da pesquisa de Alzheimer, tem sido, historicamente, a amiloide no cérebro. (Também vimos isso com os estudos do HIV. Em certo momento, quase uma dúzia dos maiores e mais caros estudos clínicos do mundo tentavam todos provar basicamente a mesma coisa. E estavam errados.) Com a AARP e Bill Gates investindo no Dementia Discovery Fund (o Fundo de Descoberta da Demência), maior fundo de risco do mundo concentrado inteiramente em descobrir e desenvolver terapias revolucionárias para a demência, mais abordagens diferentes terão uma chance justa, como as ideias de que as células gliais ativam o sistema imunológico, que a duração energética das células cerebrais estaria contribuindo para a doença ou algo completamente diferente. A AARP contribuiu com 60 milhões de dólares e inspirou a United Health and Quest Diagnostics a participar. Talvez o mais importante seja que são necessárias: uma plataforma de pesquisa na qual se possa compartilhar os dados, senão todo mundo pode ir atrás das mesmas teorias ou da teoria errada; e uma rede de segurança que permita aos pesquisadores arriscar mais. Agora as pessoas estão trabalhando nessa questão específica, inclusive Gates, o National Institute on Aging, a AARP e outros.

Como neurocientista e jornalista, costumo me encontrar com as pessoas que estão atrás de todos esses números. É importante fazer isso e realmente entender como é a vida com alguém que tem doença de Alzheimer. Às vezes a experiência é surpreendente, mas sempre configura opiniões e pensamentos sobre a melhor forma de abordar a doença. Sandy Halperin, especificamente, fez isso por mim.

TRAZER ESPERANÇA

"Na verdade, todos somos nossos pensamentos e nosso cérebro", me disse Sandy. Era primavera de 2013 e ele levava uma vida independente como morador de um condomínio de aposentados na Flórida com a esposa Gail. Isso era surpreendente, porque fora diagnosticado com doença de Alzheimer precoce em 2010, quando tinha 60 anos. O que ele não sabia é que, provavelmente, tinha uns 25 anos quando seu cérebro começou o lento processo rumo à doença. Isso é importante porque, quando começou a esquecer palavras e objetivos e foi diagnosticado, a doença já estava avançada. Sandy admite que os sintomas tinham começado devagar alguns anos antes do diagnóstico formal, mas ele hesitava em admiti-los e a família não notou.

Ignorar sintomas e esperar para procurar ajuda médica não é raro. Os dados do CDC indicam que quase 13% dos americanos relataram piora da confusão ou da perda de memória depois dos 60 anos, mas a maioria – 81% – não procurou um profissional de saúde para falar de seus problemas cognitivos.[1] Para muita gente, os lapsos de memória não passam disso, mas ainda vale a pena levantar a questão com o médico. Se for o começo da doença de Alzheimer, o relógio já está avançando há anos. Não é bom perder mais tempo precioso que poderia ser usado para intervir com estratégias, às vezes combinadas com medicamentos, para retardar o avanço da doença e aliviar alguns sintomas.

Acompanhei Sandy durante vários anos enquanto a doença se desenrolava. Ele teve a coragem de abrir seu lar e seu coração para mim e para minha equipe para que assistíssemos em primeira mão como é ter o diagnóstico de uma doença terrível e não saber o que o futuro lhe reserva.

"Não há dor", me disse Sandy em 2016. Eu lhe perguntara isso por causa de artigos recentes que mostravam que a inflamação do cérebro é um inimigo primário quando a doença de Alzheimer começa a se revelar. Sandy demorou a achar as palavras certas. Ele disse que parecia ter algodão enfiado profundamente na parte frontal da cabeça. Começou a descrever com eloquência esse sentimento com a precisão do professor assistente de odontologia de Harvard que tinha sido. Mas aí parou, porque esqueceu completamente o que estávamos conversando. Ele me olhou com olhos vazios. "Parte frontal da cabeça", recordei-lhe gentilmente. "Isso", lembrou. E, por apenas alguns minutos, ele voltaria a ficar lúcido.

Sandy também abriu sua vida e seu cérebro à ciência. Ele quer participar dos avanços transformadores que estão ocorrendo no entendimento e no tratamento da doença de Alzheimer, mesmo que não esteja mais por aqui para se beneficiar deles. Não desejando ficar de fora com seu diagnóstico nem personificar a imagem de uma pessoa que definha em uma casa de repouso, Sandy se tornou um defensor do aumento dos recursos e da redução da vergonha. Também fez campanha para os pacientes permanecerem o mais ativos e sociais possível, assim como ele. Sandy manteve uma rede de pacientes, defensores e médicos da doença de Alzheimer no LinkedIn enquanto pôde, até que sua saúde o obrigou a passar o bastão. A história de Sandy pode não ter final feliz, mas ele deixará um grande legado.

Foi quando trabalhava no Departamento de Saúde da Flórida que Sandy notou um problema de memória pior do que perder as chaves e esquecer nomes. Seu serviço era examinar casos odontológicos para advogados e avaliar o mérito das queixas dos pacientes ao departamento. Então ele fazia um relatório escrito ou verbal. O serviço exigia atenção aos detalhes. Então, certo dia, sua lembrança de um caso que deveria estar fresco na mente simplesmente sumiu. Enquanto esses esquecimentos começavam a ocorrer com frequência cada vez maior, Sandy se esforçava para enfrentar a situação. Quando um advogado entrava em sua sala para discutir um caso, Sandy inventava uma desculpa para encontrá-lo dali a alguns minutos, para tentar refrescar a memória. Essa luta desesperada não duraria muito. Ele não conseguiu mais esconder os sintomas.[2]

Enquanto escrevo, Sandy está nos estágios mais graves da doença, lidando da melhor maneira possível com os sintomas e a dor crônica de outros problemas de saúde. Ele tem o apoio da família, que inclui a esposa, com quem está casado há mais de 40 anos, as duas filhas adultas e as netas (60% dos cuidadores familiares são mulheres). Entre as lições poderosas que quer deixar está a seguinte: "Somos todos terminais. [...] Posso morrer mais depressa, mas tenho que viver a vida agora. Portanto, quero que todos saibam que ainda há uma vida boa para quem recebe o diagnóstico de demência. Isso é que é preciso saber: ainda é possível ter qualidade de vida."

Não me esqueci disso. Gente demais abre mão da vida quando recebe o diagnóstico. Mas você se surpreenderia ao ver o papel que a esperança e o otimismo podem ter na saúde e em qualquer prognóstico. Em todos os meus anos de médico e repórter, notei que as pessoas que vivem melhor – e mais tempo – são as que se agarram à esperança. Elas mantêm o queixo erguido e, muitas vezes, se dedicam a servir os outros. Foi o que Sandy Halperin fez.

UM QUILO DE PREVENÇÃO

O segrego do tratamento da demência é a prevenção; assim, as mesmas coisas que você pode fazer para reduzir o risco da doença são as que podem melhorar a sua qualidade de vida quando estiver convivendo com ela. Essa é uma das questões mais destacadas pelo Dr. Richard Isaacson: a doença de Alzheimer, tipicamente, começa no cérebro de vinte a trinta anos antes de os sintomas se desenvolverem. Já citei esse fato algumas vezes por ser importantíssimo (e por nos forçar a pensar nos nossos filhos). Essa é uma oportunidade de intervir e retardar ou até prevenir totalmente a doença de Alzheimer. Lembre-se disso, porque a lacuna temporal entre a ocorrência das mudanças no cérebro e o aparecimento dos sintomas foi mencionada por todos os especialistas com quem conversei enquanto fazia minha pesquisa. É o chamado tempo pré-clínico, e foi aí que o Dr. Isaacson e muitos outros começaram a concentrar boa parte de sua atenção.

Como já mencionei, na Conferência Internacional anual da Alzheimer's Association, em 2019, o Dr. Isaacson apresentou um artigo que é um dos primeiros a mostrar que sua intervenção revolucionária no estilo de vida provocou melhoras em até dezoito meses. Seus programas são projetados para cada indivíduo com base nos exames e nas avaliações médicas daquela pessoa, mas todos envolvem estratégias semelhantes que visam a áreas diferentes e modificáveis da vida. Entre elas estão a atenção à dieta, os exercícios, o sono, remédios e suplementos quando necessário, estímulo intelectual e redução do estresse – todas as estratégias que delineei na Parte 2.

O cérebro das pessoas que não mostraram sinais de doença cerebral no começo do programa pode agir como se fosse até três anos mais jovem por algumas medições depois do programa. O mais importante foi que Isaacson demonstrou melhoras mensuráveis entre os que têm perda de memória e já foram diagnosticados com doença de Alzheimer. Ele acredita que os ajuda a fazer o relógio andar para trás. E os que têm sinais da doença no cérebro mas nenhum sintoma externo ainda podem retardar em anos a doença. Se não puder impedir inteiramente que a doença se desenvolva, então pelo menos que seja retardada ao máximo. Como mencionado no capítulo 7, a média de recomendações personalizadas dadas às 176 pessoas de seu estudo, com idades entre 25 a 86 anos, foi de 21. Algumas eram decididamente simples: coma determinados tipos de peixe, ponha mais frutas vermelhas na sua alimentação e adote uma rotina de exercícios. Esses são os "medicamentos" da natureza para vencer a doença. E o fato de que as pessoas que já apresentavam sinais de deficiência cognitiva leve melhoraram seguindo apenas 60% do protocolo diz muito.

Todos esses participantes têm histórico de doença de Alzheimer na família, embora nenhuma ou pouquíssima queixa cognitiva (leve) no começo do estudo. Ele chama sua abordagem de "ABC da gestão da prevenção do Alzheimer": A é antropometria, como percentual de gordura corporal e massa muscular; B são os biomarcadores sanguíneos, como o nível de colesterol e inflamação, a glicemia e os exames genéticos; e C é o desempenho cognitivo em testes de memória, velocidade de processamento, atenção e linguagem. A partir daí, ele projeta protocolos individuais e reavalia o ABC dos pacientes de seis em seis meses para fazer os ajustes necessários.

Para o Dr. Isaacson, assim como para mim no meu trabalho, o resultado para o paciente é a prova mais importante da ciência. Ele diz: "Como clínico com histórico familiar, o que faço de tão revolucionário é dedicar tempo a chegar ao âmago da questão e elaborar um plano. As pessoas que corrigirem primeiro sua biologia subjacente serão muito mais propensas a responder às terapias mais comuns. Não é preciso ser neurologista para isso. Qualquer médico poderia fazer." Ele tem razão. Nenhum de nós deveria precisar de um clínico de alto nível para receber treinamento básico para prevenir o declínio cerebral ou até adotar hábitos de vida fundamentais para retardar o surgimento de uma doença ou, no mínimo, melhorar os sintomas que já são evidentes. Muitas estratégias intervencionistas que Isaacson endossa e "receita" em sua clínica são as mesmas que podem beneficiá-lo com a leitura deste livro.

Dean Ornish também é pioneiro nesse caminho. Você deve lembrar que mencionei seus estudos controlados e randomizados em andamento atualmente com colegas da UCSF para ver se intervenções no estilo de vida mudam o rumo da doença de Alzheimer. Ele chega ao ponto de usar a palavra *reverter* quando fala das possibilidades de cortar a doença ainda em botão, nos primeiros estágios. Seu programa não é muito diferente do nosso plano de 12 semanas e inclui: uma alimentação de base vegetal, integral, com pouca gordura e pouco açúcar; exercício moderado; técnicas de controle do estresse, como a meditação; e apoio psicossocial. Ele também recrutou a ajuda de outros cientistas para criar um quadro amplo durante o estudo. O renomado geneticista David Sinclair, de Harvard, está medindo as mudanças da expressão gênica; o laboratório do Dr. Rob Knight, na Universidade da Califórnia em San Diego, acompanha as mudanças do microbioma; o laboratório da Dra. Elizabeth Blackburn, na Universidade da Califórnia em São Francisco, documenta a mudança do comprimento dos telômeros, que são seções cromossomiais relacionadas à idade; e o Dr. Steve Horvath, da UCLA, está medindo as mudanças do relógio do DNA. Todos esses dados nos ajudarão a entender mais a fundo uma doença complexa como a de Alzheimer e a nos indicar novos rumos para terapias e táticas preventivas.

Devo fazer exame para ver se tenho o "gene de Alzheimer"?

Sabe-se que vários genes aumentam o risco de doença de Alzheimer. Embora um quarto dos pacientes com Alzheimer tenha um forte histórico familiar da doença, só 1% (ou menos) herda diretamente uma mutação genética que causa a doença precoce, também chamada de doença de Alzheimer familiar. Essas pessoas podem apresentar sintomas da doença com 30 e poucos anos; muitas escolhem participar de estudos clínicos para ajudar os cientistas a entender melhor a doença em geral. Outro conjunto de genes aumenta o risco de doença de Alzheimer mais comum, de surgimento tardio, mas não é determinista – isto é, a mera existência do gene não se traduz em diagnóstico. Um dos mais comuns é o gene ApoE, do qual há três tipos ou alelos: ApoE2, E3 e E4. Todo mundo tem duas cópias do gene e a combinação com que você nasceu determina seu genótipo ApoE – E2/E2, E2/E3, E2/E4, E3/E3, E3/E4 ou E4/E4. O alelo E2 é a forma mais rara de ApoE e parece que ter uma única cópia reduz em até 40% o risco de apresentar Alzheimer.[3] O ApoE3 é o alelo mais comum e parece que não influencia o risco. Contudo, o alelo ApoE4, presente em 10% a 15% das pessoas, aumenta o risco de doença de Alzheimer e reduz a idade do surgimento. Ter uma cópia de E4 (E3/E4) pode aumentar em duas ou três vezes o risco, enquanto ter duas cópias (E4/E4) pode aumentar em doze vezes. Embora haja um exame de sangue para identificar o ApoE4, o gene de risco mais forte de Alzheimer, esse exame é usado principalmente em estudos clínicos para identificar quem corre mais risco de desenvolver a doença.

No entanto, ter essa mutação genética só indica um risco maior, não determina que a pessoa desenvolverá Alzheimer ou que já tenha a doença. Quando pergunto a especialistas se seria bom saber o genótipo ApoE de cada um, recebo respostas variadas. Alguns dizem que é melhor conhecer os riscos para fazer o possível para prevenir a doença. Mas outros acham que pode ser difícil lidar com esse dado se ele for ruim e a pessoa não tiver orientação genética adequada para lhe servir de apoio. Orientação genética é trabalhar com alguém bem informado

> sobre a interpretação do resultado de exames do genoma e das probabilidades existentes nos vários riscos à saúde. (Trata-se de profissionais de saúde; seu médico pode recomendar alguém.) Pessoalmente, eu gostaria de conhecer minha condição genética, mas recomendo a quem fizer o exame que busque a ajuda de um médico e orientador. E direi mais uma vez: seus hábitos de vida influenciarão mais o destino do seu cérebro do que seu genoma.

OS TRÊS ESTÁGIOS DA DOENÇA DE ALZHEIMER

A experiência de Sandy Halperin reforça uma mensagem importante: se você estiver destinado a desenvolver uma doença como a de Alzheimer, o tempo é essencial. Assim como no diagnóstico do câncer, não é bom esperar até a doença atingir um estágio avançado e as intervenções para retardar o progresso serem praticamente inúteis. Normalmente, a doença evolui devagar, em três estágios gerais: leve (estágio inicial), moderado (estágio intermediário) e grave (estágio final). Às vezes os estágios se decompõem em sete fases, de 1 (sem deficiência) a 7 (declínio gravíssimo), mas aqui vou explicar como a Alzheimer's Association classifica o avanço da doença.[4]

Cada pessoa com Alzheimer vivencia esses estágios de modo diferente. Com que rapidez e com que gravidade alguém apresenta os sintomas e passa pelos estágios podem não refletir a experiência de outra pessoa, e não há como dizer como uma determinada doença irá avançar. Só esse desconhecimento já pode ser assustador. Em média, a pessoa com Alzheimer vive de quatro a oito anos depois do diagnóstico, mas pode viver até vinte anos, dependendo de outros fatores. Infelizmente, muita gente só é diagnosticada em estágio avançado. Isso acontece principalmente quando a pessoa é solteira ou não tem parceiros que notem mudanças cognitivas e comportamentais e lapsos de memória. Lembre-se: a doença de Alzheimer não é a única forma de demência. Como expliquei, os sintomas de outras formas de demência podem ser diferentes e as pessoas podem ter demência mista. Essas outras doenças têm estágios semelhantes.

Vamos examinar os estágios definidos pela Alzheimer's Association.

Estágio inicial: doença de Alzheimer leve

No estágio inicial a pessoa pode funcionar de forma independente. Ainda dirige, trabalha e socializa normalmente. Mas talvez comece a notar lapsos de memória incomuns, como esquecer palavras conhecidas ou a localização de objetos cotidianos. Amigos, colegas, familiares e outros também começam a notar dificuldades. Esse estado também é chamado de deficiência cognitiva leve, principalmente quando não se sabe a causa da demência. Os médicos podem ser capazes de perceber problemas de memória ou concentração fazendo determinadas perguntas. Entre as dificuldades comuns estão:

- Esforço para encontrar a palavra certa.
- Problema para recordar nomes de pessoas recém-apresentadas.
- Dificuldade de cumprir tarefas em ambientes profissionais ou sociais.
- Esquecer o que acabou de ler.
- Perder ou não saber onde pôs um objeto ou documento valioso.
- Aumento de dificuldade para planejar ou se organizar.

Dez primeiros sintomas principais de Alzheimer

1. Perda de memória e esquecimento de coisas que acabaram de acontecer.
2. Mudanças de humor e personalidade (isso pode ser muito sutil, como a pessoa decidida por natureza que fica cada vez mais teimosa).
3. Isolamento social.
4. Não saber onde estão coisas importantes.

5. Dificuldade de terminar tarefas conhecidas.
6. Confusão de tempo e lugar.
7. Baixa capacidade de avaliação e tomada de decisões.
8. Dificuldade de comunicação.
9. Mudanças da visão.
10. Incapacidade de planejar ou resolver problemas.

Estágio intermediário: doença de Alzheimer moderada

Em geral, o estágio intermediário é o mais longo e pode durar muitos anos. Conforme a doença avança e os sintomas ficam mais pronunciados, as pessoas com Alzheimer exigirão alto nível de cuidado. Embora talvez ainda recordem detalhes importantes da vida, podem ter mais dificuldade para cumprir tarefas como pagar as contas e cuidar da casa.

Quando se vê alguém nesse estágio, dá para notar que a pessoa confunde as palavras, fica frustrada ou zangada sem provocação ou age de maneira inesperada, como ao se recusar a tomar banho ou a se vestir adequadamente. O dano aos neurônios pode dificultar a expressão dos pensamentos e o cumprimento de tarefas rotineiras. Nesse momento os sintomas ficam perceptíveis aos outros e podem ser:

- Esquecer eventos ou parte da própria história pessoal.
- Sentir-se mal-humorado ou retraído, ainda mais em situações sociais ou mentalmente desafiadoras.
- Não recordar o próprio endereço ou telefone ou a escola onde se formou.
- Não saber onde está ou em que dia estamos.
- Precisar de ajuda para escolher roupas adequadas para o dia ou para um evento.
- Ter dificuldade de controlar a bexiga e o intestino.
- Enfrentar mudança do padrão de sono, como dormir durante o dia e ficar inquieto à noite.

- Perambular e se perder.
- Mudar de personalidade e comportamento, como tornar-se desconfiado ou delirar, ou apresentar comportamento compulsivo e repetitivo, como torcer as mãos, repetir comentários ou fazer várias vezes o mesmo gesto.

Estágio final: doença de Alzheimer grave

Os sintomas de demência são graves nessa fase. As pessoas perdem a capacidade de reagir ao ambiente, conversar e, finalmente, de controlar seus movimentos. Ainda podem dizer palavras ou frases, mas a comunicação em geral, até da sensação de dor, fica difícil. Enquanto a memória e a capacidade cognitiva continuam a declinar, mudanças de personalidade muito perceptíveis ocorrem e os indivíduos precisam de bastante ajuda com as atividades diárias. Nesse estágio a pessoa pode:

- Precisar de assistência 24 horas com as atividades diárias e os cuidados pessoais.
- Perder a consciência de acontecimentos recentes, assim como do ambiente.
- Perder capacidades físicas básicas, como a de andar, sentar-se e, finalmente, engolir.
- Ter ainda mais dificuldade para se comunicar.
- Tornar-se vulnerável a infecções, principalmente pneumonia.

Surpreendentemente, nenhum exame de diagnóstico pode determinar se a pessoa tem doença de Alzheimer. Mesmo que se faça um exame do cérebro para procurar beta-amiloide, não estabelecemos parâmetros definitivos do que é normal ou não e se algum acúmulo de amiloide no cérebro está realmente causando os sintomas. Há discordância entre os patologistas quanto ao que constitui exatamente placa "suficiente" e qual local do cérebro permite fazer o diagnóstico de doença de Alzheimer. A Preventive Services Task Force (Força-tarefa de Serviços

Preventivos) dos Estados Unidos não recomenda o exame, mas alguns neurologistas, sim. Em geral, os profissionais de saúde só dão o diagnóstico de demência quando os sintomas já são tão graves que interferem com as atividades cotidianas da pessoa. O que aumenta a dificuldade é que alguns médicos, principalmente os de cuidados primários, hesitam em diagnosticar a demência e, em geral, estão despreparados para dar a notícia. Às vezes se agarram ao pensamento desatualizado de que não há nada a ser feito com pessoas identificadas com risco mais alto de demência ou que já receberam o diagnóstico. Para os clínicos gerais que enfrentam esses problemas, podem ser úteis os quatro passos do processo KAER da Gerontological Society of America (Sociedade de Gerontologia americana), um conjunto de ferramentas desenvolvido para ajudá-los a detectar a deficiência cognitiva e oferecer diagnóstico precoce, o que pode melhorar muito a qualidade de vida dos pacientes.

Em geral, chegar ao diagnóstico envolve a ajuda de vários especialistas, como neurologistas, psicólogos, geriatras e psiquiatras geriátricos, mais uma variedade de abordagens e ferramentas. A bateria de exames-padrão da doença de Alzheimer costuma incluir exames de neuroimagem estrutural, com ressonância magnética ou tomografia computadorizada. A neuroimagem estrutural pode revelar outras causas dos sintomas do paciente, como tumores, AVCs grandes e pequenos, danos causados por traumatismo craniano grave ou acúmulo de líquido no cérebro. A tomografia por emissão de pósitrons (PET), um terceiro tipo de exame, mostra os padrões de atividade cerebral e se há acúmulo da proteína amiloide. Mas, novamente, esses exames têm limitações. É melhor usá-los em conjunto com outros achados clínicos. A maioria deles não vai encontrar a doença de Alzheimer; em vez disso, eles eliminam outras doenças que podem causar sintomas parecidos com os de Alzheimer mas exigem tratamento diferente.

IMITADORES DA DEMÊNCIA

Vamos olhar com mais atenção alguns "imitadores" da demência, porque muitas dessas doenças podem ser tratadas e curadas.

Hidrocefalia de pressão normal (HPN)

Para mim, como neurocirurgião, foi uma experiência extraordinária ver alguém ser tratado com sucesso da hidrocefalia de pressão normal. Como a maioria dos outros pacientes, o homem que eu tratava tinha recebido diagnóstico de Alzheimer e fazia o tratamento havia dois anos. Depois de procurar uma segunda e uma terceira opiniões, finalmente se descobriu que ele tinha HPN, um acúmulo gradual de líquido cefalorraquidiano (LCR) no cérebro, que causa inchaço e pressão capazes de danificar o tecido cerebral com o tempo. Meu paciente tinha os sintomas clássicos de HPN, inclusive dificuldade para andar e se equilibrar, incontinência urinária e problemas de memória. Quando o examinei e analisei a tomografia, tive bastante certeza de que ele se beneficiaria da drenagem do líquido em excesso. Primeiro fiz uma punção lombar e inseri o dreno para investigar se remover grande quantidade do LCR ajudaria a melhorar os sintomas. O plano era mandar o fisioterapeuta e o terapeuta cognitivo avaliarem o paciente dali a alguns dias para verificar possíveis melhoras.

Espantosamente, depois do primeiro dia ele se sentou sozinho quando entrei no quarto. Estava tão empolgado com a melhora que quase arrancou o dreno lombar quando começou a me mostrar que estava andando bem. Disse que se sentia "descongestionado" depois da drenagem do líquido. Aquilo foi forte e emocionante para ele e para sua família. Basicamente, eles tinham se resignado com uma vida com doença de Alzheimer.

Depois disso, implantei uma válvula (um cateter que drena o líquido cefalorraquidiano dos ventrículos do cérebro e o leva para o abdome) e ele continuou a melhorar. Foi uma das cirurgias mais satisfatórias que já fiz, porque não é comum conseguir uma reação tão rápida a um problema cerebral que pode ser grave e difícil de tratar. As melhores estimativas são de que quase um milhão de pessoas tem HPN, mas menos de 20% são corretamente diagnosticadas. Nem todo mundo melhorará com a drenagem do LCR e poucos terão uma virada tão drástica quanto a desse paciente. Ainda assim, é um imitador da demência que precisa ser avaliado.

Medicamentos

Mais da metade dos americanos toma, em média, quatro remédios que exigem receita médica.[5] Quanto mais velhos ficamos, maior a probabilidade de que tomemos remédios para vários problemas, principalmente nos Estados Unidos. Vinte por cento dos americanos tomam cinco ou mais medicamentos receitados por médicos. Entre eles há fármacos como antidepressivos, antibióticos, estatinas, opioides, benzodiazepínicos (usados para ansiedade e insônia) e medicamentos para baixar a pressão. Em geral, o médico não pergunta nem pensa nos efeitos colaterais nem na interação com outros medicamentos quando passa a receita, e raramente leva em conta os efeitos que podem imitar doenças como a de Alzheimer. Simplesmente tomamos o que o médico receitou. Mas muitos medicamentos comumente usados provocam sintomas cognitivos. Quando envelhecemos, o corpo metaboliza e elimina os remédios com menos eficiência, permitindo que o nível da substância aumente e provoque falhas de memória. Quais deles? Os culpados mais prováveis são alguns que acabei de citar: analgésicos narcóticos (opiáceos), benzodiazepínicos, esteroides e relaxantes musculares usados depois de lesões.

Por isso é fundamental dizer ao médico todos os remédios que você toma, inclusive suplementos e medicamentos sem receita. Mesmo que você ache que seu médico já sabe tudo que há no seu armário de remédios (e talvez todas as suas receitas tenham vindo do mesmo médico), é bom se assegurar e avisá-lo de outras coisas que você toma, inclusive vitaminas e suplementos alimentares que não exigem receita.

Uma classe específica de fármacos ganhou notoriedade nos círculos da demência: os anticolinérgicos. Como diz o nome, o agente anticolinérgico bloqueia o neurotransmissor acetilcolina no sistema nervoso central e periférico. A acetilcolina é responsável por transferir os sinais entre determinadas células que afetam funções corporais específicas. No cérebro, a acetilcolina tem um papel no aprendizado e na memória; em outras partes do corpo, estimula as contrações musculares. O efeito dos medicamentos anticolinérgicos faz deles candidatos para tratar uma série de doenças, como depressão e Parkinson, além de transtornos gastrointestinais, incontinência urinária, epilepsia e alergias. O Benadryl, anti-histamínico popular que muita gente tem em casa e também é encontrado em soníferos e remédios para resfriados, deve seu principal ingrediente ao anticolinérgico difenidramina. Mas eis o que preocupa cada vez mais: esse tipo de medicamento também pode aumentar em mais de 50% o risco de demência do paciente. E estima-se que de 20% a 50% dos americanos com 65 anos ou mais tomem pelo menos um medicamento anticolinérgico. Um estudo publicado em 2019 na revista *JAMA Internal Medicine* revelou que, em homens e mulheres com 65 anos ou mais, tomar um anticolinérgico durante três ou mais anos foi associado a um risco 54% maior de demência do que tomar a mesma dose durante três meses ou menos.[6] Esses não são medicamentos bons para tomar por prazos longos, caso se queira manter a cabeça em ordem.

Se você toma anticolinérgicos, converse com seu médico sobre os riscos e benefícios e veja se há alternativas. Ainda não sabemos quais são os efeitos do uso a longo prazo desses medicamentos. Em algumas medições, os pesquisadores encontraram incidência maior de demência entre pacientes que tomavam anticolinérgicos para depressão, problemas urológicos e doença de Parkinson do que entre adultos idosos que não os tomavam. Ainda não se sabe se foi o medicamento que aumentou o risco ou foi a doença subjacente que exigiu o remédio, mas a nova incidência de demência foi encontrada até vinte anos depois da exposição à substância.

Medicamentos que podem aumentar o risco de demência

- antidepressivos anticolinérgicos (como paroxetina, Paxil);
- remédios contra Parkinson e anti-histamínicos (como difenidramina, Benadryl);
- antipsicóticos (como clozapina, Clozaril);
- medicamentos para bexiga hiperativa (como oxibutinina, Oxytrol);
- antiepilépticos (como carbamazepina, Tegretol).

Depressão

Essa área é complexa. Com frequência, a depressão grave pode provocar sintomas de demência, a chamada pseudodemência. Quando a depressão é bem tratada, a deficiência cognitiva melhora. Mas é importante saber que o indivíduo ainda terá um risco elevado de desenvolver demência mais tarde. O que complica a questão é o fato de que pessoas com várias formas de demência convivem com risco mais alto de depressão, principalmente devido aos danos causados no circuito emocional do cérebro. Pode-se ver aqui o ciclo vicioso. Por isso é imperativo que qualquer um com suspeita de demência também seja avaliado para ver se há depressão. Psiquiatras, neurologistas ou geriatras filiados a clínicas de transtornos de memória ou grandes centros médicos já terão essa avaliação no protocolo.

Vários estudos mostram que a depressão grave em idosos com memória normal está ligada ao desenvolvimento de demência em poucos anos. Como agora entendemos que a doença de Alzheimer e outras relacionadas começam a se desenvolver décadas antes que os sintomas de perda de memória da doença fiquem óbvios, é improvável que a depressão cause a doença de Alzheimer de surgimento rápido. Portanto, é possível que a depressão em idade avançada seja um dos primeiros sintomas da doença de Alzheimer. Às vezes pode ser difícil distinguir entre certos aspectos da depressão e a perda leve de memória no envelhecimento normal e o que pode ser uma doença. A tecnologia, com os exames de nível de proteína do líquido cefalorraquidiano e PET para avaliação de placas amiloides, está disponível para determinar se as mudanças em sentimentos e emoções ou na memória que vêm com a idade avançada são coerentes com a doença de Alzheimer. A maioria dos médicos concorda que os sintomas de depressão deveriam ser tratados com medicação ou abordagens não farmacológicas, haja ou não doença de Alzheimer.

Infeções do trato urinário (ITU)

As ITU são causadas pelo acúmulo na bexiga, nos ureteres, na uretra ou nos rins de bactérias nocivas que causam infecções. Em geral, elas se apresentam de forma diferente nos idosos porque é raro eles terem os sintomas típicos de febre alta ou dor, principalmente ao urinar. Em vez disso, a pessoa pode sentir problemas súbitos de memória, confusão, delírios, tontura, agitação e até alucinações. É mais provável que a confusão induzida pelas ITU ocorra em pessoas mais velhas ou já com demência. Erradicar a infecção com o tratamento adequado alivia os sintomas.

Demência vascular

A demência vascular pode ser causada por vários problemas ou eventos cardiovasculares, como um AVC grave que resulte na perda da função de partes do corpo ou em dificuldade de falar, ou em uma série de miniderrames ou acidentes isquêmicos transitórios (AITs). Nesse último caso, a chamada demência vascular subcortical, a pessoa demonstra sintomas de deficiência cognitiva sem saber que sofreu AITs porque eles ocorreram em silêncio. Em geral, o protocolo de tratamento é reduzir o risco de novos AVCs com exercícios e alimentação saudável, controle da pressão arterial e prática de reabilitação cognitiva. Às vezes medicamentos aprovados para a doença de Alzheimer ajudam. A demência vascular também pode ser causada por lesões nos vasos sanguíneos do cérebro em consequência de diabetes, pressão alta ou aterosclerose (enrijecimento das artérias).

Deficiências nutricionais

Pesquisa da AARP constatou que mais de 25% dos adultos dos Estados Unidos com 50 anos ou mais tomam suplementos para a saúde do cérebro, o que, na maioria dos casos, é um grande desperdício de dinheiro. O relatório do Conselho Global de Saúde Cerebral sobre suplementos *não* recomenda a suplementação para a saúde cerebral, exceto se um profissional de saúde tiver identificado especificamente uma deficiência nutricional. No entanto, as deficiências nutricionais, quando existem, podem causar sintomas de demência devido à sua influência sobre o metabolismo e os efeitos dele decorrentes. As deficiências mais comuns são as de vitamina B_{12}, niacina (a deficiência causa uma doença chamada pelagra) e um desequilíbrio geral de nutrientes chamado desnutrição calórico-proteica, devido à falta geral de ingestão de alimentos saudáveis. Por sorte, as deficiências são raras no mundo ocidental e, em geral, podem ser remediadas com dieta e suplementação.

Infecção subjacente

Como já observado, as infecções podem provocar sintomas de demência. A sífilis, por exemplo, foi durante muito tempo associada ao aumento do risco de demência devido ao seu efeito sobre o cérebro e o sistema nervoso. Atualmente há pesquisas em andamento para entender outras infecções que podem ter consequências de desgaste do cérebro – da doença de Lyme a outros problemas causados por vetores, como a bartonelose, causada por bactérias do gênero *Bartonella*.

Tumor no cérebro

O tumor cerebral benigno chamado meningioma parece horroroso, mas é melhor do que o diagnóstico de demência. Vários desses tumores podem ser removidos cirurgicamente, ao contrário das placas que causam a doença de Alzheimer. Esses tumores podem pressionar determinadas partes do cérebro e provocar disfunção cognitiva. Aqui o segredo é a avaliação precoce, para que esses tumores possam ser removidos nos primeiros estágios, o que aumenta a probabilidade de reversão das alterações cognitivas. Do contrário, quanto mais tempo ficarem e crescerem, mais difícil fica sua remoção e aumenta muito o risco de dano permanente.

Hematoma subdural por lesão na cabeça

O hematoma subdural ocorre quando um sangramento anormal (geralmente causado por uma lesão) faz o sangue se acumular entre o cérebro e a dura-máter (a mais externa das meninges, que são camadas de tecido que envolvem o cérebro). O aumento da pressão provocado pelo hematoma pode causar sintomas semelhantes à demência. O hematoma pode ser relativamente fácil de drenar com cirurgia, ainda mais quando se liquidifica. Os pequenos até somem sozinhos com o tempo. Como esses acúmulos normalmente demoram um pouco para se formar, os pacientes podem esquecer a pequena lesão na cabeça que os causou. Algo aparentemente tão inócuo como bater a cabeça ao entrar no carro pode aparecer dias ou semanas depois como hematoma subdural, principalmente em idosos.

As lesões cerebrais traumáticas em geral podem causar perda de memória semelhante aos sintomas de demência, principalmente quando a lesão ocorre em regiões do cérebro associadas à aprendizagem e às emoções. Em 2019 pesquisadores da UCLA e da Universidade de Washington revelaram que novas formas de ressonância magnética que estão sendo desenvolvidas ajudarão os médicos no futuro a distinguir a doença de Alzheimer da lesão cerebral traumática.[7] É importante fazer essa distinção porque ela pode indicar o tratamento adequado. Observe que, em geral, o risco de quedas tende a aumentar com a idade e preveni-las é muito útil para evitar fraturas e lesões cerebrais traumáticas.

Mau uso de álcool

A demência alcoólica (ou ligada ao álcool) é causada pelo consumo excessivo de bebidas alcoólicas a longo prazo e preocupa cada vez mais os médicos porque a quantidade ingerida vem aumentando, principalmente entre os idosos. Além de destruir células cerebrais em áreas fundamentais para a memória, o pensamento, a tomada de decisões e o equilíbrio, beber demais também provoca lesões e aumenta o risco de outros problemas de saúde que podem prejudicar a função cognitiva (como as lesões hepáticas). Combinados com o álcool, certos medicamentos também podem provocar problemas de memória e outros efeitos colaterais. Às vezes é possível reverter o efeito do abuso de álcool, mas o primeiro passo é se abster dele, o que pode ser difícil para quem bebe há muito tempo.

O CHECK-UP MÉDICO

Quem estiver preocupado com a possibilidade de alguma forma de demência deveria fazer, o mais depressa possível, um check-up médico completo, com a seguinte revisão:

- Histórico médico da pessoa e exame físico completo, com exames de sangue e urina.
- Histórico psiquiátrico e de mudanças cognitivas e comportamentais.
- Doenças atuais e passadas.
- Medicamentos e suplementos utilizados.
- Doenças que afetam outros membros da família.
- Hábitos de vida como alimentação, exercício e uso de álcool.

A combinação entre exame físico e laboratorial ajuda a identificar problemas de saúde que podem causar sintomas de demência, como depressão, apneia do sono não tratada, efeitos colaterais de medicamentos, problemas de tiroide, certas deficiências vitamínicas e consumo excessivo de álcool. Até mesmo a perda de audição pode ser um sinal de alerta. Embora não entendamos plenamente essa conexão, novas pesquisas indicam que a perda de audição moderada a grave é um fator de risco significativo para a demência. O bom é que, para algumas pessoas, tratar a perda de audição previne ou retarda o avanço da doença.[8]

A parte neurológica do exame pode incluir um estudo de neuroimagem do cérebro e a avaliação da variedade de habilidades mentais cotidianas da pessoa. Por exemplo, o indivíduo tem consciência dos sintomas? Sabe em que dia, hora e lugar está? Recorda uma lista curta de palavras, segue instruções e faz cálculos simples? Entre os testes mais usados para identificar os possíveis problemas estão os seguintes:

- *A subescala cognitiva da Escala de Avaliação da Doença de Alzheimer (ADAS-Cog)* é um dos testes mais usados e abrangentes. Os pesquisadores costumam empregá-la na pesquisa de cognição e em estudos clínicos de medicamentos antidemenciais. Foi desenvolvida na década de 1980 e, primariamente, mede memória, linguagem e orientação (isto é, como se resolve um problema). A parte não cognitiva mede coisas como humor, atenção e atividade motora, mas não é tão usada quanto a seção ADAS-Cog, que pode ser feita em papel ou eletronicamente. Ao contrário de alguns outros testes que levam poucos minutos, a ADAS-Cog leva cerca de 30 a 35 minutos e consiste em 11 seções comandadas por um administrador do exame que dá pontos aos erros de cada tarefa. Quanto maior a pontuação (total de 70), maior a disfunção. Pesquisas mostram que a pontuação normal para quem não tem Alzheimer nem qualquer outro tipo de demência é 5. Os estudos também mostram que 31,2 é uma pontuação mediana de quem foi diagnosticado com provável doença de Alzheimer ou deficiência cognitiva leve, embora os críticos acusem a ADAS-Cog de não ser tão eficaz assim para classificar a gravidade dessa deficiência e dos casos leves de demência. No entanto, é considerada melhor do que muitos outros testes.

- *O Miniexame do Estado Mental (MEEM)*, também conhecido como teste de Folstein, é um questionário simples que leva uns 10 minutos para ser preenchido. Datado de 1975, também é um dos testes básicos de demência mais usados em ambiente clínico, com uma pontuação máxima de 30 pontos. Avalia atenção e cálculo, recordação, linguagem, capacidade de obedecer a ordens simples e orientação (hora e lugar). Pode ser feito em papel e não exige equipamento especial nem computador. A pontuação de 20 a 24 indica demência leve; de 13 a 20, demência moderada; e de 12 ou menos, demência grave. Em média, a pontuação MEEM da pessoa com Alzheimer cai de 2 a 4 pontos por ano.

- *O Mini-Cog* é um teste ainda mais simples e rápido do que o MEEM. Só leva 3 minutos e tem dois componentes: um teste de recordação de três itens e um teste de desenhar relógio em que se pede que a pessoa desenhe o mostrador de um relógio com todos os números no lugar certo e a hora especificada pelo examinador.

- *O Self-Administered Gerocognitive Examination (Exame gerocognitivo autoadministrado, SAGE),* outro teste simples feito em papel, foi desenvolvido pelo Centro de Transtornos Cognitivos e de Memória da Universidade do Estado de Ohio. Como os testes anteriores, ele faz perguntas fundamentais para mostrar como está o funcionamento do cérebro, com linguagem, memória e solução de problemas. Leva cerca de 15 minutos e, embora seja vendido para fazer em casa ou no consultório, recomendo que quem quiser usar esse teste o faça em ambiente formal, sob a orientação de um médico qualificado, se possível.

Há muitos outros exames cognitivos disponíveis. Nos círculos de pesquisa, é comum usar várias avaliações diferentes, porque nenhum teste isolado permite diagnóstico definitivo. Em outras palavras, sozinhos, esses testes não diagnosticam demência. Eles são *avaliações*: avaliam a cognição geral e medem a quantidade ou o grau de deficiência. O resultado se torna parte de todo o check-up médico para determinar se alguém será diagnosticado com alguma forma de demência.

Os testes cognitivos computadorizados estão se tornando cada vez mais populares entre os médicos e têm vantagens sobre os antigos exames escritos. Podem ser mais precisos na avaliação de pensamento, aprendizagem e memória, além de serem ministrados exatamente da mesma maneira no futuro para documentar mudanças. O uso de testes clínicos baseados em computador pode dar aos médicos uma compreensão mais clara das dificuldades cognitivas vivenciadas pelos pacientes. A FDA liberou para o mercado americano vários aparelhos de teste cognitivo computadorizado, como o Automated Neuropsychological Assessment Metrics (ANAM), o CANTAB Mobile, o COGNIGRAM, o COGNISION e o Cognivue.

É importante notar que todos esses testes – questionários escritos ou computadorizados – deveriam ser ministrados por um profissional familiarizado com sua interpretação. Por mais simples que pareça, não tente se autoavaliar usando um teste que você possa baixar ou fazer pela internet. Também recomendo que você não "cole", estudando esse tipo de teste pela internet antes de fazê-lo em ambiente profissional. Não são testes perfeitos e podem ser "fraudados". Lembre-se de que a meta é obter uma avaliação honesta e não tendenciosa. Também é importante observar que os testes atuais não são 100% precisos em 100% do tempo e é útil obter uma segunda e até uma terceira opinião quando possível.

É preciso fazer a avaliação em uma clínica ultraconceituada? É uma pergunta que me fazem regularmente. A resposta é "não necessariamente", mas é bom estar com um médico e uma equipe que trate e diagnostique regularmente todas as formas de demência. Para começar, se você for idoso, procurar um bom geriatra é uma ótima ideia para qualquer paciente. Há uma escassez crônica de geriatras, ainda mais agora, com o número crescente de idosos. Se não encontrar nenhum, veja se seu clínico geral tem alguma experiência. Não é bom ser diagnosticado por alguém que raramente trata de demência e que não terá recomendações para você avançar. Também lembre-se de que as pessoas que notam os primeiros sintomas em geral são familiares, colegas de trabalho e amigos, não o indivíduo que começa a apresentar sintomas de declínio cognitivo nem seu médico. Os detalhes observados pela família são importantíssimos e podem ser fundamentais para descobrir a cronologia da doença, a velocidade do progresso e se haveria alguma outra causa. Depois disso, seria ideal ter uma equipe médica – em geral, um neurologista, um psiquiatra e um psicólogo – para avaliar a doença.

> **Em suas palavras**
>
> Brian Van Buren é um herói da comunidade da demência e alguém que não pretende desistir. Diagnosticado em 2015 com Alzheimer precoce aos 64 anos, ele convive com a doença e se tornou um defensor sem reservas das comunidades afro-americana e LGBTQ – em que a demência, infelizmente, é estigmatizada e escondida. Fiquei encantado com sua franqueza e seu humor quando conversei com ele. "Saí do armário na década de 1970, sem saber que teria que sair de novo quando recebi o diagnóstico de demência", me disse ele com sinceridade. Todos os dias Brian usa um broche que diz "Vivendo com demência", o que provoca muitas conversas. Ele está na diretoria da Dementia Action Alliance e é um palestrante frequente em grandes eventos e programas de rádio. A vida não acaba depois do diagnóstico, diz ele. Não precisa ser uma pena de morte, e a ideia de que é necessário "ir para casa e deixar tudo em ordem" não é exatamente no que você deve se concentrar – pelo menos, não a princípio. No começo você passará pelo processo de luto e depois avançará, com informações sobre o que fazer. Brian se mantém centrado com a ajuda de um *coach* de vida especializado em demência e participa do chamado *couch surfing* (ou surfe de sofá), um programa de estadia. Pessoas do mundo inteiro o visitam e têm um lugar para passar algumas noites de graça. Ele adorou a companhia de mais de cem hóspedes e continuará a recebê-los enquanto puder.

O FUTURO

Há muito que pode ser feito para retardar o avanço da doença. Nunca é demais repetir: a detecção precoce é fundamental. Talvez você se pergunte por que ela é tão importante, dada a falta de medicamentos ou de cura eficaz. Descobri que, para a família, pode ser tranquilizador quando alguém tem o diagnóstico, mesmo que seja de doença de Alzheimer, porque é finalmente uma resposta ao fim de uma jornada em geral longa e confusa. Permite que as pessoas que vivem com demência participem de seu plano de tratamento e exprimam suas opiniões sobre o que querem e precisam antes que fique difícil demais se comunicar com os profissionais de saúde e com as pessoas queridas. Permite igualmente planejar o futuro, inclusive a logística e o custo do tratamento. O diagnóstico precoce também pode tornar a pessoa mais elegível para determinados estudos clínicos, fundamentais para futuros tratamentos eficazes. A meta deveria ser *capacitar* a pessoa com demência, não incapacitá-la. As pessoas com demência ainda têm muito a oferecer e podem continuar aprendendo coisas novas. Às vezes é possível viver cerca de vinte anos depois do surgimento dos primeiros sintomas. As taxas de progresso diferem bastante e, no futuro, as pessoas perceberão que podemos administrar os sintomas para que as pessoas vivam o melhor possível durante mais tempo. Quem vive com demência pode fazer muito para melhorar sua qualidade de vida. Repito: engajar a pessoa no processo de planejamento é fundamental para os profissionais de saúde centrarem nela a assistência oferecida, o que pode melhorar de maneira significativa o resultado para a saúde e a qualidade do tratamento.

Há poucas décadas ninguém queria falar de câncer; hoje os pacientes com câncer se orgulham de falar da doença e de continuar vivendo com esperança e determinação. Desestigmatizamos o câncer e desenvolvemos estratégias para tratar cada paciente individualmente, com base no tipo de câncer, nos valores, nos recursos e na dinâmica familiar individuais. Estamos prestes a revolucionar o modo como vemos e tratamos a demência e melhorar a experiência das pessoas – dos pacientes aos cuidadores. Também há muito que as pessoas que vivem com demência podem fazer para melhorar sua qualidade de vida e retardar o avanço da doença. Insisto: engajar-se no processo de planejamento é fundamental para permitir que os profissionais de saúde forneçam uma assistência centrada na pessoa, o que pode melhorar bastante o resultado e a qualidade do tratamento.

Estima-se que retardar o início da demência em apenas cinco anos pode reduzir a taxa de incidência pela metade, melhorando muito a vida e o bem-estar e reduzindo o custo da assistência médica para a família e para a sociedade. Nos próximos anos, acredito que haverá progresso significativo nas técnicas de detecção precoce do Alzheimer, com a ajuda de tecnologias como a inteligência artificial e o garimpo de *big data* para encontrar biomarcadores. Esses biomarcadores podem variar dos suspeitos de sempre, como determinados exames de laboratório, a novos achados, como a perda do olfato. Novas pesquisas indicam que ter pouco olfato pode ser um sinal de alerta precoce do declínio cognitivo. A neurodegeneração que ocorre nessas doenças afeta os circuitos cerebrais ligados ao sistema olfatório. Testar o olfato de alguém usando cheiros comuns – cravo, couro, lilás, fumaça, sabão, uva, limão – é barato, não invasivo e pode levar a novas terapias.

Os exames de sangue para demência podem vir mais cedo do que se pensava, talvez até nos próximos anos. Os cientistas estão cada vez mais perto da criação desses exames, capazes de identificar possíveis sinais ocultos no sangue que talvez não acompanhem sintomas externos do problema. O exame de sangue é muito mais econômico e fácil de fazer do que outras técnicas que envolvem exames do cérebro e do líquido cefalorraquidiano. Saber do possível diagnóstico anos antes de apresentar sintomas de transtorno cerebral mudaria o futuro do cérebro com intervenções que podem ser adotadas de imediato.

P: Devo baixar ou comprar pela internet e fazer em casa hoje um teste de demência? E um exame de neuroimagem cerebral, devo fazer?
R: Esses testes surgiram no mercado direcionados aos consumidores e não exigem que um médico receite nem mesmo supervisione. Nenhum deles teve a precisão cientificamente comprovada e, portanto, todos deveriam ser abordados com cautela. A última coisa que se quer é um falso positivo, ou seja, o resultado diz que você tem demência quando não tem. Os falsos positivos são muito improváveis quando se vai ao médico em busca de um possível diagnóstico. Evite esse tipo de teste, mesmo que seja tentador. Qualquer um deveria ser avaliado no contexto de uma relação constante com um profissional de saúde.

Quanto às tomografias por emissão de pósitrons (PET) do cérebro, repito que talvez seja melhor não pagar esses testes. Além de caros, eles podem ter consequências indesejadas. Exames positivos que identifiquem placas amiloides não significam que você terá demência, mas podem levar a tratamentos caros e ineficazes. Exames negativos não garantem que você não terá a doença. É interessante que os bioestatísticos da UCLA calcularam que um homem de 75 anos com amiloide tem um risco um pouco maior do que 17% de desenvolver doença de Alzheimer no decorrer da vida; nas mulheres dessa idade, a probabilidade é de 24%, com expectativa de vida maior.[9] Até que esses exames fiquem mais úteis e confiáveis, deixe-os para os pesquisadores, que os usam no ambiente do laboratório clínico.

TRATAMENTOS: BASEADOS EM MEDICAMENTOS E EM PESSOAS

A complexidade da demência a torna dificílima de tratar, mais do que tudo que existe no mundo da neurociência. Temos pouco no arsenal para combater a doença depois que se instala e começa a evoluir. Os dois tipos de medicamento aprovados pela FDA para reduzir os sintomas da doença de Alzheimer visam a manter as células do cérebro se comunicando para que o órgão possa funcionar normalmente, mas estão longe de ser uma terapia promissora e têm efeitos colaterais. Podem melhorar temporariamente os sintomas da perda de memória e da dificuldade de pensamento e raciocínio, mas perdem a eficácia com o avanço da doença. Em outras palavras, o tratamento não interrompe o declínio subjacente e a morte dos neurônios; ele simplesmente joga alguns obstáculos no caminho para ganhar tempo.

O primeiro tipo de medicamento são os inibidores da colinesterase, que funcionam inibindo a decomposição da acetilcolina e mantendo-a em níveis saudáveis. Você deve se lembrar de que a acetilcolina é um neurotransmissor importante do cérebro, responsável por enviar sinais no sistema nervoso, com papel de destaque na memória. (Por outro lado, os anticolinérgicos bloqueiam a ação da acetilcolina. Assim, para ser claro, os inibidores da colinesterase e os anticolinérgicos têm efeitos contrários no organismo.) Nos estudos clínicos, os inibidores da colinesterase demonstraram efeito modesto contra o declínio funcional e cognitivo de pessoas com doença de Alzheimer. Talvez você conheça esses medicamentos pelo nome comercial: Aricept, Exelon e Razadyne. A acetilcolina se decompõe naturalmente em todo mundo, mas o processo é muito pior em pessoas com Alzheimer, que têm nível baixo de acetilcolina no cérebro.

O segundo tipo de tratamento é um antagonista do receptor de NMDA (N-metil-D-aspartato), que também funciona primariamente mantendo abertas as linhas de comunicação entre as células. A memantina (Namenda) regula a atividade do glutamato, outro mensageiro químico envolvido em funções cerebrais como o aprendizado e a memória. O glutamato é importantíssimo, porque, quando são danificadas pela doença de Alzheimer, as células cerebrais o bombeiam em quantidade excessiva e danificam ainda mais neurônios.

Em geral, esses dois tipos de medicamento são receitados juntos, principalmente nos estágios mais avançados da doença. Outros medicamentos também podem ser receitados para tratar sintomas de outras doenças, com base no diagnóstico individual. Quem tiver transtornos de humor e distúrbios do sono além de alguma forma de demência pode se beneficiar com medicamentos adicionais, por exemplo. É claro que o complicado é saber quais medicamentos usar na combinação sem piorar os efeitos colaterais nem causar cancelamento. As pessoas com doença de Parkinson, por exemplo, podem se beneficiar de um anticolinérgico para controlar os tremores, mas não correm o risco de acelerar a doença de Alzheimer. Há a preocupação crescente de que, quando tomamos os dois tipos de medicamento – inibidores de colinesterase e anticolinérgicos –, eles se antagonizem e nenhum funcione.

Em 2018 a FDA anunciou a revisão das diretrizes para transtornos neurológicos que tornará mais fácil realizar estudos clínicos de medicamentos para Alzheimer pré-clínico. Isso representa uma grande mudança de política, que, como espera a FDA, poderá levar a tratamentos melhores nos primeiros estágios da doença, quando a intervenção médica é mais promissora. Esses estudos devem também trazer tratamentos melhores que interrompam ou retardem o processo antes que a doença avance.

Outra nota esperançosa é a Coalition Against Major Diseases (Coalizão Contra Doenças Importantes), uma aliança de empresas farmacêuticas, fundações sem fins lucrativos e assessorias governamentais que forjou uma parceria para compartilhar dados de estudos clínicos da doença de Alzheimer. Ela também colaborou com o Clinical Data Interchange Standards Consortium (Consórcio de Padrões de Intercâmbio de Dados Clínicos) para criar padrões de dados. O compartilhamento de dados pode acelerar a pesquisa e o desenvolvimento de remédios. Enquanto você lê estas palavras, os pesquisadores trabalham com afinco para encontrar tratamentos eficazes. Até termos soluções confiáveis, uma coisa em que os principais cientistas concordam é que, quando há o diagnóstico e alguém sofre de uma doença neurodegenerativa, não se deve desistir. Como Sandy Halperin, você pode se tornar uma voz, um defensor e um paciente-modelo.

É importante entender que o "tratamento" pode não ser um supermedicamento. Ele pode ser a qualidade da assistência e o plano de vida estabelecido por ocasião do diagnóstico. O modo como a pessoa é tratada por alguém querido – a pessoa que a acompanha durante o processo – é fundamental para a progressão do paciente. As intervenções efetivas para melhorar a qualidade de vida estão aumentando, embora precisem ser radicalmente aceleradas. "Assistência de alta qualidade à demência" pode soar paradoxal, mas não é preciso ser assim – ainda mais com o auxílio da internet, capaz de conectar pessoas do mundo inteiro e construir comunidades como as apoiadas por entidades como a Dementia Friendly America e a Dementia Action Alliance, entre outras. Há um movimento que se afasta da mentalidade do "Não dá para fazer nada", que infelizmente manchou essa área da medicina por tempo demais e, na verdade, a atrasou. Katie Maslow está empolgada com as possibilidades desses programas novos. Como ex-especialista residente do Institute of Medicine, pesquisadora veterana de políticas da Alzheimer's

Association e, hoje, especialista visitante da Gerontological Society of America, ela tem certo conhecimento sobre as melhores práticas para administrar a demência. E concorda com o que outros especialistas me disseram: cada paciente deve ser tratado individualmente, porque todo mundo é diferente. O que dá certo com uma pessoa pode não ajudar outra. A mensagem tão repetida de "Busque a cura" obscurece outras áreas em que deveríamos prestar atenção – áreas em que podemos manter proativamente as pessoas nos estágios iniciais e estáveis da doença e melhorar a sua experiência e a sua qualidade de vida.

O Dr. David Reuben é gerontologista da UCLA, com muitas credenciais. Além de chefe da Divisão de Medicina Geriátrica e professor da Escola David Geffen de Medicina da UCLA, ele mantém um consultório clínico de assistência primária e também dirige o Centro de Independência de Americanos Idosos Claude D. Pepper, na UCLA, e o programa de Tratamento de Demência e Alzheimer da universidade. Como todos os outros especialistas com quem falei, o Dr. Reuben enfatiza a importância da abordagem individualizada para cuidar de pacientes com demência e se concentrar na "díade" – o paciente e o cuidador. Abordagens previamente preparadas não darão certo; personalizar a intervenção de acordo com a doença, os recursos pessoais e as metas do paciente é o que leva a um melhor resultado e a mais qualidade de vida. E, embora muitos cuidadores achem o trabalho gratificante, isso não significa que seja livre de estresse. Como veremos no capítulo a seguir, a atenção à saúde do cuidador primário é tão importante quanto a atenção à pessoa com demência. Haverá muitas situações complicadas e ninguém consegue se preparar para todas elas. De acordo com o Dr. Reuben, quando se trata da experiência de alguém com demência, a pessoa mais importante não é o médico, mas o cuidador.

CAPÍTULO 11

Orientar-se financeira e emocionalmente, com uma nota especial para os cuidadores

Do cuidado vem a coragem.

LAO-TSÉ

Enquanto trabalhava neste livro, me espantei ao ver como é desafiador para as famílias encontrar a melhor maneira de cuidar da pessoa querida recém-diagnosticada. Infelizmente, percebi que algumas famílias param de falar dos integrantes com deficiência cognitiva e ficam conflitadas com a ideia de pôr a pessoa em uma casa de repouso especializada. A preocupação com o pagamento dessa assistência se mistura ao temor da qualidade do tratamento que a pessoa receberá. Por exemplo, nos Estados Unidos o custo médio de um quarto compartilhado em casa de repouso é de mais de 7 mil dólares por mês e de cerca de 8 mil dólares em quarto particular.[1] Para pessoas com problemas graves de memória que precisam de cuidado e atenção extras, o custo é ainda mais alto. As unidades de um só quarto em instalações de moradia assistida podem ser um pouco menos caras, mas, com menos pessoal e treinamento mais falho, talvez não sejam a solução ideal, principalmente para pessoas com doença de Alzheimer ou demências relacionadas. Há instalações soberbas e pessoal excelente oferecendo assistência cotidiana de alta qualidade a pessoas que vivem com demência em casas de repouso de longo prazo.

Mas, mesmo que se possa pagar, há problemas significativos em muitas instituições de longo prazo. Nos últimos anos já denunciei diversas maçãs podres no setor de moradia assistida (que não é regulamentado), que deixam seus moradores em ambientes inseguros, com cuidados inadequados. O pior é que alguns residentes são maltratados e agredidos. Isso inclui instituições que se vendem como especializadas em tratamento de memória ou demência. A construção de unidades de tratamento da memória em instituições de moradia assistida é o segmento que mais cresce no tratamento de idosos. Por todas essas razões, o lugar de que lhe falarei na próxima seção talvez tenha sido o mais extraordinário que vi em todas as minhas viagens.

Como já visitei mais de cem países do mundo, geralmente me fazem a seguinte pergunta: de todos esses lugares, qual foi o mais extraordinário e por quê? Minha mente examina rapidamente as zonas de guerra, os desastres naturais, os tumultos e outros cenários onde assisti a terríveis sofrimentos, logo seguidos por histórias heroicas de pessoas que se puseram à altura da situação e se reinventaram de um jeito incrível. Para elas, é verdade que a necessidade é a mãe da invenção, e as histórias das famílias que lidam com a demência não são diferentes.

É PRECISO UMA ALDEIA

Na cidade de Weesp, a poucos minutos de Amsterdã, capital dos Países Baixos, existe uma aldeia-modelo fechada chamada De Hogeweyk (um "*weyk*" é um grupo de casas parecido com uma aldeia), que me foi descrita como um lugar onde, havia mais de uma década, ocorria um grandioso experimento que poderia mudar de forma fundamental o modo como pacientes com demência avançada passam o resto da vida. Raramente os meios de comunicação têm permissão de entrar lá. Tive a sorte de ser convidado pelos fundadores, alguns anos atrás, para ver com meus olhos.

A ideia da instituição surgiu quando duas holandesas que haviam trabalhado em casas de repouso tiveram uma conversa franca sobre a possibilidade de seus pais apresentarem demência e serem internados em um ambiente convencional de tratamento de longa permanência. Elas pensaram que seria muito perturbador, além de perder a memória, perder também a noção de lar e lugar ao mesmo tempo. Afinal de contas, a casa de repouso tradicional é um ambiente completamente estranho, sem nada que ajude a ancorar os pacientes nem que lhes permita lançar raízes. Essa reflexão lhes deu uma ideia. A meta audaciosa era normalizar as instalações de assistência prolongada para que os residentes pudessem levar a vida de um jeito que parecesse fácil e conhecido. O resultado foi Hogeweyk, financiado primariamente pelo governo holandês com pouco mais de 25 milhões de dólares. Esse condomínio fechado de 1,5 hectare, inaugurado em 2009, foi apelidado de "Aldeia da Demência", mas esse nome parece coisa muito pior do que o que vou descrever. Experimente visualizar nos parágrafos seguintes. Deixe que a ideia tome conta da sua imaginação, como fez com a minha.

A primeira coisa que notei é que só há um jeito de entrar e de sair. Um único par de portas de correr de vidro separa Hogeweyk do mundo exterior e é o único lugar onde se veem guardas de segurança. Enquanto entra a pé nessa bela aldeia holandesa, você vê as famosas tulipas cercando chafarizes borbulhantes. Parece um lindo campus universitário do Meio-Oeste americano, com seu amálgama de ruas, praças, dormitórios, cafés, músicos de rua e teatros. Mas, enquanto o campus atende aos jovens alunos, Hogeweyk é estrategicamente projetada para satisfazer as necessidades de pessoas com profunda perda de memória nos últimos anos de vida. Para isso, essa instituição foi criada com o intuito de se parecer com o mundo exterior, com restaurantes e salões de beleza.

Cada um dos 23 lares-dormitórios de dois andares é decorado para lembrar categorias diferentes de estilo de vida a fim de combinar com o interesse e o histórico dos moradores. Para os que vêm de classes mais abastadas (*Goois*), por exemplo, há uma opção de moradia com um ar holandês aristocrático na decoração e nas instalações; os moradores gostam de frequentar concertos de música clássica e tomar chá. Outras opões são moradias para pessoas de origem indonésia ou cuja prática religiosa é prioridade e que vão à missa ou ao culto regularmente.

Moradores que já trabalharam em profissões como engenharia, medicina ou direito são agrupados na mesma unidade. O mesmo acontece com quem já foi artista, carpinteiro ou encanador. A meta é pôr os moradores em ambientes onde possam viver perto de pessoas que, provavelmente, tiveram experiências passadas semelhantes. Cada casa de seis ou sete moradores se administra sozinha, inclusive a comida e a limpeza, e conta com uma equipe. Os cuidadores e auxiliares das casas, que, no total, são o dobro do número de moradores, usam até mesmo uma moeda interna para que estes possam "comprar" mantimentos no supermercado completamente funcional (embora não haja dinheiro de verdade na aldeia; tudo está incluído).

No lado de fora há muitos jardins e lugares comunitários onde as pessoas são incentivadas a ir, se reunir e ficar ao ar livre em vez de permanecer no quarto. O foco ali é o que os moradores podem fazer em vez do que não podem, e esse lugar se tornou um modelo pioneiro do tratamento especializado em idosos. Peritos em tratamento de idosos do mundo inteiro visitam o lugar para vislumbrar como pode ser envelhecer com o cérebro doente em uma comunidade vibrante e não em uma instituição deprimente, segregadora e sem vida. A vida é muito animada em Hogeweyk, com vários clubes e eventos sociais, noites de bingo, espetáculos teatrais e até um bar.

Por mais normal que pareça, há por toda parte lembretes sutis do nível tremendo de planejamento necessário para cuidar de uma aldeia inteira de moradores com declínio cognitivo grave. Por exemplo, como a perambulação é uma preocupação significativa, a aldeia é seguríssima, com câmeras que monitoram os moradores o tempo todo, todos os dias. Os elevadores são controlados por sensores de movimento e quem entra é levado automaticamente ao outro andar. Todos os que trabalham na aldeia, inclusive barbeiros, garçons e caixas do supermercado e da agência do correio, são profissionais de saúde formados – enfermeiros geriátricos e especializados – cuja missão primária é oferecer uma assistência muito além daquela que geralmente se encontra em uma instituição médica tradicional. É isso que separa esse lugar da casa de repouso comum, com seus prédios sem graça, enfermarias anônimas, muitos jalecos brancos, televisão ligada 24 horas e muitos sedativos. Nessa aldeia não há enfermarias nem corredores. A intenção é dar às pessoas uma sensação de intimidade, mesmo que não tenham mais a compreensão do que acontece em torno delas nem no mundo em si. Amigos e familiares são incentivados a visitar e as pessoas que moram nos bairros vizinhos a Hogeweyk são bem-vindas para aproveitar algumas instalações, como o café-restaurante, o bar e o teatro. Essa é uma meta importante, porque, com demasiada frequência, amigos e parentes somem quando alguém é diagnosticado com demência. A doença pode isolar e o próprio isolamento piora o prognóstico. Manter os pacientes engajados e socialmente ativos é importante.

Os moradores talvez não saibam onde estão, mas se sentem em casa – e é exatamente essa a ideia. Em Hogeweyk, se alguém se aproximar daquela única porta que dá para o lado de fora, um membro da equipe dirá que está quebrada. Observei os moradores simplesmente darem meia-volta e irem em outra direção. Ninguém está tentando "escapar", me diz o pessoal; "eles estão meramente confusos". Com o tempo, os moradores de Hogeweyk consomem menos sedativos, têm mais apetite, parecem mais alegres e vivem mais do que os internados em instituições-padrão para idosos.

Sei o que você está pensando: isso saiu diretamente do filme *O show de Truman*, em que um homem representado por Jim Carrey descobre que toda a sua vida é um programa de TV. Tudo que ele considera real é uma miragem criada pelos produtores. Portanto, tive que perguntar a Yvonne van Amerongen, uma das fundadoras de Hogeweyk, se esse ambiente engana ou tapeia os moradores. Ela foi rápida ao responder: "Por que eles se sentiriam enganados? Temos uma sociedade aqui. [...] Queremos ajudar as pessoas a gozar a vida e sentir que são bem-vindas aqui neste lugar." Essa foi uma das coisas mais humanas que já ouvi: permitir que as pessoas mantenham sua dignidade mesmo quando o fim está próximo. Yvonne recordou que, quando seu pai morreu de um enfarte repentino muitos anos atrás, uma das primeiras coisas que lhe passaram pela cabeça foi: *Graças a Deus ele nunca teve que ficar em uma casa de repouso.* Isso se tornou parte da inspiração de Hogeweyk.

Quando as pessoas se mudam para lá, a família sabe que será sua última morada. Os moradores serão vigiados e confortados até morrer, o que acontece tipicamente entre três e três anos e meio depois de entrarem. Só então se abre uma vaga para um novo morador ir para a aldeia. O sistema de assistência médica holandês torna Hogeweyk possível; a aldeia recebe o mesmo financiamento de todas as outras casas de repouso do país. (O custo do tratamento é de quase 8 mil dólares por mês, mas o governo holandês subsidia os moradores em grau variado. Todos recebem quarto particular e a quantia que cada família paga se baseia na renda e nunca ultrapassa 3.600 dólares. A instituição funciona a plena capacidade desde que abriu.)

A equipe de Hogeweyk se vale das diversas maneiras com que a demência afeta o cérebro para mantê-lo engajado. Por exemplo, a parte do cérebro que nos confere talento musical, incluindo a capacidade de memorizar letra e melodia, funciona por mais tempo. Um casal que conheci e com quem passei um bom tempo foram Ben e Ada. Durante todo o casamento de mais de sessenta anos, eles gostavam de tocar músicas juntos como passatempo. Ada tocava piano e Ben cantava. Mas, desde que Ben desenvolveu doença de Alzheimer, a comunicação inevitavelmente começou a falhar. Finalmente Ben não conseguiu mais conversar. Agora morador de Hogeweyk, ele recorre à música para se conectar com a esposa. Observei Ada tocar piano e Ben, que me pareceu um homem caladíssimo quando o conheci, de repente começar a cantar uma música holandesa tradicional. Foi uma coisa linda e mágica de se ver, e ajudava a amortecer o sofrimento de Ada quando deixava Ben no fim de cada dia. Nas palavras dela, "não podemos mais conversar sobre muita coisa, mas com o canto... é possível fazer um bom concerto. Para mim, isso é importantíssimo".

Uma das lições mais valiosas que aprendi em Hogeweyk é resistir à ânsia de corrigir a pessoa com demência. A conversa mais dura que tive na visita foi com uma moradora chamada Jo. Com quase 90 anos, ela era encantadora e animada, com um sorriso contagiante. Ainda achava que tinha um emprego, mas não conseguia lembrar qual. "Amanhã", ela me disse, "vou saber e aí vou lá." Ela também achava que seus pais estavam vivos e que os tinha visto no dia anterior. Quando recorri à assistente social para me ajudar a responder a Jo, ela me disse que a reação a esse tipo de confusão depende da fase da demência. Nas fases iniciais pode-se fazer uma pergunta como "Quantos anos você tem?" E, se a pessoa responder "Tenho 84", você responde: "E que idade têm seus pais?" A pessoa pode perceber e dizer: "É, não faz sentido." Mas o que nunca se faz é corrigir as pessoas com demência. Se quiserem jantar, por exemplo, e acabaram de comer mas não se lembram da experiência, não negue. Em vez disso, pergunte se estão com fome, sem forçá-las a recordar uma experiência que não está mais acessível no seu cérebro.

Notei muitos casais de mãos dadas, um doente e o outro ainda bem. Um casal que conheci, Corrie e Theo, parecia se comunicar pelas mãos. Theo, o mais saudável, me contou que Corrie aperta sua mão sempre que vê ou sente algo que lhe parece conhecido. Eles passam o dia todo de mãos dadas e, de acordo com Theo, seu casamento nunca foi tão bom em quase sessenta anos.

Saí de Hogeweyk pensando: isso daria certo em outras partes do mundo?

PREPARE-SE

A maioria das pessoas com demência nos Estados Unidos mora em casa e aproximadamente 75% delas são assistidas por familiares e amigos.[2] A maior proporção desses cuidadores são os cônjuges, seguidos por filhos e cônjuges de filhos, em sua maioria mulheres. O perfil mais comum dos cuidadores de demência é uma mulher de meia-idade ou mais, filha ou esposa da pessoa com demência. Pelo menos 60% dos cuidadores não pagos são esposas, filhas, noras, netas e outras parentas. No total, cerca de 60 milhões de americanos cuidam de alguém com doença de Alzheimer. Isso é mais do dobro dos habitantes do Texas.

Maria Shriver me disse isso diretamente quando lhe falei sobre lidar com o futuro de alguém querido depois do diagnóstico: "Prepare-se. Cuide-se. Vejo muitas mulheres com filhos que também cuidam do pai ou da mãe. Estão estressadas, desesperadas, choram. É preciso falar com os outros membros da família e obter ajuda. A doença de Alzheimer é uma jornada física, financeira e emocional. Ninguém consegue fazer isso sozinho." Maria já trilhou esse caminho; seu pai, Sargent Shriver, recebeu o diagnóstico da doença em 2003, quando ela sabia pouco a respeito. Ela o ajudou a passar pelo processo da doença até que ele morreu, oito anos depois. A experiência a transformou em uma das mais atuantes defensoras da pesquisa em todo o mundo, não só da doença de Alzheimer como da saúde cerebral, com foco nas mulheres. Ela criou o Women's Alzheimer's Movement e fez campanha por vários projetos de saúde cerebral – de documentários premiados a colaborações com cientistas importantes – para disseminar informações sobre as dificuldades da doença e prestar apoio às famílias. Ela me ligou imediatamente quando lhe deixei um recado dizendo que estava escrevendo este livro. "Quem tem cérebro precisa pensar na possibilidade da doença de Alzheimer", começou a dizer e a reforçar a importância da prevenção e do retardamento. E, como costuma fazer, Maria ressaltou algo em que eu não tinha pensado: a contradição gritante quando se trata da doença de Alzheimer nos Estados Unidos. Embora tenham mais probabilidade de ser as cuidadoras, as mulheres também têm probabilidade muito maior de desenvolver a doença de Alzheimer: quase dois terços dos americanos com Alzheimer são mulheres e o risco estimado de uma mulher desenvolver Alzheimer aos 65 anos é de 1 em 6 (comparado a 1 em 11 do câncer de mama).[3] Além disso, há uma lacuna entre os gêneros na pesquisa médica, ou seja, as mulheres têm menos probabilidade de ser incluídas nos estudos clínicos, apesar de serem bem mais afetadas pela doença.

Durante muito tempo pensou-se incorretamente que as mulheres desenvolviam Alzheimer com mais frequência do que os homens porque viviam mais. Porém novas pesquisas mostram um conjunto complexo de circunstâncias que explicam essa discrepância entre homens e mulheres, que incluem diferenças da biologia e de como os diagnósticos são feitos. Por exemplo, dada a correlação do início dos sintomas da demência com a perimenopausa, os pesquisadores se perguntaram sobre o efeito protetor ou destrutivo do estrogênio e da progesterona. Mais recentemente, estudos mostraram que, no cérebro da mulher em estágio inicial de Alzheimer, a reveladora proteína tau já está espalhada de forma mais difusa do que no homem. Isso indica que a doença de Alzheimer pode afetar mais áreas do cérebro nas mulheres. Do ponto de vista do diagnóstico, nos estágios inicial e intermediário da doença as mulheres tendem a obter resultado melhor nos testes de memória verbal, o que torna mais provável só serem diagnosticadas em estágios posteriores. Provavelmente há indícios para o diagnóstico e para o tratamento futuro da doença de Alzheimer nessas diferenças de gênero entre homens e mulheres, e, como Maria me disse, ainda não os exploramos suficientemente. Também falei bastante com ela sobre a dificuldade de cuidar dos pais e dos filhos, realidade para muitas cuidadoras. Destaco algo que ficou claro nas minhas conversas com especialistas e com pessoas atualmente mergulhadas no cuidado de alguém com Alzheimer: cada dia parece uma luta dramática para se manter no controle.

Há falta de consistência nos planos de tratamento, na cobertura e no apoio. Infelizmente, não há muitas comunidades como Hogeweyk para pacientes com demência no mundo. Nos Estados Unidos, a maioria das famílias tem dificuldade de encontrar a assistência certa – e de obter dinheiro para pagá-la. A melhor estimativa é a de que mais de 15 milhões de pessoas tenham alguém com Alzheimer na família, número que continuará a crescer. Estima-se que os cuidadores de pessoas com Alzheimer produzam todos os anos 18,1 bilhões de horas de cuidados não pagos. O custo direto de americanos com Alzheimer ou outros tipos de demência é muito mais alto, em média, do que o custo de quem não tem esse problema. Os cuidadores da demência gastam do próprio bolso uma média de 10.697 dólares por ano, mais do que o dobro da quantia gasta por cuidadores de pessoas sem demência.[4] É seguro dizer que a demência avançada, com boas razões para isso, é uma das doenças mais desestabilizadoras da saúde emocional e financeira da família.

Francamente, não sei o que é pior: se o preço financeiro ou o emocional de cuidar de um indivíduo com demência. Se eu recebesse o diagnóstico, imediatamente me preocuparia com a minha família e com o seu bem-estar ao tentarem me ajudar a atravessar a doença. Aprendi isso nos últimos anos, que dediquei a escrever este livro. O diagnóstico muda a vida e provoca muitas perguntas imediatas. O que isso significa para mim e para a minha família? Como planejar o futuro? Onde encontrar o auxílio de que preciso? Como pagarei tudo isso? Quem será responsável? O que acontece quando eu não puder mais tomar decisões? Restará algum bem para os meus filhos?

Eis algumas coisas que eu faria o mais cedo possível depois do diagnóstico. Algumas são óbvias, outras, menos intuitivas, mas se baseiam em conversas com cuidadores que me contaram o que gostariam de ter sabido:

Encontrar programas de apoio e educação na sua região. É fundamental ter uma boa rede de apoio para obter conselhos, incentivo e conhecimento. É preciso saber o que esperar e como se preparar para enfrentar os desafios que o aguardam.

Encontrar programas de engajamento social nos estágios iniciais da doença. Existem programas que ajudam as pessoas nos primeiros estágios da doença a se manter ativas e conectadas. O diagnóstico não faz a pessoa se desligar da vida e ficar confinada em uma poltrona na sala ou em uma instituição. Centros de assistência diurna à saúde para adultos, especializados em atender pessoas com demência, estão surgindo em muitos lugares. Também se deve pensar nos programas que incluem terapia de reabilitação cognitiva, que oferecem grande variedade de terapias com profissionais formados que ajudam a reaprender habilidades perdidas em lesões cerebrais traumáticas ou no declínio cognitivo da demência. Novas pesquisas mostram que a reabilitação cognitiva pode ensinar as pessoas a compensar as falhas de memória e de pensamento que acontecem nos primeiros estágios. Lembre-se: o que você puder fazer nesses estágios iniciais pode ter impacto significativo na velocidade do progresso da doença. E o diagnóstico não significa que você deixa de aprender coisas novas. Algumas pessoas têm conquistas positivas por muito tempo e conseguem até mesmo manter a vida independente com o apoio correto.

Encontrar estudos clínicos adequados às suas necessidades. Alguns estudos são especialmente úteis para que você possa participar de pesquisas importantes. Eles também podem ajudar a retardar o avanço da doença. Não há garantia, em nenhum estudo clínico, de que você encontrará um tratamento útil, muito menos a cura, mas raramente a participação terá qualquer efeito negativo.

Manter a casa segura. Nos estágios iniciais, as pessoas geralmente levam uma vida independente, mas haverá preparativos e escolhas difíceis a fazer, como parar de dirigir e de sair de casa sozinho. Em algum momento a pessoa com demência progressiva precisará de ajuda nas tarefas diárias, como lidar com dinheiro e pagar contas, fazer compras e cozinhar, limpar a casa e realizar tarefas pessoais como pentear-se, vestir-se, tomar banho, ir ao banheiro e tomar a medicação. Finalmente, o lar, por mais características de segurança que tenha, não será mais o lugar ideal.

Fazer um plano jurídico. Isso inclui o rastreio dos documentos legais da família, como os testamentos. Se não houver, a família ou um advogado pode redigir e providenciar esses documentos importantes, que incluem itens como procurações para designar quem tomará decisões financeiras, de saúde e outras quando a pessoa com demência não for mais capaz. Elas devem ser válidas mesmo quando a pessoa não puder mais tomar decisões. Esses documentos tendem a ser longos e detalhados e especificam algumas decisões práticas mais difíceis que finalmente terão que ser tomadas, como instituição de assistência, tipo de tratamento, além de decisões sobre o fim da vida disponíveis na legislação local vigente (por exemplo, você quer alimentação parenteral?) e a preferência por não receber manobras para ressuscitar. Essas decisões são importantes porque, sem instruções, intervenções médicas caras são realizadas de forma rotineira, mesmo que sejam inúteis para prolongar a vida. Uma moça me fez um relato sobre sua mãe: "A vida logo se tornou uma espiral comercial de morte física e financeira, desprovida de emoção." Pense assim: você trabalhou duro a vida inteira para construir uma pequena riqueza e ter algo a deixar. Mas, se não planejar, todo esse patrimônio irá sumir com o custo gerado pela última parte da sua vida.

Fazer um plano financeiro. Essa parte do processo pode ser assustadora e terá alguns cruzamentos com o planejamento jurídico. É bom organizar patrimônio, dívidas, apólices de seguro e benefícios existentes, como aposentadoria e seguro social. A planilha de documentos jurídicos e financeiros do site da Alzheimer's Association (alz.org, disponível também em português) pode ajudar nesse processo. Como parte do exercício, também é bom identificar o custo dos cuidados posteriores – do básico, como remédios e tratamento médico contínuo, ao serviço de assistência diurna, serviço de enfermagem em domicílio, serviço de atendimento domiciliar 24 horas e a possibilidade de mudança para uma instituição especializada no estágio final da doença de Alzheimer. Haverá muitas opções a explorar. Se essa parte do planejamento parece avassaladora e desconfortável ou se você estiver lidando com um patrimônio familiar complexo, é bom procurar um orientador financeiro qualificado (licenciado e aprovado) para ser seu guia. Escolha essa pessoa com cuidado, de preferência alguém que já tenha feito isso com muitas famílias e seja bem informado a respeito da assistência a idosos e do planejamento de tratamentos de longo prazo.

Montar uma equipe de assistência. Ninguém consegue fazer isso sozinho. Além da família, amigos, vizinhos e profissionais de saúde fazem parte da sua equipe. Voluntários da comunidade também podem participar. Quanto mais cedo você identificar e montar a sua equipe de assistência após o diagnóstico, melhor. Essas conversas podem ser difíceis, principalmente se você não estiver disposto a divulgar amplamente o diagnóstico. No entanto, várias e várias vezes os especialistas me dizem que ter essas pessoas em seu círculo íntimo desde o começo lhe permitirá levar a vida mais plena possível pelo máximo de tempo. Repito: escolha essas pessoas com sabedoria!

P: Me recomendaram fazer declaração de diretivas antecipadas de vontade. O que é isso?
R: As declarações antecipadas de vontade ou testamentos vitais são documentos que permitem registrar seus desejos relativos a assistência e tratamento, inclusive as preferências para o fim da vida. O testamento vital dita como você quer que seja seu tratamento no fim da vida e quem será o responsável ou seu procurador legal para questões de saúde. Menos de 30% dos americanos adultos assinaram declarações antecipadas de vontade para dizer o que querem no tratamento médico. Eis por que isso é importante: a inexistência desse documento pode ser trágica para a família em termos financeiros, provocando cobranças inesperadas de assistência médica e até mesmo levando à falência pessoas queridas. Nos Estados Unidos, quando a pessoa não tem uma declaração antecipada de vontade, os gastos podem disparar. De acordo com a Agency for Healthcare Research and Quality, um quarto de todos os gastos anuais do Medicare (139 bilhões de dólares) vai para o tratamento de apenas 5% dos beneficiários no fim da vida.[5] Em outras palavras, 25% do gasto anual do Medicare são usados por 5% dos pacientes nos últimos 12 meses de vida. As declarações antecipadas de vontade também ajudam a evitar intervenções médicas indesejadas e ineficazes que podem provocar muita angústia nos familiares. Os dados são alarmantes: os cônjuges têm *o dobro da probabilidade de morrer prematuramente* depois de enviuvar quando

o tratamento no fim da vida não foi planejado.[6] Como assim? Acredito firmemente que seja por estresse. Quando pensamos no custo de lidar com a demência, esquecemos os custos que não têm cifrão: quase 60% dos que cuidam de familiares com Alzheimer ou outras demências relatam estresse emocional "alto" ou "altíssimo".

P: Não tenho muitos imóveis e, portanto, não preciso de um fundo fiduciário, não é? Isso não é só para gente rica?
R: Qualquer um que tenha patrimônio e propriedades – de uma casa a contas bancárias – deveria ter um testamento ou fundo fiduciário; esses documentos não são só para milionários. Se você tiver um patrimônio substancial, o ideal é criar o chamado fundo fiduciário em vida, que reúne todos os seus bens em uma só entidade, o fundo, de modo que, nos Estados Unidos, a família possa evitar o processo demorado e muitas vezes caro que os tribunais usam para distribuir o patrimônio depois de sua morte. Com a criação do fundo, você deixa instruções de como gostaria que seu patrimônio fosse tratado quando não puder mais administrar seus negócios e nomeia um curador e um substituto dele para seguir essas instruções. Instituição do fundo e testamento podem ser redigidos juntos, como um pacote. O custo de não ter esses documentos ao morrer depende da legislação local. Em alguns estados americanos, por exemplo, a morte de alguém nessas circunstâncias pode ser arrasadora para os beneficiários e para a herança. Uma grande propriedade pode ser dizimada pelo processo de inventário, por advogados e brigas de família quando os membros não concordam com a divisão do patrimônio.

CONTINUE CONVERSANDO

Para ser claro, todo mundo deveria preparar esses documentos, não só os preocupados com a demência. Quando o pai de Nancy morreu sem fundo nem testamento, ela e os irmãos brigaram para descobrir como cuidar da mãe, que estava nos estágios intermediários da doença de Alzheimer e não podia viver de forma independente nem tomar decisões sozinha (tecnicamente, lhe faltava "capacidade legal"). Não havia nenhum plano e ninguém concordava com os melhores passos a dar pelo bem da mãe. Um irmão achava que a mãe deveria ser internada em uma casa de repouso que cuidasse de pessoas com demência. Outro estava convencido de que ela devia ficar em casa a qualquer custo, com cuidadores contratados 24 horas, se necessário. A terceira filha não sabia como se decidir entre as opções e não conseguia definir sua posição. O debate azedou e se prolongou enquanto a mãe sofria. Finalmente um dos irmãos fez uma petição à justiça para que um curador atuasse como líder. Isso não é comum, mas quando a família não concorda em como tratar as decisões legais, financeiras ou médicas de um indivíduo, é possível, nos Estados Unidos, envolver os tribunais. Em alguns estados americanos o curador é chamado de "guardião".

As curadorias geralmente não são uma solução ideal. Envolvem processos, custos adicionais e advogados, e você ou sua família talvez percam o controle da situação e não possam escolher quem será o curador e como tudo será decidido no futuro. Cada estado americano tem leis diferentes nessa área do direito de família, mas a tendência é haver muitos problemas e uma falta geral de supervisão, o que pode levar a comportamentos inescrupulosos por parte do curador. De acordo com fiscais fiduciários e advogados de família que cuidam de processos de curadoria, pessoas cognitivamente incapacitadas com a família em guerra são extremamente vulneráveis. Nos Estados Unidos, em muitos casos grandes patrimônios se esgotam com esse sistema e os idosos com demência são sugados e prejudicados financeiramente. Na verdade, o curador deveria "conservar" o patrimônio e proteger o indivíduo; o mesmo se aplica aos guardiões, como são chamados em alguns estados. Mas curadores e guardiões podem ter tanto poder que, além de tomar todas as decisões a respeito do tratamento médico e do bem-estar do indivíduo, decidem o destino dos ativos, das propriedades e até onde a pessoa vai morar – sem a participação dos familiares nem o respeito aos desejos da família. Os curadores e guardiões geralmente também recebem status de fiéis depositários, o que aumenta seu poder. Quando um curador ou guardião é designado para cuidar de um patrimônio, pode ser dificílimo encerrar ou fazer objeção à curadoria sem um processo árduo e caro na justiça. Em geral, esses processos são exaustivos em termos emocionais e podem ser muito extenuantes para os familiares, já sob o estresse de terem que lidar com as brigas internas e com a demência de uma pessoa querida.

A melhor maneira de evitar o curador ou guardião nomeado pela justiça é ter logo comunicação aberta e frequente com o resto da família. Faça disso uma prioridade; comece assim que terminar de ler este livro. Prepare seu fundo e/ou testamento. Entendo que, em algumas famílias, a comunicação pode ser difícil e o diagnóstico de demência complica a situação, mas ela é essencial. Planeje uma reunião de família e leve um amigo de confiança, se sentir necessidade de um apoio adicional. Talvez sejam necessárias várias reuniões, e tudo bem. Se nem todos puderem comparecer pessoalmente, use ferramentas como Skype ou videoconferência para assegurar a inclusão de todos.

O SEGUNDO PACIENTE INVISÍVEL

Eis uma estatística em que, a princípio, achei difícil acreditar: os cuidadores de cônjuges com demência têm probabilidade até seis vezes maior de apresentar demência do que as pessoas na população em geral.[7] Na verdade, quem ajuda a cuidar de uma pessoa querida com demência tem risco mais alto de desenvolver a doença. Essas pessoas são os chamados "segundos pacientes invisíveis". Parece irônico e cruel, mas faz sentido se você pensar na dinâmica. O cônjuge cuidador passou, em média, trinta anos casado e agora há uma convulsão significativa na vida do casal. Além disso, há aumento do estresse, da solidão, da depressão e da inatividade. A dedicação aos cuidados geralmente significa menos qualidade de vida. E, como ouvi muitas vezes, o efeito emocional de assistir ao avanço da doença, apesar do apoio e da assistência prestados, cria uma sensação de profundo desamparo.

Na mídia ouvimos falar diariamente de estresse tóxico e de seus efeitos biológicos no corpo – da fervura destrutiva em fogo lento da inflamação crônica ao aumento dos hormônios do estresse, como o cortisol, que causa danos biológicos com o tempo. Fiz reportagens sobre os males do estresse tóxico nos Estados Unidos, principalmente nas comunidades em que a divisão econômica é profunda devido à desigualdade de renda e à falta geral de otimismo com o futuro. Esse estado de ansiedade elevada pode resultar em dependência de drogas, suicídio e risco acentuado de morte causada por doenças como cardiopatia e AVC. Mas não pensamos no mesmo estresse tóxico vivenciado por cuidadores, que geralmente sofrem consequências físicas e emocionais semelhantes. As razões biológicas de seu risco elevado de desenvolver demência são, em parte, as mesmas: a inflamação crônica devasta o corpo e atinge o cérebro. Na verdade, os cuidadores têm risco aumentado não só de demência como de qualquer doença ligada à inflamação crônica, ou seja, toda doença degenerativa que conhecemos hoje, da cardiopatia ao câncer.

Quando pensamos em demência, normalmente imaginamos alguma variação de "transtorno do esquecimento". Em geral, não levamos em conta os outros sintomas que vêm com a demência e podem ser difícilimos de administrar, principalmente pelos cuidadores. Entre eles estão: agressividade, agitação, mudanças de humor, alucinações, apatia, distúrbios do sono, incontinência e deambulação. Na verdade, esses sintomas complicados ligados à demência estão entre as principais razões para as pessoas serem internadas em casas de repouso ou instituições de moradia assistida. Fica difícil e estressante demais cuidar delas. Os que são pais podem se lembrar bem dos dias insones com um bebê em casa que ainda não tem um horário regular de sono. Mas sabemos que esses dias são contados e logo nossos bebês serão crianças com padrão de sono estável. Agora imagine como é ser responsável por um adulto que não tem mais um horário de sono constante e previsível. A pessoa dorme aleatoriamente durante o dia e a noite, às vezes acordando de poucas em poucas horas quando todos na casa estão dormindo. Somem-se a isso os problemas com atividades cotidianas como comer, usar o banheiro e caminhar (a incontinência é outra razão importante para as pessoas serem internadas em casas de repouso). E a personalidade pode se transformar com a doença. Uma pessoa cruel pode se tornar, com a demência, doce e gentil. Alguém que era amoroso, tranquilo e divertido pode ficar cada vez mais ranzinza, agressivo, sem traquejo social, com crises imprevisíveis. Os cuidadores podem se sentir pisando em ovos e não saber o que encontrarão quando entrarem no quarto para ver a pessoa que amam. Esses comportamentos podem piorar com o tempo e, com pacientes que andam durante a noite ou têm alucinações, a situação logo se torna intolerável e insustentável. Infelizmente, não há como prever quem terá esses comportamentos e sintomas desafiadores, que podem mudar dependendo do estágio da doença, da situação e da área do cérebro mais afetada.

Nos estágios iniciais, quando a cognição só está levemente prejudicada mas a pessoa tem consciência do que acontece, podem ocorrer ansiedade, raiva, agressividade e depressão leve. Até 20% dos indivíduos com Alzheimer terão, no fim da tarde, aumento da confusão, da ansiedade, da inquietude e da agitação. É a chamada síndrome crepuscular. Mais adiante na doença, quando a demência torna a pessoa menos consciente das mudanças de humor, podem surgir paranoia, delírios e alucinações. Não há tratamento eficaz para esse tipo de sintoma e os antipsicóticos às vezes são associados ao aumento do risco de morte em pessoas com demência. Embora sempre haja muito interesse em desenvolver tratamentos eficazes para a doença em si, também há esperança de que a pesquisa gere estratégias melhores para combater esses sintomas arrasadores com medicamentos mais seguros ou até abordagens não medicamentosas. Por exemplo, há uma pesquisa promissora em andamento sobre o uso do efeito da luz sobre o ciclo de sono e vigília do organismo. A ideia é que aprimorar o padrão de sono dos pacientes com demência melhore de forma significativa o humor e o comportamento.

P: Minha mãe está delirante, com alucinações. Ela me acusa de todo tipo de coisa, de roubar a matar. Isso é normal? O que faço?
R: Nos últimos estágios da doença de Alzheimer podem ocorrer delírios e alucinações. Os dois não são a mesma coisa. Os delírios são crenças arraigadas, mas irreais, como a desconfiança delirante de que alguém está furtando objetos. Às vezes isso é chamado de paranoia. As alucinações são falsas percepções de eventos ou objetos de natureza sensorial. É quando o paciente com Alzheimer vê, cheira, prova, ouve ou sente algo que não existe. O cuidador que encontra pensamento delirante ou alucinações em uma pessoa com Alzheimer deve documentar o melhor possível o comportamento específico para descrevê-lo ao médico. Assistir a essas experiências pode ser profundamente perturbador, e às vezes o paciente age de maneira a causar dano a si mesmo ou ao cuidador. Pode haver algumas opções de tratamento nesses casos, dependendo dos sintomas específicos e do estágio da demência.

NÃO SE ESQUEÇA DE VOCÊ: UM BILHETE AOS CUIDADORES

Cuidar de uma pessoa querida com demência precisa ser um esforço em equipe com familiares e amigos. Mas, para a pessoa que assume o papel de cuidadora primária (e sempre há alguém), é importantíssimo priorizar o autocuidado além do cuidado com o paciente. Isso significa controlar a sua alimentação e a sua rotina de exercícios, praticar atividades que aumentem seu bem-estar, passar algum tempo com amigos e familiares e fazer pausas nos deveres de cuidador – pausas durante o dia (mesmo que sejam cinco minutos) e pausas mais longas no decorrer das semanas e dos meses, com dias e fins de semana de folga determinados. O programa que delineei na Parte 2 é projetado para todos nós, quer já cuidemos de alguém, aguardemos o diagnóstico de uma pessoa querida ou estejamos nós mesmos no caminho do declínio cognitivo grave. Não deixe de *se* incluir na sua lista de afazeres.

Se você é cuidador e também tem um emprego em período integral ou meio expediente, tome bastante cuidado com seu tempo, sua energia, suas emoções e necessidades pessoais. Você corre risco elevado de esgotamento, mas não pelas razões que pensa. O esgotamento do cuidador é menos causado pela responsabilidade rigorosa do serviço em si e mais pelo fato de que você tende a negligenciar a sua saúde física, emocional e espiritual. Vou repetir: inclua-se na sua lista de tarefas. Observe qualquer sintoma que aparecer e preste atenção nele. Mesmo que a situação pareça tranquila no início de sua dupla jornada, não dá para saber com certeza por quanto tempo você terá que fazer as duas coisas. Esse caminho pode ser longo e brutal, levando a mais negligência no autocuidado. A maioria dos cuidadores, quando se esgota, também está doente.

Não tenha vergonha de pedir ajuda – para você mesmo e para a sua pessoa querida. Mais uma vez, converse com seus irmãos e com todos do seu círculo que possam ajudar. Já vi muita gente esperar tempo demais para pedir ajuda e acabar com problemas de saúde graves que podem ser tão devastadores – ou mais – quanto a demência do cônjuge. Em um caso trágico, a esposa morreu de enfarte enquanto cuidava do marido, que se deteriorava com uma forma difícil de demência. Ela tentava fazer tudo sozinha, não querendo "sobrecarregar" nem "incomodar" mais ninguém. Eu me pergunto se ela ainda estaria viva hoje se tivesse pedido ajuda e fosse capaz de cuidar melhor da própria saúde.

Os cuidadores familiares se motivam para prestar assistência por várias razões – por amor ou reciprocidade ou por culpa e dever. Pode ser útil identificar sua motivação específica, para que sirva de lembrete quando a situação ficar especialmente difícil. Há pressões sociais e normas culturais a obedecer. Em casos raros, a ganância pode ser um motivador, mas isso não é comum. Muita gente me diz que cuidar de uma pessoa amada nessa época da vida pode ser incrivelmente realizador no nível espiritual. No entanto, não surpreende que os cuidadores motivados por forças negativas – dever, culpa ou pressão social – tenham mais probabilidade de se ressentir de seu papel e sofrer angústia psicológica maior do que os motivados por incentivos positivos. E os que se identificam mais com os componentes benéficos de seu papel têm menos sobrecarga, saúde e relacionamentos melhores, uma experiência mais gratificante e mais apoio social.

Uma das coisas mais difíceis enfrentadas pelo cuidador, pelo menos no começo, é a negação. E isso é totalmente normal. Não é fácil saber que o pai, a mãe, o cônjuge ou outro membro da família tem uma doença tão assustadora e fatídica quanto a de Alzheimer. Não temos esse tipo de preparação na escola formal. Nem mesmo na faculdade de Medicina me ensinaram os fundamentos para lidar com o aspecto psicológico de receber o duro diagnóstico de um membro da família. Aprendi muito em meus anos de atuação como médico em conversas com famílias que lidam com prognósticos difíceis, e enfrentei isso pessoalmente com meus pais e meu avô. Sempre é difícil. O diagnóstico parece inacreditável, impossível de aceitar. Provavelmente a sua vida já está cheia de responsabilidades, e aí você acrescenta algo que exige quase outro compromisso em tempo integral. Não surpreende que a negação, a curto prazo, possa ser um mecanismo saudável, pois dá tempo de se acostumar com a nova realidade e compreender as circunstâncias. Mas não se pode ficar em negação para sempre, ainda mais quando há decisões a tomar e planos a fazer. Se não consegue aceitar o diagnóstico, converse com alguém e busque a ajuda profissional de um terapeuta. Diagnósticos como esse podem ser incrivelmente prejudiciais também à autoconfiança, e o terapeuta pode ajudá-lo a reconfigurar seus pensamentos de maneira a recuperar a confiança de que precisa para avançar.

A culpa é outra emoção que muitos vivenciam no começo, e ela vem juntamente com a negação. Você se pergunta por que não viu os sintomas antes e se questiona por que evitou vê-los. A pessoa estaria em melhor situação se você conseguisse um diagnóstico e a colocasse em tratamento mais cedo? Essas emoções – negação e culpa – são comuns. Mas, novamente, é importante se manter atento às próprias emoções e à exaustão física e mental e se equipar com recursos e conhecimento. Conecte-se com outros cuidadores em situação parecida.

Nunca é demais enfatizar: monte a sua rede de apoio, peça e aceite ajuda e planeje continuamente o futuro, ajustando os planos quando necessário e aceitando a incerteza. A doença de Alzheimer é aleatória, imprevisível e instigadora de muitas emoções confusas – ansiedade, medo, tristeza, depressão, raiva, frustração e pesar. Tente ficar atento ao que está sentindo e responda às suas necessidades. Não se esqueça de que a doença varia tremendamente de uma pessoa a outra e avança de forma diferente pelos estágios. Portanto, não se torture quando comparar os sintomas com os de outros e descobrir que "com você é pior" do que com outros cuidadores. Admita e aceite o fato de que você assumiu um dos papéis mais difíceis que alguém pode ter na vida. Tanto a AARP quanto a Alzheimer's Association oferecem recursos valiosos na internet sobre opções de tratamento, o cuidado durante os estágios, apoio e planejamento legal e financeiro para cuidadores. Os sites específicos sobre a doença também oferecem muitas estratégias para lidar com situações complicadas, para as quais nenhum de nós foi formalmente treinado. Na verdade, há maneiras ideais de reagir quando alguém se comporta de modo estranho ou extremamente imprevisível. Pode ser difícil saber como monitorar o conforto da pessoa e prever necessidades quando a situação muda tão depressa. Também pode ser dificílimo lidar com situações incomuns. Por exemplo, o que fazer quando a pessoa parece presa na repetição incessante de uma palavra, de uma atividade ou de uma frase? A repetição é comum nos estágios finais da doença. A pessoa busca familiaridade e conforto enquanto o cérebro continua sua inexorável marcha rumo ao declínio. Uma das maneiras de reagir, além de ser calmo e paciente, é engajar a pessoa em uma atividade para romper o padrão de repetição. O site da Alzheimer's Association tem uma comunidade de apoio on-line e fóruns (ALZConnected) em que as pessoas podem compartilhar suas estratégias. Contar sua experiência a outras pessoas ajuda. Esse é um esforço em equipe em termos familiares e um esforço em grupo em termos globais.

A meta do cuidador, em última análise, é ajudar a pessoa com demência a viver bem. É um serviço com alta demanda e pobre em gratidão ou remuneração. Não sei se o verdadeiro equilíbrio existe, mas diria que o papel é praticamente um ato de equilibrismo.

Em algum momento talvez você descubra que não pode mais ser o cuidador primário. Abra-se à ideia de mudar o ambiente do paciente e se dê permissão para entregar a responsabilidade exclusiva. Mais uma vez, há muitas opções de lugares que oferecem cuidados de alta qualidade prestados por profissionais especialmente treinados para tratar pessoas com demência e que o fazem com respeito e dignidade. Não se ponha em uma posição onde se sinta preso e ressentido. Só é exigido de você que faça o que pode, enquanto pode. Talvez ajude fazer um diário com seus pensamentos e anotações pessoais. Registre sua experiência. Documente a jornada.

CONCLUSÃO

O futuro melhor

> O futuro entra em nós para se transformar em nós
> muito antes de acontecer.
>
> RAINER MARIA RILKE

Prometi que terminaria este livro em tom otimista. No tempo decorrido desde que escrevi estas palavras e o momento em você lê esta frase, milhares de manchetes foram publicadas com a palavra *Alzheimer*. Não há escassez de ímpeto e entusiasmo para encontrar tratamentos melhores e talvez a cura. Em 2019 a possibilidade de uma vacina entrou novamente em foco quando cientistas da Universidade do Novo México relataram sua experiência de inocular em camundongos uma partícula viral projetada para atacar a proteína tau. Os camundongos desenvolveram anticorpos que removeram a proteína tau anormal da parte do cérebro associada ao aprendizado e à memória. Será que dará certo em seres humanos e terá efeito antidemência? Ainda não foi provado.

Outra equipe de cientistas trabalha com afinco em um tipo de vacina que prepara o sistema imunológico para lidar com partes do corpo que não funcionam bem e que, normalmente, ele ignoraria. Ele funciona de forma diferente da vacina típica, que prepara o sistema imunológico do corpo para combater doenças que vêm do mundo exterior, como a gripe ou o sarampo, causadas por bactérias ou vírus que entram na corrente sanguínea. Em essência, as novas vacinas (chamadas de "endobody vaccines") provocam uma reação dos anticorpos que limpa as placas emaranhadas de beta-amiloide sem provocar inflamações prejudiciais. Há estudos clínicos em andamento para ver se essas vacinas terão impacto sobre a cognição e a memória, mas provavelmente vão se passar anos até termos os resultados. Um outro grupo de pesquisadores, esse da Universidade Yale, sugeriu que "um coquetel bebível de moléculas projetadas" pode restaurar a memória de camundongos geneticamente modificados para ter uma doença semelhante à de Alzheimer. Ficção científica ou terapia possível? Pesquisas futuras responderão a essa pergunta. Pesquisas futuras também nos ajudarão a dar fim a uma série de doenças ligadas ao cérebro, de transtornos mentais (como depressão, ansiedade, transtorno bipolar e esquizofrenia) a enfermidades neurodegenerativas como a doença de Parkinson e a esclerose lateral amiotrófica (ELA) ou doença de Lou Gehrig. Embora cada uma dessas doenças seja única, meu palpite é o de que as descobertas no tratamento ou na cura de uma delas influenciarão outras áreas da ciência cerebral. O que aprendermos estudando a depressão, por exemplo, pode nos ajudar a entender mais claramente a doença de Alzheimer. Há muitas interseções surpreendentes na medicina. Só precisamos encontrá-las.

Estou empolgado com o que o futuro nos trará em nossa compreensão e no tratamento de doenças complexas como a de Alzheimer e os outros tipos de demência. Até mesmo esta palavra, *demência*, pode um dia ser esquecida. Com novas terapias no horizonte, não acho justo rotular alguém com "demência" se a pessoa puder continuar a vida com uma enfermidade controlada. Todo o nosso vocabulário e toda a narrativa em torno das doenças degenerativas do cérebro mudarão com novas soluções preventivas promissoras e o tratamento dos sintomas. A prevenção e o tratamento das enfermidades do cérebro não se reduzirão a uma única ação; teremos uma abordagem multifacetada. Provavelmente as soluções venham a abranger uma série de coisas, de estratégias modificáveis do estilo de vida e dos hábitos diários a medicamentos e terapia genética.

Espero ter lhe dado muito em que pensar e fazer na busca por um cérebro vibrante. Minhas filhas adolescentes provavelmente estarão entre as primeiras, em muitas gerações futuras, a forçar os limites da longevidade humana – vivendo afiadas até os 90 anos ou mais.

Com a aurora da medicina personalizada e a explosão de novos medicamentos e terapias que podem revolucionar e democratizar a medicina, estamos à beira de uma nova era de nossa evolução como espécie. O ritmo da mudança só vai se acelerar. Imagine um exame de retina com seu celular ou tablet que lhe diga que mistura de moléculas ou substâncias biológicas limpará as proteínas suspeitas do cérebro, restaurará as sinapses e aumentará a cognição. Ou um drone que entregue o tratamento certo à pessoa certa na hora certa para aumentar a velocidade de processamento do cérebro sem efeitos colaterais. Logo seremos capazes de espiar dentro do cérebro e ver onde um problema está se desenvolvendo enquanto nos armamos com pequenas moléculas ou plantas naturais que ajudam a resolver o problema.

Estou convencido de que criamos muitos dos problemas que nos incomodam – e isso constitui uma oportunidade. Sempre haverá lugar para os bons hábitos à moda antiga, como comer mais legumes e verduras e se exercitar regularmente. Mas esses hábitos comprovados pelo tempo, somados ao que está reservado para o nosso futuro, acabarão criando a melhor vida – aquela que vamos querer recordar e que seremos capazes de recordar.

Mantenha a mente afiada.

AGRADECIMENTOS

Os cientistas que se levantam todas as manhãs com a crença de que as doenças não foram predestinadas, que a perda de memória não precisa acompanhar o envelhecimento e que todos podem melhorar seu cérebro me inspiraram a escrever este livro. Durante quase duas décadas conversei com esses cientistas nos grandes fóruns sobre o cérebro, em seus laboratórios e em suas casas. Eles descreveram seus achados científicos, mas também me contaram as razões profundamente pessoais que os levaram a estudar o cérebro. E me convenceram não só de que um dia faremos de doenças como a demência algo do passado, mas também de que até mesmo um cérebro saudável pode ser melhorado e ficar mais resiliente. Obrigado pela sua franqueza e pela sua disposição de ajudar a pegar parte dos novos conhecimentos mais extraordinários sobre o cérebro e torná-la relevante para qualquer um em qualquer lugar.

Priscilla Painton, editora-executiva é seu cargo, mas isso não chega perto de descrever o papel que você teve neste livro. Desde o começo, sua visão foi clara e sua colaboração excedeu muito minha expectativa. Suas anotações e observações foram sempre exatas e sempre trouxeram muito valor. Você tem a capacidade de ver além e de prever os rumos do livro. Tive a sorte de trabalhar com uma equipe muito dedicada e profissional em *Mente afiada* e, pelo caminho, também nos tornamos uma família. Richard Rhorer, Julia Prosser, Elizabeth Gay, Elise Ringo, Yvette Grant, Carly Loman, Jackie Seow, Lisa Erwin, Marie Florio, Hana Park e, por fim, Megan Hogan – que agora é a detentora do recorde de velocidade em resposta de e-mails, sempre com um sorriso –, obrigado a todos vocês.

Jonathan Karp, você é a personificação do cavalheirismo e um grande estudioso. Depois do primeiro encontro em sua sala, onde discutimos tudo, de células-tronco a Springsteen, eu soube que lidava com alguém realmente engajado no mundo. Obrigado por acreditar em mim e neste livro.

Bob Barnett é um advogado de fama mundial. Representou o papa e diversos presidentes. Mas, olhando para ele, não se nota. Ele é incrivelmente humilde e trabalhador. Um dos melhores dias da minha vida foi aquele em que Bob Barnett concordou em me ajudar na carreira. Sua orientação tem sido extremamente presciente e criativa.

Minha colaboração com a minha parceira e amiga Kristin Loberg é muito especial. Todos deveríamos ter a sorte de ter uma verdadeira fusão mental com alguém como Kristin, que entendeu de imediato o que eu tentava transmitir e sempre me ajudou. Ela é a melhor no que faz e, para resumir, este livro não seria possível sem ela.

NOTAS

As notas que se seguem são uma lista parcial de artigos científicos e outras referências que talvez você ache útil caso queira saber mais sobre algumas ideias e conceitos expressos neste livro. Citei os estudos que mencionei. Se pudesse, citaria todos os artigos que li sobre o assunto, mas a lista chegaria aos milhares. Pelo menos, esse material pode abrir portas para novas pesquisas e investigações.

INTRODUÇÃO

1. GREEN, M. A. R.; LANPHEAR, B.; HORNUNG, R. et al. "Association between Maternal Fluoride Exposure during Pregnancy and IQ Scores in Offspring in Canada". *JAMA Pediatrics*, 19 de agosto de 2019, doi:10.1001/jamapediatrics.2019.1729. [ePUB anterior à impressão.]

2. BURKE, M. J.; FRALICK, M.; NEJATBAKHSH, N. et al. "In Search of Evidence-Based Treatment for Concussion: Characteristics of Current Clinical Trials". *Brain Injury*, vol. 29, n. 3, pp. 300-305, novembro de 2015.

3. BROOKMEYER, R.; ABDALLA, N.; KAWAS, C. H.; CORRADA, M. M. "Forecasting the Prevalence of Preclinical and Clinical Alzheimer's Disease in the United States". *Alzheimer's & Dementia*, vol. 14, n. 2, pp. 121-129, fevereiro de 2018.

4. Veja números e dados atualizados sobre a prevalência da doença de Alzheimer, entre outras enfermidades do cérebro, em Alzheimer's Association (www.alz.org) ou nos Centers for Disease Control and Prevention – CDC (www.cdc.gov).

5. CUMMINGS, J. L.; MORSTORF, T.; ZHONG, K. "Alzheimer's Disease Drug-Development Pipeline: Few Candidates, Frequent Failures". *Alzheimer's Research and Therapy*, vol. 6, n. 4, p. 37, julho de 2014.
6. GAMO, N. J.; BRIKNOW, M. R.; SULLIVAN, D. *et al.* "Valley of Death: A Proposal to Build a 'Translational Bridge' for the Next Generation". *Neuroscience Research*, vol. 115, pp. 1-4, fevereiro de 2017.
7. RUBY, J. G.; WRIGHT, K. M.; RAND, K. A. *et al.* "Estimates of the Heritability of Human Longevity Are Substantially Inflated due to Assortative Mating". *Genetics*, vol. 210, n. 3, pp. 1109-1124, novembro de 2018.

PARTE 1: O CÉREBRO: CONHEÇA SUA CAIXA-PRETA INTERIOR

1. É comum ouvir dizer que há tantos ou mais neurônios no cérebro humano quanto estrelas na Via Láctea. É uma analogia muito generalizada usada para transmitir uma noção de escala e enormidade, embora tecnicamente não saibamos de verdade o número exato nem de neurônios no cérebro nem de estrelas na galáxia. As estimativas mais recentes são de, aproximadamente, 86 bilhões de neurônios no cérebro humano e 200 a 400 bilhões de estrelas na Via Láctea. Assim, talvez haja mais estrelas do que células cerebrais. Mais uma vez, a analogia não é para ser entendida literalmente e os métodos para chegar a esses números têm lá suas falhas. Veja uma explicação interessante desse enigma no artigo de Bradley Voytek na revista *Nature* "Are There Really as Many Neurons in the Human Brain as Stars in the Milky Way?", 20 de maio de 2013.
2. Essa citação é atribuída a James D. Watson e está no prefácio de *Discovering the Brain*, de Sandra Ackerman (Washington, D.C.: National Academies Press, 1992).

CAPÍTULO 1: O QUE FAZ COM QUE VOCÊ SEJA *VOCÊ*

1. Os números frequentemente citados para a superfície média do córtex humano refletem uma faixa de 0,14 m^2 a mais de 1m^2. Veja um artigo de revisão sobre esse tema em HOFMAN, M, A. "Evolution of the Human

Brain: When Bigger Is Better". *Frontiers in Neuroanatomy*, vol. 8, p. 15, março de 2014.

2. Até hoje nunca houve uma pesquisa com revisão por pares que corroborasse o fato dos 100 bilhões de neurônios. Essa é uma estimativa baseada em interpolações informais de várias medições. O interessante é que Suzana Herculano-Houzel e colegas publicaram um artigo em 2009 que mostrou um cálculo de 86 bilhões usando um modo novo de contá-los. Veja "Equal Numbers of Neuronal and Nonneuronal Cells Make the Human Brain an Isometrically Scaled-up Primate Brain". *Journal of Comparative Neurology*, vol. 513, n. 5, pp. 532-541, abril de 2009. Veja também sua palestra TED sobre o tema, disponível em: www.ted.com/speakers/suzana_herculano_houzel.

3. HARLOW, J. M. "Recovery from the Passage of an Iron Bar through the Head". *Publications of the Massachusetts Medical Society*, vol. 2, n. 3, pp. 327-347, 1868. Republicado por David Clapp & Son (1869).

4. Acesse uma biblioteca de dados e informações sobre o cérebro em www.BrainFacts.org.

CAPÍTULO 2: O DECLÍNIO COGNITIVO REDEFINIDO

1. CORTEZ, M. "Merck Stops Alzheimer's Study After 'No Chance' of Benefit". *Bloomberg Business*, 14 de fevereiro de 2017.

2. BLOOM, G. S. "Amyloid-β and Tau: The Trigger and Bullet in Alzheimer Disease Pathogenesis". *JAMA Neurology*, vol. 71, n. 4, pp. 505-508, abril de 2014.

3. Para acompanhar a pesquisa do Dr. Stern, visite seu website acadêmico: www.bu.edu/cte/about/leadership/robert-a-stern-ph-d.

4. PRICE, L.; WILSON, C.; GRANT, G. "Blood-Brain Barrier Pathophysiology Following Traumatic Brain Injury". In: LASKOWITZ, D.; GRANT, G. (orgs.). *Translational Research in Traumatic Brain Injury*. Boca Raton, Flórida: CRC Press/Taylor and Francis Group, 2016, pp. 85-96.

5. MONTAGNE, A.; BARNES, S. R.; SWEENEY, M. D.; HALLIDAY, M. R. "Blood-Brain Barrier Breakdown in the Aging Human Hippocampus". *Neuron*, vol. 85, n. 2, pp. 296-302, janeiro de 2015.

6. AGUILAR, M.; BHUKET, T.; TORRES, S. et al. "Prevalence of the Metabolic Syndrome in the United States, 2003-2012". *JAMA*, vol. 313, n. 19, maio de 2015: 1973.

7. Dyer, O. "Is Alzheimer's Really Just Type III Diabetes?". *National Review of Medicine*, vol. 2, n. 21, dezembro de 2005. Disponível em: www.nationalreviewofmedicine.com/issue/2005/12_15/2_advances_medicine01_21.html.

8. LEE, H. J.; SEO, H. I.; CHA, H. Y. et al. "Diabetes and Alzheimer's Disease: Mechanisms and Nutritional Aspects". *Clinical Nutrition Research*, vol. 7, n. 4, pp. 229-240, outubro de 2018.

9. ZHENG, F.; YAN, L.; YANG, Z. et al. "HbA1c, Diabetes and Cognitive Decline: The English Longitudinal Study of Ageing". *Diabetologia*, vol. 61, n. 4, pp. 839-848, abril de 2018.

10. ZHAO, N.; LIU, C. C.; VAN INGELGOM, A. J.; MARTENS, Y. A. "Apolipoprotein E4 Impairs Neuronal Insulin Signaling by Trapping Insulin Receptor in the Endosomes". *Neuron*, vol. 96, n. 1, pp. 115-129.e5, setembro de 2017.

11. WHITMER, R. A.; GUNDERSON, E. P.; BARRETT-CONNER, E. et al. "Obesity in Middle Age and Future Risk of Dementia: A 27 Year Longitudinal Population Based Study". *British Medical Journal*, vol. 330, n. 7.504, p. 1.360, junho de 2005.

12. CHANDY, C. J.; CARABIN, H.; MONTANO, S. M. et al. "Global Research Priorities for Infections That Affect the Nervous System". *Nature*, vol. 527, n. 7.578, pp. S178-186, novembro de 2015.

13. STETKA, B. "Infectious Theory of Alzheimer's Disease Draws Fresh Interest". Shots, *Health News from NPR*, 9 de setembro de 2018. Disponível em: www.npr.org/sections/health-shots/2018/09/09/645629133/infectious-theory-of-alzheimers-disease-draws-fresh-interest.

14. EIMER, W. A.; VIJAYA KUMAR, D. K.; NAVALPUR SHANMUGAM, N. K. et al. "Alzheimer's Disease-Associated β-Amyloid Is Rapidly Seeded by Herpesviridae to Protect against Brain Infection". *Neuron*, vol. 99, n. 1, pp. 56-63, julho de 2018.

15. WALKER, K. A.; GOTTESMAN, R. F.; WU, A. et al. "Systemic Inflammation during Midlife and Cognitive Change over 20 Years: The ARIC Study". *Neurology*, vol. 92, n. 11, pp. e1.256-e1.267, março de 2019.

16. ZHANG, C.; WANG, Y.; WANG, D. et al. "NSAID Exposure and Risk of Alzheimer's Disease: An Updated Meta-Analysis from Cohort Studies". *Frontiers in Aging Neuroscience*, vol. 10, p. 83, março de 2018.

17. Ver www.alz.org.

18. BOLDRINI, M.; FULMORE, C. A.; TARTT, A. N. et al. "Human Hippocampal Neurogenesis Persists throughout Aging". *Cell Stem Cell*, vol. 22, n. 4, pp. 589-599, abril de 2018.

19. Esses números são da Alzheimer's Association e se baseiam em estudos de longo prazo.

20. Ver o relatório anual da Alzheimer's Association, *Disease Facts and Figures*, disponível em: www.alz.org.

21. *Ibid.*

22. *Ibid.*

23. FISCHER, M. A. "6 Types of Normal Memory Lapses and Why You Needn't Worry About Them". *AARP*. Disponível em: stayingsharp.aarp.org/about/brain-health/normal-memory/.

24. LORAYNE, H.; LUCAS, J. *The Memory Book: The Classic Guide to Improving Your Memory at Work, at School, and Play.* (reed.) Nova York: Ballantine Books, 1996.

25. Veja a revisão em GRADY, C. "Trends in Neurocognitive Aging". *Nature Reviews Neuroscience*, vol. 13, n. 7, pp. 491-505, junho de 2012.

26. FOTUHI, M. "Changing Perspectives Regarding Late-Life Dementia". *Nature Reviews Neurology*, vol. 5, pp. 649-658, 2009.

CAPÍTULO 3: DOZE MITOS DESTRUTIVOS E OS CINCO PILARES QUE CONSTRUIRÃO VOCÊ

1. RENA, L.; SINGH, M. "Sex Differences in Cognitive Impairment and Alzheimer's Disease". *Frontiers in Neuroendocrinology*, vol. 35, n. 3, pp. 385-403, agosto de 2014.

2. COLUCCI, M.; CAMMARATA, S.; ASSINI, A. et al. "The Number of Pregnancies Is a Risk Factor for Alzheimer's Disease". *European Journal of Neurology*, vol. 113, n. 12, pp. 1.374-1.377, dezembro de 2006.

3. SUNDERMANN, E. E.; BIGON, A.; RUBIN, L. H. et al. "Does the Female Advantage in Verbal Memory Contribute to Underestimating Alzheimer's Disease Pathology in Women versus Men?". *Journal of Alzheimer's Disease*, vol. 56, n. 3, pp. 947-957, fevereiro de 2017.

4. WESNES, K. A.; BROOKER, H.; BALLARD, C. et al. "An Online Investigation of the Relationship between the Frequency of Word Puzzle Use and Cognitive Function in a Large Sample of Older Adults". *International Journal of Geriatric Psychiatry*, vol. 34, n. 7, pp. 921-931, 2018; ver também BROOKER, H.; WESNES, K. A.; BALLARD, C. et al. "The Relationship between the Frequency of Number Puzzle Use and Baseline Cognitive Function in a Large Online Sample of Adults Aged 50 and Over". *International Journal of Geriatric Psychiatry*, vol. 34, n. 7, pp. 932-940, julho de 2019.

5. ERIKSSON, P. S.; PERFILIEVA, E.; BJÖRK-ERIKSSON T. et al. "Neurogenesis in the Adult Human Hippocampus". *Nature Medicine*, vol. 4, n. 11, pp. 1.313-1.317, novembro de 1998.

6. BEGLEY, S. *Train Your Mind, Change Your Brain: How a New Science Reveals Our Extraordinary Potential to Transform Ourselves*. Nova York: Ballantine, 2007.

7. Ver www.johnratey.com.

8. MERZENICH, M. *Soft-Wired: How the New Science of Brain Plasticity Can Change Your Life*. 2. ed. São Francisco: Parnassus Publishing, 2013.

9. Essa citação foi escrita por Michael Merzenich e um colega em 1996, embora nunca tenha sido publicada numa revista com revisão por pares. Ficou registrada em BEGLEY, S. *Train Your Mind, Change Your Brain: How a New Science Reveals Our Extraordinary Potential to Transform Ourselves*. Nova York: Ballantine, 2007, p. 159.

10. HUENTELMAN, M. J.; PIRAS, I. S.; SINIARD, A. L. et al. "Associations of MAP2K3 Gene Variants with Superior Memory in SuperAgers". *Frontiers in Aging Neuroscience*, vol. 10, p. 155, maio de 2018.

11. PARK, D. C.; LODI-SMITH, J.; DREW, L. et al. "The Impact of Sustained Engagement on Cognitive Function in Older Adults: The Synapse Project". *Psychological Science*, vol. 25, n. 1, pp. 103-112, janeiro de 2014.

12. Ver o trabalho de Earl Keith Miller e do Miller Lab. Disponível em: http://millerlab.mit.edu.

13. MOLESWORTH, T.; SHEU, L. K.; COHEN, S. et al. "Social Network Diversity and White Matter Microstructural Integrity in Humans". *Social Cognitive and Affective Neuroscience*, vol. 10, n. 9, pp. 1.169-1.176, setembro de 2015.

PARTE 2: OS ASSESSORES DO CÉREBRO: COMO NÃO PERDER A CABEÇA

1. Alzheimer's Association, www.alz.org.
2. *Ibid.*

CAPÍTULO 4: O MILAGRE DO MOVIMENTO

1. PETERSEN, R. C.; LOPEZ, O.; ARMSTRONG, M. J. et al. "Practice Guideline Update Summary: Mild Cognitive Impairment: Report of the Guideline Development, Dissemination, and Implementation Subcommittee of the American Academy of Neurology". *Neurology*, vol. 90, n. 3, pp. 126-135, janeiro de 2018.

2. BARNES, D. E.; YAFFE, K. "The Projected Effect of Risk Factor Reduction on Alzheimer's Disease Prevalence". *Lancet Neurology*, vol. 10, n. 9, pp. 819-828, setembro de 2011.

3. SAINT-MAURICE, P. F.; COUGHLAN, D.; KELLY, S. P. et al. "Association of Leisure-Time Physical Activity across the Adult Life Course with All-Cause and Cause-Specific Mortality". *JAMA Network Open*, vol. 2, n. 3, p. e190355, março de 2019.

4. BEDDHU, S.; WEI, G.; MARCUS, R. L. et al. "Light-Intensity Physical Activities and Mortality in the United States General Population and CKD Subpopulation". *Clinical Journal of the American Society of Nephrology*, vol. 10, n. 7, pp. 1.145-1.153, julho de 2015.

5. BRAMBLE, D. M.; LIEBERMAN, D. E. "Endurance Running and the Evolution of Homo". *Nature*, vol. 432, n. 7.015, pp. 345-352, novembro de 2004.

6. LIEBERMAN, D. E. *The Story of the Human Body: Evolution, Health, and Disease*. Nova York: Pantheon, 2013.

7. LIEBERMAN, D. E. "Is Exercise Really Medicine? An Evolutionary Perspective". *Current Sports Medicine Reports*, vol. 15, n. 4, pp. 313-319, julho/agosto de 2015.

8. LIEBERMAN, D. E. *The Story of the Human Body*, op. cit., p. 6.

9. TIPTON, C. M. "The History of 'Exercise Is Medicine' in Ancient Civilizations". *Advances in Physiology Education*, vol. 38, n. 2, pp. 109-117, junho de 2014.

10. SUSRUTA, S.; BHISHAGRATNA, K. L. *An English Translation of the Sushruta Samhita, Based on Original Sanskrit Text*, vol. 1-3. Franklin Classics, 2018.

11. Veja uma revisão bastante citada de todos os benefícios do exercício na U.S. National Library of Medicine dos National Institutes of Health na internet e acesse o tópico Medline Plus "Benefits of Exercise". Disponível em: medlineplus.gov/benefitsofexercise.html.

12. SEGAERT, K.; LUCAS, S. J. E.; BURLEY, C. V. *et al.* "Higher Physical Fitness Levels Are Associated with Less Language Decline in Healthy Ageing". *Scientific Reports*, vol. 8, n. 1, p. 6.715, abril de 2018.

13. CHETTY, S.; FRIEDMAN, A. R.; TARAVOSH-LAHN, K. *et al.* "Stress and Glucocorticoids Promote Oligodendrogenesis in the Adult Hippocampus". *Molecular Psychiatry*, vol. 19, n. 12, pp. 1.275-1.283, dezembro de 2014.

14. SILVA, R. B.; ALDORADIN-CABEZA, H.; ESLICK, G. D. *et al.* "The Effect of Physical Exercise on Frail Older Persons: A Systematic Review". *Journal of Frailty Aging*, vol. 6, n. 2, pp. 91-96, 2017.

15. POLLOCK, R. D.; CARTER, S.; VELLOSO, C. P. *et al.* "An Investigation into the Relationship between Age and Physiological Function in Highly Active Older Adults". *Journal of Physiology*, vol. 593, n. 3, pp. 657-680; discussão, p. 680, fevereiro de 2015.

16. GOTTESMAN, R. F.; SCHNEIDER, A. L.; ALBERT, M. *et al.* "Midlife Hypertension and 20-Year Cognitive Change: The Atherosclerosis Risk in Communities Neurocognitive Study". *JAMA Neurology*, vol. 71, n. 10, pp. 1.218-1.227, outubro de 2014.

17. WALKER, K. A.; POWER, M. C.; GOTTESMAN, R. F. "Defining the

Relationship between Hypertension, Cognitive Decline, and Dementia: A Review". *Current Hypertension Reports*, vol. 19, n. 3, p. 24, março de 2017.

18. GOTTESMAN, R. F.; SCHNEIDER, A. L.; ZHOU, Y. et al. "Association between Midlife Vascular Risk Factors and Estimated Brain Amyloid Deposition". *JAMA*, vol. 317, n. 14, pp. 1.443-1.450, abril de 2017.

19. DING, K.; TARUMI, T.; ZHU, D. C. et al. "Cardiorespiratory Fitness and White Matter Neuronal Fiber Integrity in Mild Cognitive Impairment". *Journal of Alzheimer's Disease*, vol. 61, n. 2, pp. 729-739, 2018.

20. AREM, H.; MOORE, S. C.; PATEL, A. et al. "Leisure Time Physical Activity and Mortality: A Detailed Pooled Analysis of the Dose-Response Relationship". *JAMA Internal Medicine*, vol. 175, n. 6, pp. 959-967, junho de 2015.

CAPÍTULO 5: O PODER DO PROPÓSITO, DO APRENDIZADO E DA DESCOBERTA

1. DUFOUIL, C.; PEREIRA, E.; CHÊNE, G. et al. "Older Age at Retirement Is Associated with Decreased Risk of Dementia". *European Journal of Epidemiology*, vol. 29, n. 5, pp. 353-361, maio de 2014.

2. KATZMAN, R.; TERRY, R.; De TERESA, R. et al. "Clinical, Pathological, and Neurochemical Changes in Dementia: A Subgroup with Preserved Mental Status and Numerous Neocortical Plaques". *Annals of Neurology*, vol. 23, pp. 138-144, 1988.

3. VAN LOENHOUD, A. C.; VAN DER FLIER, W. M.; WINK, A. M. et al. "Cognitive Reserve and Clinical Progression in Alzheimer Disease: A Paradoxical Relationship". *Neurology*, vol. 93, n. 4, pp. e334-e346, julho de 2019.

4. WILSON, R. S.; YU, L.; LAMAR, M. et al. "Education and Cognitive Reserve in Old Age". *Neurology*, vol. 92, n. 10, pp. e1.041-e1.050, março de 2019.

5. "Education May Not Protect against Dementia As Previously Thought". Press release, American Academy of Neurology, 6 de fevereiro de 2019.

6. FIFIELD, K. "College Education Doesn't Protect against Alzheimer's". *AARP*, 6 de fevereiro de 2019. Disponível em: www.aarp.org/health/dementia/info-2019/college-degree-dementia-prevention.html.

7. SKUFCA, L. "2015 Survey on Brain Health". *AARP Research*. Disponível em: www.aarp.org/content/dam/aarp/research/surveys_statistics/health/2015/2015-brainhealth.doi.10.26419%252Fres.00114.001.pdf.

8. BAK, T. H.; NISSAN, J. J.; ALLERHAND, M. M. *et al.* "Does Bilingualism Influence Cognitive Aging?". *Annals of Neurology*, vol. 75, n. 6, pp. 959-963, junho de 2014.

9. BIALYSTOK, E. "Reshaping the Mind: The Benefits of Bilingualism". *Canadian Journal of Experimental Psychology*, vol. 65, n. 4, pp. 229-235, dezembro de 2011.

10. EDWARDS, J. D.; XU, H.; CLARK, D. O. *et al.* "Speed of Processing Training Results in Lower Risk of Dementia". *Alzheimer's & Dementia*, vol. 3, n. 4, pp. 603-611, novembro de 2017. Publicado on-line em 7 de novembro de 2017.

11. APPELBAUM, L. G.; CAIN, M. S.; DARLING, E. F. *et al.* "Action Video Game Playing Is Associated with Improved Visual Sensitivity, But Not Alterations in Visual Sensory Memory". *Attention, Perception, and Psychophysics*, vol. 75, n. 6, pp. 1.161-1.167, agosto de 2013.

12. ANGUERA, J. A.; BOCCANFUSO, J.; Rintoul, J. L. *et al.* "Video Game Training Enhances Cognitive Control in Older Adults". *Nature*, vol. 501, n. 7.465, pp. 97-101, setembro de 2013. Ver também https://neuroscape.ucsf.edu.

13. KIM, E. S.; KAWACHI, I.; CHEN, Y. *et al.* "Association between Purpose in Life and Objective Measures of Physical Function in Older Adults". *JAMA Psychiatry*, vol. 74, n. 10, pp. 1.039-1.045, outubro de 2017.

14. YU, L.; BOYLE, P. A.; WILSON, R. S. *et al.* "Purpose in Life and Cerebral Infarcts in Community-Dwelling Older People". *Stroke*, vol. 46, n. 4, pp. 1.071-1.076, abril de 2015.

15. Global Council on Brain Health. "Brain Health and Mental Well-Being: GCBH Recommendations on Feeling Good and Functioning Well", 2018. Disponível em: www.GlobalCouncilOnBrainHealth.org.

16. CSIKSZENTMIHALYI, M. *Flow: The Psychology of Optimal Experience*. Nova York: Harper & Row, 1990.

CAPÍTULO 6: A NECESSIDADE DE SONO E RELAXAMENTO

1. Tenha acesso a uma biblioteca de dados e recursos sobre o sono no site da National Sleep Foundation: SleepFoundation.org.

2. WALKER, M. *Why We Sleep: Unlocking the Power of Sleep and Dreams*. Nova York: Scribner, 2017.

3. Ver: https://aasm.org/resources/factsheets/sleepapnea.pdf.

4. TAHERI, S.; LIN, L.; AUSTIN, D.; YOUNG, T. *et al.* "Short Sleep Duration Is Associated with Reduced Leptin, Elevated Ghrelin, and Increased Body Mass Index". *PLoS Medicine*, vol. 1, n. 3, p. e62, dezembro de 2004.

5. JENKINS, J. G.; DALLENBACH, K. M. "Oblivescence During Sleep and Waking". *American Journal of Psychology*, vol. 35, n. 4, pp. 605-12, outubro de 1924.

6. PURCELL, S. M.; MANOACH, D. S.; DEMANUELE, C. *et al.* "Characterizing Sleep Spindles in 11,630 Individuals from the National Sleep Research Resource". *Nature Communications*, vol. 26, n. 8, p. 15.930, junho de 2017.

7. LIM, A. S.; KOWGIER, M.; YU, L. *et al.* "Sleep Fragmentation and the Risk of Incident Alzheimer's Disease and Cognitive Decline in Older Persons". *Sleep*, vol. 36, n. 7, pp. 1.027-1.032, julho de 2013.

8. BARGER, L. K.; RAJARATNAM, S. M. W.; CANNON, C. P. *et al.* "Short Sleep Duration, Obstructive Sleep Apnea, Shiftwork, and the Risk of Adverse Cardiovascular Events in Patients after an Acute Coronary Syndrome". *Journal of the American Heart Association*, vol. 6, n. 10, p. e006959, outubro de 2017.

9. KIM, C. W.; CHANG, Y.; SUNG, E.; RYU, S. "Sleep Duration and Progression to Diabetes in People with Prediabetes Defined by HbA1c Concentration". *Diabetes Medicine*, vol. 34, n. 11, pp. 1.591-1.598, novembro de 2017.

10. IRWIN, M. R.; WANG, M.; RIBEIRO, D. *et al.* "Sleep Loss Activates Cellular Inflammatory Signaling". *Biological Psychiatry*, vol. 64, n. 6, pp. 538-540, setembro de 2008.

11. WALKER, K. A.; HOOGEVEEN, R. C.; FOLSOM, A. R. *et al.* "Midlife Systemic Inflammatory Markers Are Associated with Late-Life Brain Volume: The ARIC Study". *Neurology*, vol. 89, n. 22, pp. 2.262-2.270, novembro de 2017.

12. ILIFF, J. J.; WANG, M.; LIAO, Y. et al. "A Paravascular Pathway Facilitates CSF Flow through the Brain Parenchyma and the Clearance of Interstitial Solutes, Including Amyloid β". *Science Translational Medicine*, vol. 4, n. 147, p. 147ra111, agosto de 2012.

13. XIE, L.; KANG, H.; XU, Q. et al. "Sleep Drives Metabolite Clearance from the Adult Brain". *Science*, vol. 342, n. 6.156, pp. 373-377, outubro de 2013.

14. SHOKRI-KOJORI, E.; WANG, G. J.; WIERS, C. E. et al. "β-Amyloid Accumulation in the Human Brain after One Night of Sleep Deprivation". *Proceedings of the National Academy of Sciences USA*, vol. 115, n. 17, pp. 4.483-4.488, abril de 2018.

15. LI, P.; HSIAO, I.-T.; LIU, C.-Y. et al. "Beta-Amyloid Deposition in Patients with Major Depressive Disorder with Differing Levels of Treatment Resistance: A Pilot Study". *EJNMMI Res.*, vol. 7, n. 1, p. 24, dezembro de 2017; ver também PERIN, S.; HARRINGTON, K. D.; LIM, Y. Y. et al. "Amyloid Burden and Incident Depressive Symptoms in Preclinical Alzheimer's Disease". *Journal of Affective Disorders*, vol. 229, pp. 269-274, março de 2018.

16. XIE, L.; KANG, H.; XU, Q. et al. "Sleep Drives Metabolite Clearance from the Adult Brain", op. cit.

17. HOLTH, J. K.; FRITSCHI, S. K.; WANG, C. et al. "The Sleep-Wake Cycle Regulates Brain Interstitial Fluid Tau in Mice and CSF Tau in Humans". *Science*, vol. 363, n. 6.429, pp. 880-884, 2019.

18. KRESS, B. T.; ILIFF, J. J.; XIA, M. et al. "Impairment of Paravascular Clearance Pathways in the Aging Brain". *Annals of Neurology*, vol. 76, n. 6, pp. 845-861, dezembro de 2014.

19. SPIRA, A. P.; CHEN-EDINBORO, L. P.; WU, M. N. et al. "Impact of Sleep on the Risk of Cognitive Decline and Dementia". *Current Opinion Psychiatry*, vol. 27, n. 6, pp. 478-483, novembro de 2014.

20. OH, J.; ESER, R. A.; EHRENBERG, A. J. et al. "Profound Degeneration of Wake-Promoting Neurons in Alzheimer's Disease". *Alzheimer's & Dementia*, vol. 15, n. 10, pp. 1.253-1.263, 2019.

21. CHANG, A. M.; AESCHBACH, D.; DUFFY, J. F.; CZEISLER, C. A. "Evening Use of Light-Emitting eReaders Negatively Affects Sleep, Circadian Timing, and Next-Morning Alertness". *Proceedings of the National Academy of Sciences USA*, vol. 112, n. 4, pp. 1.232-1.237, janeiro de 2015.

22. Dr. Sanjay Gupta, CNN.com, 2017.

23. "Use of Yoga and Meditation Becoming More Popular in U.S.". Press release, 8 de novembro de 2018. Disponível em: https://www.cdc.gov/nchs/pressroom/nchs_press_releases/2018/201811_Yoga_Meditation.htm.

24. JOHNSON, D. C.; THOM, N. J.; STANLEY, E. A. *et al.* "Modifying Resilience Mechanisms in At-Risk Individuals: A Controlled Study of Mindfulness Training in Marines Preparing for Deployment". *American Journal of Psychiatry*, vol. 171, n. 8, pp. 844-853, agosto de 2014.

25. GOYAL, M.; SINGH, S.; SIBINGA, E. M. *et al.* "Meditation Programs for Psychological Stress and Well-Being: A Systematic Review and Meta-Analysis". *JAMA Internal Medicine*, vol. 174, n. 3, pp. 357-368, março de 2014.

26. ORME-JOHNSON, D. W.; BARNES, V. A. "Effects of the Transcendental Meditation Technique on Trait Anxiety: A Meta-Analysis of Randomized Controlled Trials". *Journal of Alternative and Complementary Medicine*, vol. 20, n. 5, pp. 330-341, maio de 2014.

27. LAZAR, S. W.; KERR, C. E.; WASSERMAN, R. H. *et al.* "Meditation Experience Is Associated with Increased Cortical Thickness". *Neuroreport*, vol. 16, n. 17, pp. 1.893-1.897, novembro de 2005.

28. LI, Q. "Effect of Forest Bathing Trips on Human Immune Function". *Environmental Health and Preventive Medicine*, vol. 15, n. 1, pp. 9-17, janeiro de 2010.

29. HANSEN, M. M.; JONES, R.; TOCCHINI, K. "Shinrin-Yoku (Forest Bathing) and Nature Therapy: A State-of-the-Art Review". *International Journal of Environmental Research and Public Health*, vol. 14, n. 8, p. 851, julho de 2017.

30. BARTON, J.; ROGERSON, M. "The Importance of Greenspace for Mental Health". *The British Journal of Psychiatry*, vol. 14, n. 4, pp. 79-81, novembro de 2017.

31. FIFIELD, K. "New Report Finds Links between 'Mental Well-Being' and Brain Health". *AARP*, 10 de outubro de 2018. Disponível em: www.aarp.org/health/brain-health/info-2018/mental-well-being-connection-report.html.

32. WONG, J.; BROWN, J. "How Gratitude Changes You and Your Brain". *Greater Good Magazine*, 6 de junho de 2017. Disponível em:

greatergood.berkeley.edu/article/item/how_gratitude_changes_you_and_your_brain.

33. WEIR, K. "Forgiveness Can Improve Mental and Physical Health". *Monitor on Psychology*, vol. 48, n. 1, p. 30, janeiro de 2017.

34. BLANCHFLOWER, D. G.; OSWALD, A. J. "Is Well-Being U-Shaped over the Life Cycle?". *Social Science and Medicine*, vol. 66, n. 8, pp. 1.733-1.749, abril de 2008.

35. REED, A. E.; CARSTENSEN, L. L. "The Theory behind the Age-Related Positivity Effect". *Frontiers in Psychology*, vol. 3, p. 339, setembro de 2012.

36. DINIZ, B. S.; BUTTERS, M. A.; ALBERT, S. M. et al. "Late-Life Depression and Risk of Vascular Dementia and Alzheimer's Disease: Systematic Review and Meta-Analysis of Community-Based Cohort Studies". *The British Journal of Psychiatry*, vol. 202, n. 5, pp. 329-335, maio de 2013.

CAPÍTULO 7: ALIMENTO PARA O CÉREBRO

1. KAHAN, S.; MANSON, J. E. "Nutrition Counseling in Clinical Practice: How Clinicians Can Do Better". *JAMA*, vol. 318, n. 12, pp. 1.101-1.102, setembro de 2017.

2. CASAVALE, K. "Promoting Nutrition Counseling as a Priority for Clinicians". Office of Disease Prevention and Health Promotion, 29 de novembro de 2017. Disponível em: www.health.gov.

3. SEIDELMANN, S. B.; CLAGGETT, B.; CHENG, S. et al. "Dietary Carbohydrate Intake and Mortality: A Prospective Cohort Study and Meta-Analysis". *Lancet*, vol. 3, n. 9, pp. e419-e428, setembro de 2018.

4. ESTRUCH, R.; ROS, E.; SALAS-SALVADÓ, J. et al. "Primary Prevention of Cardiovascular Disease with a Mediterranean Diet". *New England Journal of Medicine*, vol. 368, n. 14, pp. 1.279-1.290, abril de 2013.

5. ESTRUCH, R.; ROS, E.; SALAS-SALVADÓ, J. et al. "Primary Prevention of Cardiovascular Disease with a Mediterranean Diet". *New England Journal of Medicine*, vol. 378, n. 25, p. e34, junho de 2018.

6. MORRIS, M. C.; TANGNEY, C. C.; WANG, Y. et al. "MIND Diet

Associated with Reduced Incidence of Alzheimer's Disease". *Alzheimer's & Dementia*, vol. 11, n. 9, pp. 1.007-1.014, setembro de 2015.

7. MORRIS, M. C. *Diet for the MIND: The Latest Science on What to Eat to Prevent Alzheimer's and Cognitive Decline*. Nova York: Little, Brown, 2017.

8. "AARP Releases Consumer Insights Survey on Nutrition and Brain Health". *AARP*, 30 de janeiro de 2018. Disponível em: press.aarp.org/2018-1-30-AARP-Releases-Consumer-Insights-Survey-Nutrition-Brain-Health.

9. ISAACSON, R.; OCHNER, C. *The Alzheimer's Prevention and Treatment Diet*. Garden City Park, Nova York: Square One, 2016.

10. ISAACSON, R. S.; GANZER, C. A.; HRISTOV, H. et al. "The Clinical Practice of Risk Reduction for Alzheimer's Disease: A Precision Medicine Approach". *Alzheimer's & Dementia*, vol. 14, n. 12, pp. 1.663-1.673, dezembro de 2018.

11. ISAACSON, R.; HRISTOV, H.; SAIF, N. et al. "Individualized Clinical Management of Patients at Risk for Alzheimer's Dementia". *Alzheimer's & Dementia*, 30 de outubro de 2019. Disponível em: www.alzheimersanddementia.com/articleS1552-5260(19)35368-3/fulltext.

12. Veja mais sobre a pesquisa e o trabalho de Dean Ornish em www.ornish.com.

13. KAHAN, S.; MANSON, J. E. "Nutrition Counseling in Clinical Practice: How Clinicians Can Do Better". *JAMA*, vol. 318, n. 12, pp. 1.101-1.102, setembro de 2017.

14. FRYAR, C. D.; HUGHES, J. P.; HERRICK, K. A.; AHLUWALIA, N. "Fast Food Consumption among Adults in the United States, 2013-2016". National Center for Health Statistics, Resumo de Dados 322, 2018.

15. "AARP Releases Consumer Insights Survey on Nutrition and Brain Health". *AARP*, 30 de janeiro de 2018. Disponível em: press.aarp.org/2018-1-30-AARP-Releases-Consumer-Insights-Survey-Nutrition-Brain-Health.

16. U.S. Department of Agriculture, Economic Research Service. *Food Availability and Consumption*. Disponível em www.ers.usda.gov/data-products/ag-and-food-statistics-charting-the-essentials/food-availability-and-consumption/. Acesso em 28 de outubro de 2019.

17. SUEZ, J.; KOREM, T.; ZEEVI, D. et al. "Artificial Sweeteners Induce Glucose Intolerance by Altering the Gut Microbiota". *Nature*, vol. 514, pp. 181-186, outubro de 2014.

18. WITTBRODT, M. T.; MILLARD-STAFFORD, M. "Dehydration Impairs Cognitive Performance: A Meta-Analysis". *Medicine and Science in Sports and Exercise*, vol. 50, n. 11, pp. 2.360-2.368, novembro de 2018.

19. LARSSON, S. C.; ORSINI, N. "Coffee Consumption and Risk of Dementia and Alzheimer's Disease: A Dose-Response Meta-Analysis of Prospective Studies". *Nutrients*, vol. 10, n. 10, p. 1.501, outubro de 2018.

20. GRANT, BRIDGET F.; CHOU, S. P.; SAHA, D. T. et al. "Prevalence of 12-Month Alcohol Use, High-Risk Drinking, and DSM-IV Alcohol Use Disorder in the United States, 2001-2002 to 2012-2013: Results from the National Epidemiologic Survey on Alcohol and Related Conditions". *JAMA Psychiatry*, vol. 74, n. 9, pp. 911-923, setembro de 2017.

21. MANSON, J. E.; COOK, N. R.; LEE, I. M. et al. "Marine n-3 Fatty Acids and Prevention of Cardiovascular Disease and Cancer". *New England Journal of Medicine*, vol. 380, n. 1, pp. 23-32, jan. 2019.

22. FENTON, J. I.; HORD, N. G.; GHOSH, S.; GURZELL, E. A. "Immunomodulation by Dietary Long Chain Omega-3 Fatty Acids and the Potential for Adverse Health Outcomes". *Prostaglandins, Leukotrienes and Essential Fatty Acids*, vol. 89, n. 6, pp. 379-390, novembro/dezembro de 2013.

23. SHERZAI, D.; SHERZAI, A. *The Alzheimer's Solution: A Breakthrough Program to Prevent and Reverse the Symptoms of Cognitive Decline at Every Age*. São Francisco: HarperOne, 2017.

24. SUGARMAN, J. "Are There Any Proven Benefits to Fasting?". *Johns Hopkins Health Review*, vol. 3, n. 1, pp. 9-10, primavera/verão 2016.

25. MATTSON, M. P.; LONGO, V. D.; HARVIE, M. "Impact of Intermittent Fasting on Health and Disease Processes". *Ageing Research Reviews*, vol. 39, pp. 46-58, outubro de 2017.

26. MATTSON, M. P.; MOEHL, K.; GHENA, N. et al. "Intermittent Metabolic Switching, Neuroplasticity and Brain Health". *Nature Reviews Neuroscience*, vol. 19, n. 2, pp. 6-80, fevereiro de 2018.

27. Mayo Clinic Staff. "Dietary Fiber: Essential for a Healthy Diet". Disponível em: www.mayoclinic.org. Acesso em 28 de outubro de 2019.

28. SMALL, G. W.; SIDDARTH, P.; LI, Z. et al. "Memory and Brain Amyloid and Tau Effects of a Bioavailable Form of Curcumin in Non-Demented Adults: A Double-Blind, Placebo-Controlled 18-Month Trial". *American Journal of Geriatric Psychiatry*, vol. 26, n. 3, pp. 266-277, março de 2018.

29. LEBWOHL, B.; CAO, Y.; ZONG, G. et al. "Long Term Gluten Consumption in Adults without Celiac Disease and Risk of Coronary Heart Disease: Prospective Cohort Study". *British Medical Journal*, vol. 2, n. 357, p. j1892, 2017.

CAPÍTULO 8: CONECTAR-SE PARA SE PROTEGER

1. HOLT-LUNSTAD, J.; ROBLES, T. F.; SBARRA, D. A. "Advancing Social Connection as a Public Health Priority in the United States". *American Journal of Psychology*, vol. 72, n. 6, pp. 517-530, setembro de 2017.

2. LIU, H.; ZHANG, Z.; CHOI, S. W.; LANGA, K. M. "Marital Status and Dementia: Evidence from the Health and Retirement Study". *Journals of Gerontology, Series B: Psychological Sciences and Social Sciences*, vol. 75, n. 8, pp. 1.783-1.795, outubro de 2020. Disponível em: https://doi.org/10.1093/geronb/gbz087.

3. LEE, S. M.; EDMONSTON, B. "Living Alone Among Older Adults in Canada and the U.S.". *Healthcare (Basel)*, vol. 7, n. 2, p. 68, junho de 2019. Ver também KHULLAR, D. "How Social Isolation Is Killing Us". *The New York Times*, seção The Upshot, 22 de dezembro de 2016.

4. "AARP Survey Reveals Being Social Promotes Brain Health". *AARP press room*, 28 de março de 2017. Disponível em: press.aarp.org/2017-03-28-AARP-Survey-Reveals-Being-Social-Promotes-Brain-Health.

5. VALTORTA, N. K.; KANAAN, M.; GILBODY, S. et al. "Loneliness and Social Isolation as Risk Factors for Coronary Heart Disease and Stroke: Systematic Review and Meta-Analysis of Longitudinal Observational Studies". *Heart*, vol. 102, n. 13, pp. 1.009-1.016, julho de 2016.

6. HOLT-LUNSTAD, J.; SMITH, T. B.; BAKER, M. et al. "Loneliness and Social Isolation as Risk Factors for Mortality: A Meta-Analytic Review". *Perspectives on Psychological Science*, vol. 10, n. 2, pp. 227-237, março de 2015.

7. ALCARAZ, K. I.; EDDENS, K. S.; BLASE, J. L. et al. "Social Isolation and Mortality in U.S. Black and White Men and Women". *American Journal of Epidemiology*, vol. 188, n. 1, pp. 102-109, novembro de 2018.

8. CARLSON, M. C.; ERICKSON, K. I.; KRAMER, A. F. et al. "Evidence for Neurocognitive Plasticity in At-Risk Older Adults: The Experience Corps Program". *Journal of Gerontology: Medical Sciences*, vol. 64, n. 12, pp. 1.275-1.282, dezembro de 2009.

9. MCDONOUGH, I. M.; HABER, S.; BISCHOF, G. N.; PARK, D. C. "The Synapse Project: Engagement in Mentally Challenging Activities Enhances Neural Efficiency". *Restorative Neurology and Neuroscience*, vol. 33, n. 6, pp. 865-882, 2015.

10. BENNETT, D. A.; SCHNEIDER, J. A.; BUCHMAN, A. S. et al. "Overview and Findings from the Rush Memory and Aging Project". *Current Alzheimer Research*, vol. 9, n. 6, pp. 646-663, julho de 2012.

11. GUPTA, S. "Just Say Hello: The Powerful New Way to Combat Loneliness", 18 de fevereiro de 2014. Disponível em: http://www.oprah.com/health/just-say-hello-fight-loneliness/all#ixzz6BsFWtzlq.

12. Cigna U.S. Loneliness Index, 2018, www.multivu.com/players/English/8294451-cigna-us-loneliness-survey/docs/IndexReport_1524069371598-1735 25450.pdf.

13. EISENBERGER, N. I.; LIEBERMAN, M. D.; WILLIAMS, K. D. "Does Rejection Hurt? An FMRI Study of Social Exclusion". *Science*, vol. 302, n. 5.643, pp. 290-292, outubro de 2003.

14. Ver AdultDevelopmentStudy.org.

15. Ver a palestra TED de Waldinger: www.ted.com/speakers/robert_waldinger.

16. *Ibid.*

17. ALMEIDA, O. P.; YEAP, B. B.; H. ALFONSO et al. "Older Men Who Use Computers Have Lower Risk of Dementia". *PLoS One*, vol. 7, n. 8, p. e44239, agosto de 2012.

18. Janelle Wohltmann, da Universidade do Arizona, está realizando esse estudo. Ela apresentou esses achados na Reunião Anual da International Neuropsychological Society em 2013. Disponível em: www.tucsonsentinel.com/local/report/022013_facebook_for_seniors/ua-study-facebook-use-gives-seniors-cognitive-boost/.

CAPÍTULO 10: DIAGNOSTICAR E TRATAR UM CÉREBRO DOENTE

1. "Self-Reported Increased Confusion or Memory Loss and Associated Functional Difficulties Among Adults Aged >60 Year – 21 States, 2011." *Morbidity and Mortality Weekly Report*, 10 de maio de 2013. Disponível em: www.cdc.gov/mmwr/preview/mmwrhtml/mm6218a1.htm.
2. LaMOTTE, S.; SMITH, S. "Sandy's Story: Fighting Alzheimer's". *CNN Health*. Disponível em: www.cnn.com/2015/10/12/health/Alzheimer-s=sandys-story?.
3. Ver www.alzdiscovery.org.
4. Ver www.alz.org.
5. CARR, T. "Too Many Meds? America's Love Affair With Prescription Medication". *Consumer Reports*, 3 de agosto de 2017. Os números se baseiam numa pesquisa com quase dois mil americanos.
6. COUPLAND, C. A. C.; HILL, T.; DENING, T. et al. "Anticholinergic Drug Exposure and the Risk of Dementia: A Nested Case-Control Study". *JAMA Internal Medicine*, vol. 179, n. 8, pp. 1.084-1.093, junho de 2019.
7. MEYSAMI, S.; RAJI, C. A.; MERRILL, D. A. et al. "MRI Volumetric Quantification in Persons with a History of Traumatic Brain Injury and Cognitive Impairment". *Journal of Alzheimer's Disease*, vol. 72, n. 1, pp. 293-300, 2019.
8. MAHMOUDI, E.; BASU, T.; LANGA, K. et al. "Can Hearing Aids Delay Time to Diagnosis of Dementia, Depression, or Falls in Older Adults". *Journal of the American Geriatric Society*, vol. 67, n. 11, pp. 2.362-2.369, novembro de 2019.
9. BROOKMEYER, R.; ABDALLA, N. "Estimation of Lifetime Risks of Alzheimer's Disease Dementia Using Biomarkers for Preclinical Disease". *Alzheimer's & Dementia*, vol. 14, n. 8, pp. 981-988, agosto de 2018.

CAPÍTULO 11: ORIENTAR-SE FINANCEIRA E EMOCIONALMENTE, COM UMA NOTA ESPECIAL PARA OS CUIDADORES

1. Ver longtermcare.acl.gov/costs-how-to-pay/costs-of-care.html.

2. Veja os fatos e números de pessoas que vivem com demência e seus cuidadores no site da Alzheimer's Association: www.alz.org/media/documents/alzheimers-facts-and-figures-2019-r.pdf.

3. Ver alz.org: mybrain.alz.org/alzheimers-facts.asp?_ga=2.131831943.961943911.1572215697-1067122304.1571678924.

4. RAINVILLE, C; SKUFCA, L; MEHEGAN, L. "Family Caregiving and Out-of-Pocket Costs: 2016 Report". Washington, D.C., *AARP Research*, novembro de 2016. Disponível em: doi.org/10.26419/res.00138.001.

5. Ensocare. "The High Cost of Forgoing Advance Directives", 15 de junho de 2017, www.ensocare.com/knowledge-center/the-high-cost--of-forgoing-advance-directives.

6. *Ibid*.

7. NORTON, M. C.; SMITH, K. R.; OSTBYE, T. "Greater Risk of Dementia When Spouse Has Dementia? The Cache County Study". *Journal of the American Geriatric Society*, 58, n. 5, pp. 895-900, 2010.

SOBRE O AUTOR

Sanjay Gupta se apaixonou pelo cérebro quando menino, na escola. Depois passou quatro anos estudando Medicina e sete fazendo residência para se tornar neurocirurgião – profissão que pratica nos últimos vinte e poucos anos. O cérebro é seu primeiro e mais verdadeiro amor.

Como escritor, o Dr. Gupta chegou três vezes à lista dos mais vendidos do *The New York Times* e é o principal correspondente médico da CNN. Desde 2001, cobriu as principais manchetes de saúde da atualidade, em geral contando histórias aflitivas e tocantes de socorristas corajosos e fazendo reportagens na linha de frente em quase todos os conflitos, desastres naturais e surtos de doenças do mundo inteiro. Apresentou vários documentários longa-metragem com base em investigações profundas, como a série *Weeds* e *Uma nação estressada*, para a HBO. Por seu trabalho, ganhou vários prêmios Emmy e Peabody, além do prêmio DuPont – equivalente ao Pulitzer para rádio e TV. Para escrever seus livros de não ficção *Chasing Life* e *Cheating Death*, Gupta reuniu histórias viajando pelo mundo, procurando culturas e sociedades antigas que desafiavam os limites da morte.

Gupta é considerado um dos repórteres mais confiáveis da mídia americana. Além de seus prêmios no jornalismo, recebeu vários títulos honoríficos e foi reconhecido com muitos prêmios humanitários por cuidar de feridos em guerras e desastres naturais. A revista *Forbes* o considerou uma das dez celebridades mais influentes. Em 2019, Gupta foi eleito membro da Academia Nacional de Medicina dos Estados Unidos, uma das maiores honras na área da medicina.

Gupta mora em Atlanta, Geórgia, onde também é professor associado de neurocirurgia do hospital da Universidade Emory e chefe associado de neurocirurgia do Grady Memorial Hospital. É casado com Rebecca, que, depois de ler isso, lembrou-lhe de que ela, na verdade, é o seu mais verdadeiro amor. Sabiamente, ele concordou. Eles têm três filhas adolescentes e pré-adolescentes que acham engraçado o pai estar escrevendo um livro sobre a memória. As meninas Gupta, em suas palavras, acreditam que o pai "literalmente não se lembra de nada".

CONHEÇA ALGUNS DESTAQUES DE NOSSO CATÁLOGO

- Augusto Cury: Você é insubstituível (2,8 milhões de livros vendidos), Nunca desista de seus sonhos (2,7 milhões de livros vendidos) e O médico da emoção
- Dale Carnegie: Como fazer amigos e influenciar pessoas (16 milhões de livros vendidos) e Como evitar preocupações e começar a viver
- Brené Brown: A coragem de ser imperfeito – Como aceitar a própria vulnerabilidade e vencer a vergonha (600 mil livros vendidos)
- T. Harv Eker: Os segredos da mente milionária (2 milhões de livros vendidos)
- Gustavo Cerbasi: Casais inteligentes enriquecem juntos (1,2 milhão de livros vendidos) e Como organizar sua vida financeira
- Greg McKeown: Essencialismo – A disciplinada busca por menos (400 mil livros vendidos) e Sem esforço – Torne mais fácil o que é mais importante
- Haemin Sunim: As coisas que você só vê quando desacelera (450 mil livros vendidos) e Amor pelas coisas imperfeitas
- Ana Claudia Quintana Arantes: A morte é um dia que vale a pena viver (400 mil livros vendidos) e Pra vida toda valer a pena viver
- Ichiro Kishimi e Fumitake Koga: A coragem de não agradar – Como se libertar da opinião dos outros (200 mil livros vendidos)
- Simon Sinek: Comece pelo porquê (200 mil livros vendidos) e O jogo infinito
- Robert B. Cialdini: As armas da persuasão (350 mil livros vendidos)
- Eckhart Tolle: O poder do agora (1,2 milhão de livros vendidos)
- Edith Eva Eger: A bailarina de Auschwitz (600 mil livros vendidos)
- Cristina Núñez Pereira e Rafael R. Valcárcel: Emocionário – Um guia lúdico para lidar com as emoções (800 mil livros vendidos)
- Nizan Guanaes e Arthur Guerra: Você aguenta ser feliz? – Como cuidar da saúde mental e física para ter qualidade de vida
- Suhas Kshirsagar: Mude seus horários, mude sua vida – Como usar o relógio biológico para perder peso, reduzir o estresse e ter mais saúde e energia

sextante.com.br